肿瘤皮肤病学
Oncodermatology

主 编 / 梁晓华　复旦大学附属华山医院
　　　　庄颖洁　中国人民解放军总医院第二医学中心

副主编 / 姚蓉蓉　复旦大学附属华山医院
　　　　季笑宇　复旦大学附属华山医院
　　　　詹　琼　复旦大学附属华山医院

復旦大學出版社

主编简介

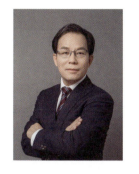

梁晓华　主任医师，复旦大学附属华山医院肿瘤科主任，中国医药教育协会肿瘤转移专委会主任委员，中国医师协会肿瘤医师分会委员，上海市医学会肿瘤内科分会副主任委员，上海市抗癌协会脑转移瘤专委会主任委员、多原发和不明原发肿瘤专委会名誉主任委员、肿瘤生物治疗专委会及疑难肿瘤专委会和肿瘤药物临床研究专委会副主任委员，中国临床肿瘤学会血管靶向治疗专家委员会和肿瘤支持与康复治疗专家委员会委员，上海市实验医学研究院分子诊断创新技术研究所副所长。擅长肺癌、胃肠道肿瘤、乳腺癌的内科综合治疗，尤其是恶性肿瘤脑转移和脑膜转移的诊断和治疗，对伴有血细胞减少和内脏功能障碍的疑难复杂重症肿瘤、癌性疼痛、癌性营养不良、肿瘤皮肤病等的诊断和处理具有丰富的经验。

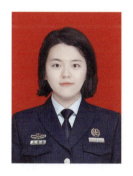

庄颖洁　中国人民解放军总医院第二医学中心消化科主治医师，军队优秀专业技术人才（三类）岗位津贴获得者。擅长消化系统肿瘤（如胃、食管、结直肠、肝胆、胰腺肿瘤及消化系统遗传性肿瘤综合征等）的诊治及抗肿瘤治疗相关不良反应的综合管理。

副主编简介

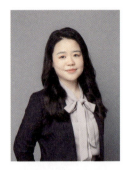

姚蓉蓉　复旦大学附属华山医院肿瘤科主治医师，复旦大学附属华山医院变态反应科（肿瘤组）成员，中国医药教育协会肿瘤转移专委会委员。擅长常见恶性肿瘤的诊断、个体化治疗方案，尤其是恶性肿瘤脑转移、胃肠道肿瘤、肝移植后恶性肿瘤及抗肿瘤治疗（如化疗、免疫治疗、靶向和局部治疗）不良反应的管理。

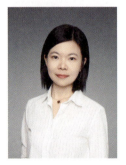

季笑宇　复旦大学附属华山医院肿瘤科主治医师，中国医药教育协会肿瘤转移专委会秘书。擅长转移性恶性肿瘤（如中枢神经系统肿瘤、肺癌、消化道肿瘤、头颈部肿瘤等）、神经纤维瘤病的诊治及抗肿瘤治疗相关不良反应的管理。

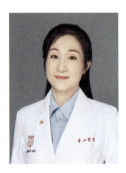

詹　琼　复旦大学附属华山医院肿瘤科副主任医师，中国医药教育协会肿瘤转移专委会委员兼秘书长，上海市抗癌协会脑转移瘤专委会常务委员、第二届青年理事会常务理事、疑难肿瘤专委会委员、肿瘤免疫治疗专委会委员，上海女医师协会肺癌专委会委员，上海市医学会肿瘤内科专委会青年委员、分子诊断专科分会第二届委员会青年委员。擅长恶性肿瘤的诊断和综合管理，包括化疗、免疫治疗、靶向和局部治疗（微波消融、射频消融、高强度聚焦超声等），尤其是肺癌、皮肤肿瘤、脑肿瘤的诊断和治疗。

前 言

随着恶性肿瘤发病率的持续上升及抗肿瘤治疗效果明显改善,肿瘤幸存者越来越多,同时,新药物(靶向药物、免疫治疗药物等)带来新的毒性反应谱,使得原来少见且不为人重视的抗肿瘤治疗导致的皮肤损害或副肿瘤性皮肤病已经成为临床常见的病理现象,并且困扰了越来越多的肿瘤患者。这些患者的皮肤损害症状的诊断和处理是一个新的课题,不能完全依赖皮肤科医生,需要肿瘤相关医护人员提高对肿瘤相关皮肤损害的认识,并及时采取恰当的诊疗措施。通常,肿瘤患者的诊治都是由肿瘤专科医生处理的,肿瘤专科医生对患者的病情和药物使用情况了解更多,对肿瘤的综合治疗也有更深刻的理解,因此,肿瘤专科医生在肿瘤相关皮肤病的诊治中应该发挥更重要的作用。

肿瘤皮肤病学就是为了解决肿瘤患者诊治过程中发生的抗肿瘤药物所致的皮肤损害和副肿瘤性皮肤病而逐步形成的一门新兴的交叉学科。

复旦大学附属华山医院肿瘤科的几位医生结合临床实践经验,并参考了国内外相关文献,组织编写了《肿瘤皮肤病学》一书。中国人民解放军总医院第二医学中心的庄颖洁医生受邀一起参与编写。据我们所知,这是目前国内第一本肿瘤皮肤病学专著。希望本书的出版,能够为广大肿瘤专科医生提供一本便利的参考书,提高医学同道们对肿瘤相关皮肤病的认识,并促进相关专业人员重视肿瘤皮肤病学的研究,共同为该学科的发展做出努力。

本书首先定义了肿瘤皮肤病学的定义和范畴,并设置了不同的篇章,分别介绍了恶性肿瘤皮肤转移的表现、副肿瘤性皮肤病、抗肿瘤治疗(药物和放射治疗)所致的皮肤损害,并特别介绍了几种重要的肿瘤及抗肿瘤治疗相关的重症皮肤病。此外,还提供了我们临床实践中经治的几个典型病例供参考。由于我们界定肿瘤皮肤病学的范畴时,把原发性皮肤肿瘤排除在外,但是在临床实践中又会不时遇到这些皮肤肿瘤患者,为了方便读者查阅,编者把这些常见原发性皮肤肿瘤作为附录放在最后进行简要介绍。

本书的具体章节编写任务是：梁晓华编写第 1、2、10、11、17～26、29～31、34～36 章，庄颖洁编写第 12～16、27、28、37、38 章，姚蓉蓉编写第 3～9、33、39～42 章，季笑宇编写第 32 章，詹琼编写附录第 1～5 章。

尽管编者们做了最大努力，力求完整、准确地呈现肿瘤皮肤病学的学科内容，但是由于这是首次编写这方面的专著，缺乏经验，也缺乏成熟的参考书可以借鉴，而且对于肿瘤皮肤病学的定义和范畴目前还没有一个完全统一的认识，本书难免会存在各种疏漏和不当之处，甚至还可能会引起一些争论，故请读者们不吝赐教。读者提出的每一条宝贵意见，都会成为我们修订再版时的重要参考内容。

梁晓华

2024 年 6 月于上海

目　录

第一篇　总　论

第一章　肿瘤皮肤病学概论 002
第一节　皮肤病学概述及发展 002
第二节　肿瘤学概述及发展 003
第三节　肿瘤皮肤病学概念的形成 003
第四节　肿瘤皮肤病学的定义 005

第二章　皮肤病的症状 008
第一节　皮肤病的自觉症状 008
第二节　皮肤病的他觉症状 008
　一、皮肤病的原发性损害 008
　二、皮肤病的继发性损害 010

第二篇　恶性肿瘤皮肤转移

第三章　恶性肿瘤皮肤转移概述 016

第四章　乳腺癌皮肤转移 018
　一、概述 018
　二、临床表现 018
　三、诊断 019
　四、治疗 019

第五章　肺癌皮肤转移 020

  一、概述 020
  二、临床表现 020
  三、诊断 021
  四、治疗 021

第六章　消化系统肿瘤皮肤转移 022

  一、概述 022
  二、食管癌皮肤转移 022
  三、胃癌皮肤转移 022
  四、胆道肿瘤皮肤转移 024
  五、结直肠癌皮肤转移 024
  六、肝癌皮肤转移 025
  七、胰腺癌皮肤转移 025

第七章　Mary Joseph 结节 027

第八章　皮肤原发肿瘤的皮肤转移 029

  一、恶性黑色素瘤 029
  二、黑变病 029
  三、皮肤鳞癌 030

第九章　其他恶性肿瘤及血液系统肿瘤皮肤转移 032

  一、血液系统肿瘤皮肤转移 032
  二、胃肠道间质瘤皮肤转移 032
  三、甲状腺髓样癌皮肤转移 033
  四、膀胱癌皮肤转移 034
  五、卵巢癌皮肤转移 034
  六、原发性腹膜透明细胞癌皮肤转移 034

第三篇　副肿瘤性皮肤病

第十章　副肿瘤性皮肤病概述 038

第十一章　副肿瘤性天疱疮 040

  第一节　发病概况 040

第二节　病因 ··· 040
　　第三节　发病机制 ··· 041
　　第四节　临床表现 ··· 041
　　　一、口腔病变 ·· 042
　　　二、继发性黏膜病变 ·· 043
　　　三、皮肤病变 ·· 043
　　　四、肺部表现 ·· 044
　　第五节　组织病理 ··· 044
　　第六节　免疫学特征和免疫检查 ·· 045
　　第七节　诊断 ··· 046
　　第八节　鉴别诊断 ··· 047
　　第九节　治疗 ··· 048
　　第十节　预后 ··· 049

第十二章　副肿瘤性皮肌炎 ··· 051

　　第一节　发病概况 ··· 051
　　第二节　病因 ··· 051
　　第三节　发病机制 ··· 052
　　第四节　临床表现 ··· 052
　　第五节　诊断 ··· 053
　　第六节　治疗 ··· 054

第十三章　副肿瘤性肢端角化病 ·· 055

　　第一节　发病概况 ··· 055
　　第二节　病因 ··· 055
　　第三节　发病机制 ··· 055
　　　一、肺鳞癌细胞诱导的 Th2 细胞免疫转移 ··· 055
　　　二、鳞癌产生的生长因子 ··· 056
　　　三、肿瘤相关抗原的免疫反应 ·· 056
　　第四节　临床表现 ··· 056
　　第五节　组织病理 ··· 058
　　第六节　诊断 ··· 058
　　第七节　治疗 ··· 058
　　　一、口服补骨脂素加长波紫外线疗法 ·· 059
　　　二、皮质类固醇激素 ·· 059
　　　三、依曲替酯和依曲替酸 ··· 059

第十四章　Sweet 综合征 ... 060
- 第一节　发病概况 ... 060
- 第二节　病因 ... 060
- 第三节　临床表现 ... 061
  - 一、大疱性 Sweet 综合征 ... 061
  - 二、蜂窝织炎样 Sweet 综合征 ... 061
  - 三、坏死性 Sweet 综合征 ... 061
  - 四、手部中性粒细胞性皮肤病与广泛性脓疱性 Sweet 综合征 ... 062
- 第四节　组织病理 ... 062
  - 一、隐球菌样 Sweet 综合征 ... 062
  - 二、组织细胞样 Sweet 综合征 ... 062
  - 三、皮下型 Sweet 综合征 ... 063
- 第五节　诊断 ... 063
- 第六节　鉴别诊断 ... 063
- 第七节　治疗 ... 064

第十五章　坏疽性脓皮病 ... 066
- 第一节　发病概况 ... 066
- 第二节　病因 ... 066
- 第三节　发病机制 ... 066
- 第四节　临床表现 ... 067
- 第五节　组织病理 ... 067
- 第六节　诊断 ... 068
- 第七节　治疗 ... 068

第十六章　脂溢性角化病合并内脏肿瘤 ... 072

第十七章　掌跖角化症合并食管癌 ... 074

第十八章　坏死松解性游走性红斑 ... 075

第十九章　匐行性回状红斑 ... 077

第二十章　恶性黑棘皮病 ... 079

第二十一章　获得性鱼鳞病 ... 081

第二十二章　获得性多毛症 082

第二十三章　环状糠疹 084

第二十四章　牛肚掌 085

第四篇　抗肿瘤治疗所致皮肤损害

第二十五章　抗代谢类化疗药物所致皮肤损害 088
  第一节　药物简介 088
    一、嘧啶类拮抗物 088
    二、嘌呤类拮抗物 088
    三、叶酸还原酶抑制剂 088
  第二节　药物所致皮肤损害 089
    一、氟尿嘧啶类药物 089
    二、嘌呤类拮抗物 090
    三、叶酸还原酶抑制剂 090

第二十六章　抗肿瘤植物药所致皮肤损害 092
  第一节　药物简介 092
    一、喜树碱类抗肿瘤植物药 092
    二、长春碱类抗肿瘤植物药 092
    三、鬼臼毒素类抗肿瘤植物药 093
    四、紫杉烷类抗肿瘤植物药 093
  第二节　药物所致皮肤损害 094
    一、喜树碱类 094
    二、长春碱类 094
    三、鬼臼毒素类 094
    四、紫杉烷类 095

第二十七章　抗生素类抗肿瘤药物所致皮肤损害 117
  第一节　药物简介 117
    一、博来霉素 117
    二、蒽环类抗肿瘤抗生素 117
  第二节　药物所致皮肤损害 118
    一、博来霉素 118

二、蒽环类抗肿瘤抗生素 119

第二十八章　烷化剂类细胞毒药物所致皮肤损害 123

第一节　药物简介 123
第二节　药物所致皮肤损害 123
一、氮芥及其衍生物类 123
二、乙撑亚胺类 124
三、甲烷磺酸酯类 124
四、亚硝脲类 124

第二十九章　三氧化二砷所致皮肤损害 126

第一节　药物简介 126
第二节　药物所致皮肤损害 126

第三十章　化疗药物外渗 127

第一节　化疗药物外渗简介 127
一、发疱性药物 127
二、刺激性药物 127
三、非发疱性药物 128
第二节　化疗药物外渗所致皮肤损害 128
第三节　药物外渗损害的分级 128
第四节　药物外渗的处理 129
一、渗出处理 129
二、外渗的处理 129

第三十一章　抗肿瘤激素类药物所致皮肤损害 130

第一节　药物简介 130
一、芳香化酶抑制剂 130
二、选择性雌激素受体调节剂 131
三、促性腺激素释放激素类似物 131
四、周期蛋白依赖性激酶 4/6（CDK4/6）抑制剂 132
五、抗雄激素类药物 132
六、雄激素合成抑制剂 132
七、雄激素受体拮抗剂 132
八、生长激素抑制剂 132
第二节　药物所致皮肤损害 133

一、芳香化酶抑制剂 …………………………………………………… 133
　　　二、选择性雌激素受体调节剂 …………………………………………… 136
　　　三、促性腺激素释放激素类似物 ………………………………………… 139
　　　四、周期蛋白依赖性激酶 4/6（CDK4/6）抑制剂 ……………………… 139
　　　五、抗雄激素类药物 ……………………………………………………… 142
　　　六、雄激素合成抑制剂 …………………………………………………… 142
　　　七、雄激素受体拮抗剂 …………………………………………………… 142
　　　八、生长激素抑制剂 ……………………………………………………… 148

第三十二章　靶向药物所致皮肤损害 ……………………………………… 150
第一节　抗 HER2 药物 …………………………………………………… 150
第二节　抗 EGFR 药物 …………………………………………………… 152
第三节　ALK、ROS1 抑制剂 …………………………………………… 155
第四节　MET 抑制剂 ……………………………………………………… 156
第五节　VEGF 抑制剂 …………………………………………………… 157
　　　一、手足皮肤反应 ………………………………………………………… 158
　　　二、炎症性皮疹 …………………………………………………………… 159
　　　三、毛发变化 ……………………………………………………………… 159
　　　四、生殖器累及 …………………………………………………………… 159
　　　五、其他 …………………………………………………………………… 159
第六节　KIT 和 BCR-ABL 抑制剂 ……………………………………… 160
第七节　RAF/MEK 抑制剂 ……………………………………………… 160
第八节　多靶点抑制剂 …………………………………………………… 162

第三十三章　免疫治疗所致皮肤损害 ……………………………………… 164
第一节　单克隆抗体类免疫治疗药物及其所致皮肤损害 ……………… 164
　　　一、免疫检查点抑制剂相关皮肤不良反应发生机制 ………………… 164
　　　二、常用免疫检查点抑制剂及其所致的皮肤不良反应类型
　　　　　及发生率 ……………………………………………………………… 165
第二节　免疫细胞疗法及其所致皮肤不良反应 ………………………… 174
　　　一、自然杀伤细胞疗法 ………………………………………………… 175
　　　二、嵌合抗原受体自然杀伤细胞疗法 ………………………………… 176
　　　三、淋巴因子激活的杀伤细胞疗法 …………………………………… 176
　　　四、肿瘤浸润淋巴细胞疗法 …………………………………………… 177
　　　五、细胞因子诱导杀伤细胞疗法 ……………………………………… 177
　　　六、树突状细胞联合细胞因子诱导杀伤细胞疗法 …………………… 178
　　　七、嵌合抗原受体 T 细胞疗法 ………………………………………… 179

八、T细胞受体嵌合T细胞疗法 ·· 180
   第三节　免疫治疗所致的皮肤毒性反应及管理 ··· 181
       一、概述 ·· 181
       二、免疫治疗相关皮肤不良反应的分类及处理原则 ··································· 186

第三十四章　放射治疗所致皮肤损害 ·· 215
   第一节　急性放射性皮炎 ·· 215
       一、概述 ·· 215
       二、病理生理学 ··· 215
       三、临床表现 ·· 215
       四、预防和治疗 ··· 216
   第二节　慢性放射性皮炎 ·· 218
       一、发病率 ··· 218
       二、风险因素 ·· 218
       三、病理生理学 ··· 219
       四、临床表现 ·· 220
       五、诊断与评估 ··· 220
       六、预防 ·· 222
       七、治疗 ·· 223

第三十五章　引起皮肤损害的抗肿瘤药物 ··· 226
   第一节　引起色素沉着的抗肿瘤药物 ··· 226
       一、皮肤色素沉着的表现 ··· 226
       二、发生部位 ·· 226
       三、抗肿瘤药物 ··· 226
       四、需鉴别的可引起色素沉着的非抗肿瘤药物 ······································· 228
   第二节　引起斑丘疹的抗肿瘤药物 ·· 229
       一、斑丘疹的表现 ·· 229
       二、发生部位 ·· 229
       三、抗肿瘤药物 ··· 229
   第三节　引起甲沟炎的抗肿瘤药物 ·· 235
       一、甲沟炎的表现 ·· 235
       二、发生部位 ·· 235
       三、抗肿瘤药物 ··· 235
       四、抗肿瘤药物所致甲沟炎的防治措施 ··· 236
   第四节　引起皮肤皲裂的抗肿瘤药物 ··· 236
       一、皮肤皲裂的表现 ··· 236

二、发生部位 ... 237
三、抗肿瘤药物 ... 237
第五节　引起皮肤水疱的抗肿瘤药物 ... 237
一、皮肤水疱的表现 ... 237
二、发生部位 ... 237
三、抗肿瘤药物 ... 237
四、免疫治疗相关的大疱性类天疱疮的处理 ... 239
第六节　引起扁平苔藓样反应的抗肿瘤药物 ... 239
一、扁平苔藓的表现 ... 239
二、发生部位 ... 239
三、抗肿瘤药物 ... 239
第七节　引起放射回忆的抗肿瘤药物 ... 240
一、放射回忆的概念 ... 240
二、抗肿瘤药物 ... 240

第五篇　肿瘤及抗肿瘤治疗相关重症皮肤病

第三十六章　史蒂文斯-约翰逊综合征/中毒性表皮坏死松解症 ... 244
第一节　概述 ... 244
第二节　发病率 ... 244
第三节　病因 ... 244
第四节　临床表现 ... 246
第五节　诊断 ... 246
第六节　治疗 ... 248

第三十七章　伴嗜酸性粒细胞增多和全身症状的药物反应 ... 250
第一节　发病率 ... 250
第二节　病因 ... 250
第三节　发病机制 ... 250
第四节　组织病理学 ... 254
第五节　临床表现 ... 254
第六节　诊断 ... 255
第七节　治疗 ... 256

第三十八章　急性泛发性脓疱病 ... 258
第一节　流行病学 ... 258

第二节　病因 ·· 258
　　　　一、抗生素类药物 ·· 258
　　　　二、羟氯喹 ·· 259
　　　　三、其他抗微生物药物 ··· 259
　　　　四、抗肿瘤药物 ··· 259
　　　　五、其他药物 ··· 259
　　　　六、感染因素 ··· 259
　　　　七、疫苗接种 ··· 259
　　　　八、医源性因素和其他诱因 ···································· 260
　　第三节　发病机制 ··· 260
　　第四节　临床表现 ··· 260
　　第五节　诊断 ·· 262
　　第六节　治疗 ·· 264

第六篇　典型病例

第三十九章　免疫治疗相关性大疱性类天疱疮病例 ·········· 268

第四十章　免疫治疗相关性银屑病病例 ·········· 276

第四十一章　副肿瘤性肢端角化症病例 ·········· 284

第四十二章　以丹毒样皮肤损害为唯一转移表现的胃癌病例 ·········· 290

附录　常见原发性皮肤肿瘤 ·········· 295

第一章　恶性黑色素瘤 ·········· 295
　　第一节　发病概况 ·········· 295
　　第二节　临床表现 ·········· 295
　　第三节　诊断 ·········· 296
　　第四节　治疗原则 ·········· 298

第二章　基底细胞癌 ·········· 298
　　第一节　发病概况 ·········· 298
　　第二节　临床表现 ·········· 299
　　第三节　诊断 ·········· 299
　　第四节　治疗 ·········· 299

第三章　鲍温病 ··· 300
第一节　发病概况 ··· 300
第二节　临床表现 ··· 301
第三节　诊断 ·· 301
第四节　治疗 ·· 301

第四章　皮肤鳞状细胞癌 ··· 302
第一节　发病概况 ··· 302
第二节　临床表现 ··· 302
第三节　诊断 ·· 303
第四节　治疗原则 ··· 303
第五节　随访和监测 ·· 304

第五章　皮肤良性肿瘤 ·· 304
第一节　脂肪瘤 ·· 304
第二节　神经纤维瘤与神经纤维瘤病 ··· 305

第一篇

总　论

第一章

肿瘤皮肤病学概论

第一节 皮肤病学概述及发展

皮肤病学（dermatology）是一门以形态学为主且涉及范围很广的临床医学二级学科，目前已经发展为皮肤性病学（dermatovenereology），其内容包括经典的皮肤病学（dermatology）、性病学（venereology）和皮肤美容学（cosmetic dermatology）。皮肤病学研究的主要内容是正常皮肤、黏膜、附属器的结构和功能及与其相关疾病的病因、发病机制、临床表现、诊断、治疗和预防。性病学主要研究性传播疾病的流行病学、病原微生物、发病机制、临床表现、诊断、治疗和预防。皮肤美容学的研究内容主要包括皮肤美容的理论、皮肤保健与美容、化妆品科学、激光与光子美容治疗技术、美容应用技术及皮肤外科等。皮肤病学涉及的疾病几乎都有皮肤损害的临床表现，但是，这些皮肤损害一部分是皮肤疾病导致的，另一部分仅仅是系统性疾病临床表现的一部分。因此，皮肤病学与其他学科之间有着广泛而密切的联系，实际上它是一门多学科交叉的学科，并不完全是一门独立的二级学科。

皮肤性病学的历史非常悠久。世界医学史上最早的关于皮肤病防治的描述见于公元前1600—前1550年间的古埃及文字记载。我国早在殷商时代的公元前14世纪的甲骨文中就有"疥""癣""疕"等疾病名称的文字记载。直到18世纪中叶，皮肤病的诊疗都是由外科医生兼管的，后来逐渐有了专门诊治皮肤病的医生。20世纪初，大多数皮肤科医生开始进行性传播疾病的诊治，从而逐步将性病学纳入皮肤病学的范畴。在此期间，皮肤科医生的主要工作是对各种皮肤病和性病进行描述、命名和分类，治疗方面乏善可陈，多为经验性治疗，并没有很好的疗效。20世纪50年代以来，随着遗传学、免疫学、分子生物学等基础学科的快速发展和相互融合，皮肤性病学也迎来了快速的发展时期。在这个过程中，皮肤免疫学、皮肤遗传学、皮肤病理学、皮肤病原微生物学等亚专业领域逐渐形成，并取得了显著的进展。同时，药物治疗、物理治疗、性传播疾病的研究，以及皮肤美容学、皮肤外科学、光生物医学、皮肤心理学等新兴领域，也得到了长足的发展和创新。

第二节　肿瘤学概述及发展

距今 3500 年前的商代甲骨文中就有了"瘤"这个字。《黄帝内经》等古代书籍中就用"积聚""噎膈""乳岩""癥瘕""石瘕"等词来描述肿瘤的症状和治疗。在公元前 1500 年的埃及文献中就记载了用砷化物油膏治疗有溃疡的肿瘤。公元 150 年，Galen 提出了用德文"crab"（螃蟹）来称谓恶性肿瘤，并逐渐演变为英文的"cancer"。

现代肿瘤学起始于 100 多年前的细胞水平时代。由于病理学的发展，人们认识到肿瘤的本质是体内自身细胞非正常增生，并呈现与正常细胞不一样的结构、功能和代谢，最终危害机体的功能，导致机体死亡。20 世纪 30 年代出现了电子显微镜，对恶性肿瘤的研究和认识进入了亚细胞水平，其后肿瘤学发展迅速，很快进入了分子水平，并进而衍生出基础肿瘤学、实验肿瘤学、预防肿瘤学、临床肿瘤学等分支。现代肿瘤学涉及生命科学的几乎每一个分支以及其他自然学科和社会人文学科，研究广度和深度几乎覆盖了生命科学从宏观到微观的所有领域。

临床肿瘤学是现代肿瘤学科的重要分支，也是现代临床医学的重要组成部分，而且与其他临床医学学科有着非常密切而广泛的联系。

第三节　肿瘤皮肤病学概念的形成

根据《2023 年度癌症报告》(Cancer Statistics 2023)的数据[1]，美国男性患病率最高的前十大肿瘤依次为前列腺癌、肺癌、结直肠癌、膀胱癌、皮肤黑色素瘤、肾癌、非霍金奇淋巴瘤、口腔癌、白血病和胰腺癌，其中前列腺癌最高，约占 29%。美国女性患病率最高的前十大肿瘤依次为乳腺癌、肺癌、结直肠癌、宫颈癌、皮肤黑色素瘤、非霍奇金淋巴瘤、甲状腺肿瘤、胰腺癌、肾癌和白血病，其中乳腺癌最高，约占 31%。

肺癌是致死率第一的癌种，几乎是第二大致死癌种结直肠癌死亡人数的 2.5 倍。20 世纪 70 年代中期，癌症的 5 年相对生存率仅为 49%，2012—2018 年癌症的 5 年相对生存率增加到 68%。总的来看，目前生存率最高的癌种是甲状腺癌（98%）、前列腺癌（97%）、睾丸癌（95%）和黑色素瘤（94%），生存率最低的是胰腺癌（12%）、肝癌（21%）和食管癌（21%）。由于吸烟人数的减少以及癌症的早期发现和治疗的改善，美国的癌症病死率自 1991 年达峰值后就开始持续下降。到 2020 年，美国的肺癌病死率下降了 33%。总体而言，美国的男性肺癌病死率从 1990 年至 2020 年下降了 58%，女性从 2002 年至 2020 年下降了 36%。第二大致死癌种直肠癌的病死率也持续下降。自 1980 年以来，男性结直肠癌的病死率下降了 55%；自 1969 年以来，女性结直肠癌的病死率下降了 61%。

在全球范围内，由于人口老龄化的加剧，预计相比 2020 年，2040 年的癌症负担将增加 50%，届时全球新发癌症病例数将达到近 3 000 万。根据世界卫生组织国际癌症研究机构（International Agency for Research on Cancer, IARC）发布的 2020 年全球最新癌症负担数据[2],中国已经成为名副其实的"癌症大国"。2020年全球新发癌症病例1 929万例,其中中国新发癌症457万例(男性248万例,女性209万例),占全球新发癌症总人数的23.7%。2020年全球癌症死亡病例996万例,其中中国癌症死亡人数300万例(男性182万例,女性118万例),约占癌症死亡总人数的30%。2022年中国癌症新发病例数前十的癌症分别是:肺癌106万例,结直肠癌52万例,甲状腺癌47万例,肝癌37万例,胃癌36万例,乳腺癌36万例,食管癌22万例,宫颈癌15万例,前列腺癌13万例,胰腺癌12万例。这10种癌症占新发癌症数的78%。2022年中国癌症死亡人数前十的癌症分别是:肺癌73万例,肝癌32万例,胃癌26万例,结直肠癌24万例,食管癌19万例,胰腺癌11万例,乳腺癌7万例,神经系统癌症6万例,宫颈癌6万例,白血病5万例。这10种癌症占癌症死亡总人数的81%[3]。

近20年来,恶性肿瘤的治疗取得了巨大的进步,靶向药物和免疫治疗药物的研发成功及在临床上的广泛应用,已经使得许多晚期肿瘤患者的生存期得到了明显延长。由于这些药物具有与化疗药物不一样的毒性反应,而且往往需要长期使用,越来越多的患者生活在皮肤毒性或肿瘤治疗的后遗症中。肿瘤的治疗根据病理类型、疾病阶段和患者相关因素等可有多种选择,包括手术、放射治疗(简称放疗)、移植、化学治疗(简称化疗)、靶向治疗、免疫治疗、激素治疗或这些方法的联合,使得抗肿瘤治疗的皮肤不良事件(cutaneous adverse event, CAE)经常发生,并被报道为肿瘤治疗最严重的不良反应之一。这些不良反应常见,而且会改变患者的外观形象,从而会在公众面前暴露他们的疾病。此外,与肿瘤治疗相关的皮肤不良反应如果没有得到预防或没有进行早期有效治疗,皮肤毒性可能导致残疾或毁容,引起瘙痒或疼痛,改变接触交流方式,阻碍人际关系,严重影响生活质量,并可能导致减少或停止抗肿瘤治疗,从而影响肿瘤治疗的结局。

此外,有些肿瘤会分泌一些物质,造成皮肤色素沉着或其他一些皮肤损害,这是恶性肿瘤的副肿瘤综合征的皮肤表现,以往一般侧重于针对肿瘤本身的治疗,对皮肤损害的诊治关注较少。

因此,目前对于这些抗肿瘤药物毒性反应的诊断和治疗,已成为临床上非常重要的课题,尤其是这些药物的皮肤反应已经严重影响了不少癌症患者的生活质量,有些甚至会危及生命。在化疗时代,由于晚期癌症患者的生存期较短,而且化疗药物使用的时间一般也较短,抗肿瘤药物的皮肤不良反应问题相对不是很突出。但是,随着靶向药物的广泛使用,抗肿瘤药物的皮肤不良反应发生率明显增高,对许多患者的生活造成了困扰,因此,皮肤科医生和肿瘤科医生也逐渐开始关注并重视抗肿瘤药物的皮肤不良反应诊治问题。

在肿瘤治疗开始前,如果有一个多学科的肿瘤治疗团队对肿瘤患者进行预防、治疗和皮肤保护方面的教育,将会减少皮肤不良反应的发生率。抗肿瘤治疗前的预先皮肤防护方案(包括使用皮肤保湿剂、防晒霜、局部类固醇和多西环素)可以改善患者的生活质量和皮肤状况。在一项对95名接受含帕尼单克隆抗体(简称单抗)治疗患者的研究中,48名患者接受了预先的护肤措施,47名患者在出现皮肤毒性后被给予治疗。与事后治疗相比,预先护肤组的严重皮肤毒性发生率降低了50%,并且皮肤科会诊还减少了肿瘤治疗的中断[4]。治疗皮肤不良反应,需要包括医生、护士、药剂师等的参与,其目的是尽量减少皮肤不良反应的发生率和严重程度,从而尽最大可能保证抗肿瘤治疗的顺利进行,同时提高患者的生活质量,延长肿瘤患者的生存时间。

2004年,意大利的Bono在报告皮肤恶性黑色素瘤转移的皮肤镜形态的论文中标明的作者单位科室是"Department of Immuno-oncodermatology"[5],这是美国国家医学图书馆Pubmed数据库中最早出现的以"oncodermatology"作为科室名称的文献。在Pubmed数据库查到的最早使用oncodermatology(肿瘤皮肤病学)描述学科内容的是法国学者Robert,他在2008年一篇评述恶性黑色素瘤等皮肤肿瘤治疗的进展时首先使用该词[6]。后来Bagot和Mortier相继于2009年和2010年使用oncodermatology这个词来报道皮肤原发性肿瘤(恶性黑色素瘤和皮肤淋巴瘤)的研究进展[7,8]。Balagula等在2011年用oncodermatology来阐述抗肿瘤药物治疗导致的皮肤毒性的诊断和治疗[9]。匈牙利布达佩斯的国立癌症研究所也有专门的oncodermatology部门。

美国肿瘤皮肤病管理(US Cutaneous Oncodermatology Management, USCOM)项目由La-Roche Posay发起,并于2021年发表了关于肿瘤患者和幸存者皮肤不良反应的预防和管理指南[10]。

美国纽约纪念斯隆-凯特琳癌症中心(Memorial Sloan Kettering Cancer Center, MSKCC)、耶鲁大学斯米洛癌症医院(Yale University Smilow Cancer Hospital)、加拿大玛格丽特公主癌症中心(Princess Margaret Cancer Centre)在近几年分别建立了肿瘤皮肤病科,美国西北大学罗伯特·H·卢里综合肿瘤中心(Robert H. Lurie Comprehensive Cancer Center of Northwestern University)等在皮肤科建立了肿瘤皮肤病专业组。

复旦大学附属华山医院在2021年初建立了独立的变态反应(过敏与免疫)科,其重要任务之一是诊治和研究肿瘤相关皮肤病。医院为此开设了多学科团队(multi-disciplinary team,MDT)门诊,由变态反应科、肿瘤科、病理科、放射科等多个专业的专家共同负责。此外,还设立了变态反应(肿瘤)专病门诊和专家门诊,专门诊治由肿瘤性疾病或在抗肿瘤治疗中出现的累及但不限于皮肤在内的变态反应性疾病(包括靶向药物相关药疹、副肿瘤性皮肤病等),这在国内属于比较早关注肿瘤皮肤病学的医学中心。我们相信,未来将会有越来越多的医疗机构设立有关肿瘤皮肤病的诊疗和研究单元。

第四节　肿瘤皮肤病学的定义

肿瘤皮肤病学是一个新兴的学术领域,属于新兴的交叉学科,与很多传统学科有密切的关系,肿瘤学和皮肤病学及病理学是三大主要的支撑学科。此外,影像学、放疗学、血液病学、肾病学、神经病学、药学、心身医学、营养学等也在肿瘤皮肤病的诊治过程中发挥重要作用。

近10年来,涉及肿瘤皮肤病学名词的文献逐渐增多,但是对于"肿瘤皮肤病学"的定义和范畴仍然很不一致。许多学者把"肿瘤皮肤病学"等同于"皮肤肿瘤学(dermatooncology)",报道的也是关于恶性黑色素瘤及其他皮肤原发性肿瘤[皮肤鳞状细胞癌(简称鳞癌)、基底细胞癌、皮肤淋巴瘤等]的研究内容,如前文提到的Bono[5]、

Robert[6]、Bagot[7]和Mortier[8]等,但Balagula则开始用oncodermatology来描绘抗肿瘤药物治疗导致的皮肤毒性这一研究领域[9]。后来USCOM也发表了关于肿瘤患者和幸存者皮肤不良反应管理的指南[10]。美国和加拿大等很多医学中心也以"肿瘤皮肤病学"科室的名义发表抗肿瘤药物不良反应的观察性研究报告和诊治经验。

我们认为,原发性皮肤肿瘤的研究和诊治已经是一个相对成熟的学科,其研究范畴比较明确,也已经有成熟的学术团队,因此没有必要再用一个新的名词"肿瘤皮肤病学"来称呼这个学科。相反,因为原发性皮肤肿瘤以外的恶性肿瘤发病率持续上升以及抗肿瘤治疗效果提升带来的肿瘤幸存者越来越多,以往少见且不为人重视的抗肿瘤治疗或副肿瘤综合征的皮肤反应已经成为临床常见的病理现象,并且困扰了越来越多的肿瘤患者,原来的皮肤肿瘤学者团队已经满足不了这些患者诊治的需要,而且皮肤肿瘤学术团队的知识结构和学术经验也不能完全适应新的肿瘤疾病构成的现状。因此,需要给"肿瘤皮肤病学"下一个明确的定义,并界定范畴,以利于该领域的学术发展。

"肿瘤皮肤病学"是研究抗肿瘤治疗(包括化疗、靶向、免疫等药物治疗和放疗等物理治疗)引起的皮肤毒性和肿瘤本身引起的副肿瘤综合征的皮肤症状的发生机制、诊断、治疗和预防的一门多学科交叉学科。肿瘤皮肤病学的研究范畴包括两方面,一是抗肿瘤药物(化疗药物、靶向药物、免疫治疗药物)治疗和物理治疗(放疗、热疗、光动力治疗)产生的皮肤损害反应,二是副肿瘤综合征的皮肤症状。这一概念将原发性皮肤肿瘤(皮肤恶性黑色素瘤、皮肤基底细胞癌、皮肤鳞癌、原发性皮肤淋巴瘤)排除在外。

正是基于以上的定义和研究范畴,复旦大学附属华山医院的肿瘤科和变态反应(过敏与免疫)科,将变态反应(肿瘤)的专病门诊和专家门诊以及MDT门诊的诊治范围确定为由肿瘤性疾病或在抗肿瘤治疗中出现的累及但不限于皮肤在内的变态反应性疾病(包括靶向药物相关药疹、副肿瘤性皮肤病等)。

(梁晓华)

参考文献

[1] SIEGEL R L, MILLER K D, WAGLE N S, et al. Cancer statistics 2023[J]. CA Cancer J Clin, 2023,73(1):17 - 48.

[2] FERLAY J, COLOMBET M, SOERJOMATARAM I, et al. Cancer statistics for the year 2020: an overview[J]. Int J Cancer, 2021,149(4):778 - 789.

[3] HAN B, ZHENG R, ZENG H, et al. Cancer incidence and mortality in China[J]. J Natl Cancer Cent, 2024,4(1):47 - 53.

[4] LACOUTURE M E, MITCHELL E P, PIPERDI B, et al. Skin toxicity evaluation protocol with panitumumab (STEPP), a phase II, open-label, randomized trial evaluating the impact of a pre-emptive skin treatment regimen on skin toxicities and quality of life in patients with metastatic colorectal cancer[J]. J Clin Oncol, 2010,28(8):1351 - 1357.

[5] BONO R, GIAMPETRUZZI A R, CONCOLINO F, et al. Dermoscopic patterns of cutaneous melanoma metastases[J]. Melanoma Res, 2004,14(5):367 - 73.

[6] ROBERT C. What is new in oncodermatology[J]? Ann Dermatol Venereol, 2008,135 Suppl 7: S354 - 359.

[7] BAGOT M. What's new in oncodermatology[J]? Ann Dermatol Venereol, 2009, 136 Suppl 7: S436-444.
[8] MORTIER L. New breakthroughs in oncodermatology[J]. Ann Dermatol Venereol, 2010, 137 Suppl 4: S158-164.
[9] BALAGULA Y, ROSEN S T, LACOUTURE M E. The emergence of supportive oncodermatology: the study of dermatologic adverse events to cancer therapies[J]. J Am Acad Dermatol, 2011, 65 (3): 624-635.
[10] LACOUTURE M E, CHOI J, HO A, et al. US cutaneous oncodermatology management (USCOM): a practical algorithm[J]. J Drugs Dermatol, 2021, 20(9): 3ss-s19.

第二章

皮肤病的症状

第一节　皮肤病的自觉症状

皮肤病的自觉症状是指患者对皮肤损害的主观感觉,包括疼痛、瘙痒、灼热、麻木等。不同的疾病常伴随不同的自觉症状,如带状疱疹常引起疼痛,过敏性疾病常引起瘙痒等。自觉症状在疾病的不同阶段有不同的表现,即使是同一种皮肤病的同一阶段,不同患者的自觉症状也可能不同。因此,皮肤病的自觉症状是诊断皮肤病的必要条件,却不是充分条件[1,2]。

第二节　皮肤病的他觉症状

皮肤病的自觉症状是指患者本人或者他人可以观察到或触摸到的皮肤损害。

正确分辨皮肤损害是正确诊断皮肤病的基础。

皮肤损害分为原发性损害和继发性损害。原发性皮肤损害是皮肤病本身病理发展过程造成的特有皮肤异常表现。继发性皮肤损害是皮肤病发生、发展过程中由于自身演变、人为因素或外界因素刺激导致的皮肤表现。有时皮肤损害多发,甚至多种皮肤损害同时存在,因此观察皮肤损害的类型及其排列分布是正确诊断皮肤病的重要过程。

一、皮肤病的原发性损害

1. **斑疹(macule)**　与皮肤表面相平,不能触及。直径<1 cm 的斑称为斑疹(图 2-1),直径≥1 cm 的斑称为斑片(图 2-2)。

2. **丘疹(papule)**　丘疹呈实性,隆起于皮肤表面。触之感觉浅表,直径<1 cm,多数<0.5 cm,表面呈球形隆起(图 2-3)。

3. **斑块(plaque)**　斑块是实性、高于皮肤表面且直径>1 cm 的皮肤损害。大多数斑块触之有一定厚度,表面比较平坦(图 2-4)。

4. **风团(wheal)**　风团是由真皮浅层水肿所致,隆起于皮肤表面,大小不一,红色或者苍白色,周围常有充血性红斑,有时可呈"橘皮样"外观。

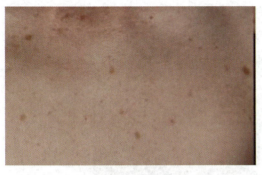

▲ 图 2-1 斑疹　　　　　　　　▲ 图 2-2 斑片

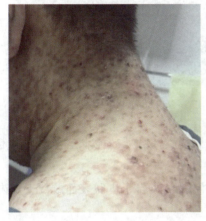

▲ 图 2-3 丘疹　　　　　　　　▲ 图 2-4 斑块

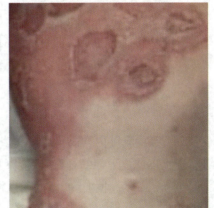

5. **结节**（nodule）　结节是一种实质性皮肤损害，位于真皮或者皮下组织中，触之较为深在，有时在皮肤表面未见异常，只有通过触诊才能感知（图 2-5）。

6. **水疱**（vesicle）　水疱是隆起于皮肤表面、内含清亮液体的皮肤损害，直径<1 cm（图 2-6）。

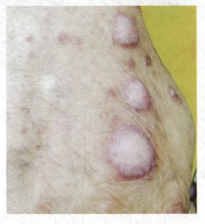

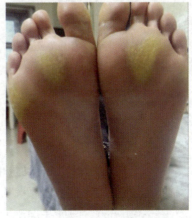

▲ 图 2-5 结节　　　　　　　　▲ 图 2-6 水疱

7. 大疱(bulla)　直径＞1 cm 的水疱称为大疱(图 2-7)。

8. 脓疱(pustule)　脓疱是隆起于皮肤表面的疱性皮肤损害,内含物是黄色或白色液体,因富含蛋白质和中性粒细胞而比较黏稠。脓疱大小不一(图 2-8)。

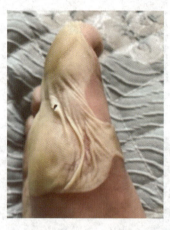
▲ 图 2-7　大疱

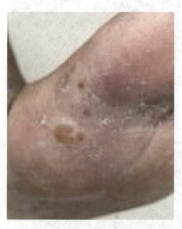
▲ 图 2-8　脓疱

9. 囊肿(cyst)　囊肿内含黏稠或豆腐渣样物质,触之质地韧性。囊肿可隆起于皮肤表面,或可位于真皮或皮下组织,触诊才能察觉(图 2-9)。

10. 肿物(tumor)　肿物是实质的增生性团块,隆起于皮肤表面或位于皮内及皮下(图 2-10)。

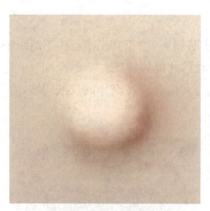
▲ 图 2-9　囊肿

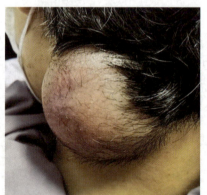
▲ 图 2-10　肿物

二、皮肤病的继发性损害

1. 鳞屑(scale)　表皮角质层过度角化或角化不全时,皮肤表面脱落的灰白色干燥碎屑,称为鳞屑。这种鳞屑可以小如糠秕状,也可以是大到几厘米的大薄片(图 2-11)。

2. 浸渍(maceration)　因处于潮湿的环境或长时间浸泡于水中,皮肤角质层吸收水分过多而发白,称为浸渍(图 2-12)。

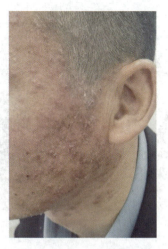

▲ 图2-11 鳞屑

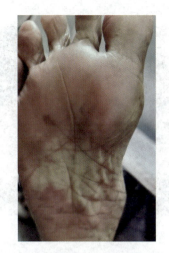

▲ 图2-12 浸渍

3. **糜烂**(erosion) 糜烂是局部皮肤或黏膜表面发生缺损，形成湿润、红色的创面。糜烂损害较表浅，愈后一般不留瘢痕(图2-13)。

4. **溃疡**(ulcer) 溃疡是局部皮肤组织缺损形成的创面，损伤程度较为严重，可深达真皮层，甚至更深部的皮下肌肉组织。表现为病变皮肤破裂，中心区域形成类似火山口的凹陷，四周有明显的肿胀和炎症。破损处可能有透明的组织液或血液、脓液流出(图2-14)。

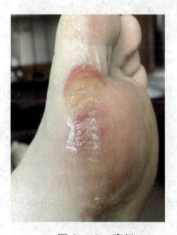

▲ 图2-13 糜烂

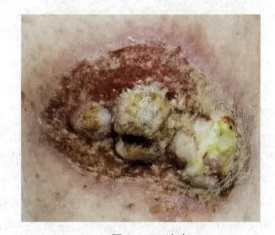

▲ 图2-14 溃疡

5. **皲裂**(fissure) 皲裂是皮肤出现线状开裂，深达皮肤中深层，甚至累及真皮层。皲裂深达真皮层时会引起疼痛和出血(图2-15)。

6. **抓痕**(excoriation) 抓痕是指用手搔抓或者物理性外因如使用竹制的"痒痒挠"(图2-16)等造成的表皮浅层剥脱。表现为线状或点状及片状的红色皮损，有时覆盖痂(图2-17)。

7. **痂**(crust) 痂是皮肤破损后，渗出液与脱落的表皮碎屑及血液和坏死组织等混杂在一起形成的硬壳状物质(图2-18)。

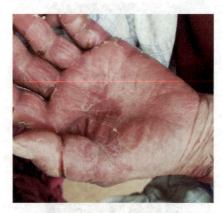

▲ 图 2-15 皲裂

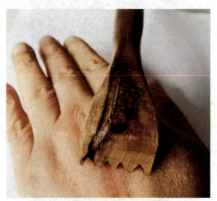

▲ 图 2-16 痒痒挠

▲ 图 2-17 抓痕

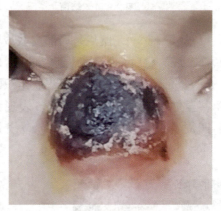

▲ 图 2-18 痂

8. 瘢痕（scar） 瘢痕是各种皮肤损伤引起的皮肤组织外观形态和组织病理学改变的统称，是人体创伤修复过程中的必然产物。

（1）浅表性瘢痕：由于受到轻度擦伤、浅度烧伤或皮肤表浅的感染后造成的，一般累及表皮和真皮浅层，表面略粗糙，有时与周围皮肤界限不清（图 2-19）。

（2）增生性瘢痕：往往累及真皮深层，明显高于周围正常皮肤，局部增厚变硬（图 2-20）。早期因毛细血管充血，瘢痕呈红色、潮红或紫色外观，此时患者会觉得瘢痕瘙痒，甚至痛，如果搔抓严重可能会导致表面破溃、感染。一段时间（一般为 6 个月）后红色减弱，瘢痕逐渐变软、平坦，痛痒感减轻。如果发生于关节处，由于瘢痕挛缩变性，会影响关节的功能。

（3）萎缩性瘢痕：累及皮肤全层及皮下脂肪组织。瘢痕可柔软或坚硬，平坦或略高于皮肤表面，呈白色或淡红色，与深部组织如肌肉、肌腱、神经等紧密粘连，如大面积烧伤后的瘢痕。此类瘢痕表皮较薄，易破溃。

（4）瘢痕疙瘩：高出周围正常皮肤，超出原损伤部位的持续性生长的"肿块"。形态多样，好发于前胸、后背和耳垂。与增生性瘢痕类似，局部也会出现痒或痛的感觉。早期表面呈粉红色或紫红色，质地较硬；晚期多呈苍白色，有时有过度色素沉着。相较于增生性瘢痕，瘢痕疙瘩有更明显的遗传性。

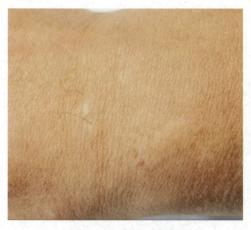
▲ 图 2-19　浅表性瘢痕

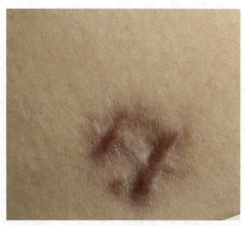
▲ 图 2-20　增生性瘢痕

9. 苔藓样变（lichenification）　苔藓样变是因为慢性累积性物理刺激，如反复搔抓后，表皮层显著增厚的一种皮肤损害。表现为肥厚斑块，皮嵴隆起，皮沟加深（图 2-21）。

10. 萎缩（atrophy）　皮肤组织无论是表皮、真皮或皮下组织的厚度变薄、体积缩小都称为萎缩（图 2-22）。表现为皮肤菲薄、纹理消失，有时皮肤呈半透明状，可以看见表皮下的血管走行。真皮和皮下组织萎缩则表现为局部深浅不一的凹陷。

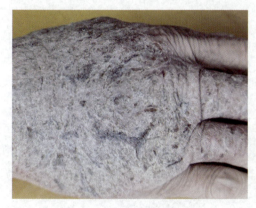
▲ 图 2-21　苔藓样变

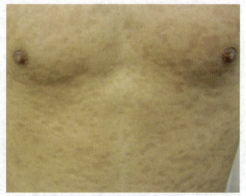
▲ 图 2-22　萎缩

（梁晓华）

参考文献

[1] 张学军. 皮肤性病学[M]. 北京：人民卫生出版社，2013.
[2] 李若瑜，陆前进. 皮肤病学与性病学[M]. 4 版. 北京：北京大学医学出版社，2019.

第二篇

恶性肿瘤皮肤转移

第三章
恶性肿瘤皮肤转移概述

皮肤转移癌即肿瘤细胞从原发部位播散至皮肤而形成的肿瘤病灶,在所有肿瘤患者中的发生率为0.6%~10.4%,占所有皮肤肿瘤的2%。部分肿瘤具有一定的皮肤转移倾向,如乳腺癌、肺癌、黑色素瘤、淋巴瘤、口腔癌和结直肠癌。一项纳入152例内脏肿瘤皮肤转移的单中心回顾性病例报告显示,皮肤转移癌中,男性患者的原发肿瘤主要是胃肠道癌(29.0%)、肺癌(25.8%),女性患者的原发肿瘤主要是乳腺癌(47.9%)、肺癌(18.3%)。皮肤转移癌最常见的累及部位为头部、胸部、背部及四肢(图3-1),转移的肿瘤仅累及真皮及皮下组织,表皮及皮肤附属器均未受累[1]。

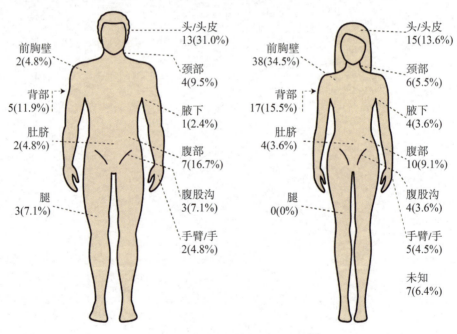

▲ 图3-1　皮肤转移癌累及部位[1]

A. 男性;B. 女性。"[1]"代表引自该参考文献,后文类同。

皮肤转移癌的临床表现多样,不易诊断,最常见的表现为无痛性、质硬结节,其次有红斑、丘疹。文献报道,皮肤损害表现为结节或包块(79%)、红斑(15%)及丘疹(6%)[2]。

在病理类型中,最常见的是腺癌,其次为鳞癌,也有小细胞癌。转移癌的组织学类型与原发癌一致,多数为低分化癌[3]。文献显示,皮肤转移灶可作为内脏恶性肿瘤的首发临床表现,其中男性患者发生率为29%,女性患者为14.1%[4]。皮肤转移癌较为罕见,临床表现及皮肤损害特点无特异性,且皮肤转移灶可成为首发临床表现,因此首诊误诊率较高(30.6%)[2],临床上应警惕皮肤转移癌的可能性。

皮肤转移癌的诊断极具挑战性。应结合病史、临床表现和影像学检查进行综合评估。既往恶性肿瘤病史是诊断的主要依据,而活检病理诊断是确诊依据。对于不明原因出现的皮肤病损,且既往有恶性肿瘤病史的患者,应考虑到皮肤转移癌的可能性。超声检查可观察病灶的范围和累及层次,辅助评估病灶的良、恶性,还可帮助判断引流区及远隔淋巴结有无异常。计算机体层扫描(computed tomography, CT)等影像学检查可辅助评估肝、肺等全身其他系统及器官的情况,对患者的整体情况做出判断。对于临床高度怀疑皮肤转移癌的患者应进一步做组织病理活检,必要时辅以免疫组织化学检查以定性诊断。

皮肤转移癌应作为原发肿瘤的一部分来处理,积极治疗原发肿瘤。对于皮肤局部肿瘤,应在针对原发肿瘤进行全身系统治疗的基础上,根据患者具体情况采用手术切除、放疗、化疗或激光治疗等。手术切除多用于单个病灶或较大病灶。局部放疗对于缩小肿瘤、缓解压迫症状效果好,尤其适用于多发病灶者。全身系统性治疗可用于控制多发脏器病变。

(姚蓉蓉)

参考文献

[1] VERNEMMEN A I P, LI X, ROEMEN G M J M, et al. Cutaneous metastases of internal malignancies: a single-institution experience[J]. Histopathology, 2022, 81(3): 329-341.
[2] 张恋,翟志芳,顾洪芝,等. 皮肤转移癌:8例临床及组织病理分析[J]. 中国麻风皮肤病杂志,2022, 38(11): 803-806.
[3] 田中华,成志明,赵娜,等. 皮肤转移性肿瘤36例临床与病理分析[J]. 济宁医学院学报,2011, 34(6): 421-422.
[4] CHO J, PARK Y, LEE J C, et al. Case series of different onset of skin metastasis according to the breast cancer subtypes[J]. Cancer Res Treat, 2014, 46(2): 194-199.

第四章
乳腺癌皮肤转移

一、概述

乳腺癌是女性皮肤转移癌中最常见的类型。乳腺癌皮肤转移发生较早,发生率高达23.9%[1]。主要发病机制有肿瘤细胞直接侵犯皮肤、经淋巴管播散、在淋巴管或血管形成新的癌灶。部分情况下,手术也可能造成肿瘤细胞定植。乳腺癌皮肤转移最常见于前胸壁,其余部位包括对侧乳房、瘢痕部位,手臂及头颈部也不少见。最常见的乳腺癌类型是非特殊类型浸润性乳腺癌(58.2%),其次是浸润性小叶癌(41.8%)。

二、临床表现

乳腺癌皮肤转移的临床表现多种多样(图4-1),一般分为6型[2]。

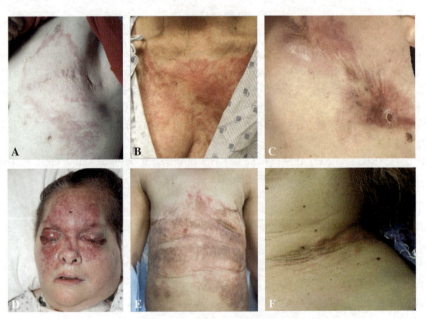

▲ 图4-1 乳腺癌皮肤转移的多种表现

A. 红斑样改变[3];B. 丹毒样改变[4];C. 胸壁转移皮肤结节(姚蓉蓉供图);D. 毛细血管扩张型改变[5];E. 铠甲样癌[6];F. 带状疱疹样改变[7]。

1. **结节性癌** 结节性癌是乳腺癌皮肤转移最常见的类型。表现为新生的坚实皮肤结节,直径1~3 cm,单发或多发,位于真皮或皮下,多为正常肤色,部分可呈粉红至红棕色,可伴有溃疡、感染及色素沉着。

2. **炎性癌** 常表现为红色或紫色丹毒样界限清楚的斑片或斑块,伴有灼热感和疼痛感,皮肤症状进展迅速,易形成溃疡。

3. **铠甲样癌** 乳腺小叶癌转移至皮肤后出现硬化斑块,呈红色或黄色,类似古代士兵铠甲样的皮肤病灶。

4. **毛细血管扩张型癌** 表现为红斑基础上毛细血管扩张或成簇的紫红色丘疹。

5. **血源性转移癌引起的肿瘤性脱发** 原发肿瘤转移至头皮时可引起肿瘤性脱发,无自觉症状,边界清楚。

6. **乳房湿疹样癌** 又称为乳房佩吉特病。临床表现为乳头和乳晕皮肤瘙痒、糜烂、破溃、渗液、结痂、脱屑伴疼痛。

三、诊断

乳腺癌皮肤转移根据临床表现、皮肤损害特点、组织病理特征即可诊断,需与良性皮肤疾病相鉴别。

四、治疗

乳腺癌出现皮肤转移但未见内脏转移者,预后相对较好,生存期较长。乳腺癌皮肤转移的治疗依据晚期乳腺癌诊疗原则,以乳腺癌全身系统性治疗为主。

(姚蓉蓉)

参考文献

[1] CHO J, PARK Y, LEE J C, et al. Case series of different onset of skin metastasis according to the breast cancer subtypes[J]. Cancer Res Treat, 2014, 46(2): 194-199.

[2] 晋红中. 协和皮肤临床病理学[M]. 北京:人民卫生出版社,2020:704-705.

[3] 王逸飞,缪秋菊,徐秀莲. 乳腺癌皮肤转移一例[J]. 中国麻风皮肤病杂志,2019,35(12):738-739.

[4] ALEXANDER C E, MAAROUF M, KURTZMAN D J B. An erysipeloid cutaneous eruption in a woman with advanced breast cancer[J]. JAMA Oncol, 2017, 3(11): 1579-1580.

[5] MARNEROS A G, BLANCO F, HUSAIN S, et al. Classification of cutaneous intravascular breast cancer metastases based on immunolabeling for blood and lymph vessels[J]. J Am Acad Dermatol, 2009, 60(4): 633-638.

[6] IBRAHIM S A, WALLIS L S, REID D C. Carcinoma en cuirasse[J]. JAMA Dermatol, 2023, 159(5): 555-556.

[7] THOMAIDOU E, ARMONI G, KLAPHOLZ L, et al. Zosteriform cutaneous metastases[J]. Clin Exp Dermatol, 2018, 43(6): 734-736.

第五章 肺癌皮肤转移

一、概述

肺癌是最常见的原发恶性肿瘤,也是皮肤转移癌的第二原发肿瘤。肺癌发生皮肤转移的概率为1‰～12%。肺癌作为皮肤转移癌的原发肿瘤,在男性中居第1位,女性中居第2位。在一项回顾性病例报告中共有21例(21/152)肺癌皮肤转移患者,其中皮肤病灶作为肺癌首发临床表现的占71.42%(15/21)。研究发现,肺上叶肿瘤更易发生皮肤转移。

二、临床表现

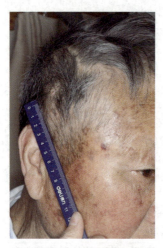

▲ 图5-1 肺腺癌的头皮转移结节

(姚蓉蓉供图)

肺癌的皮肤转移表现为单发或多发无痛的外生性或皮下结节/肿块,多呈肉色、紫红色,可伴有毛细血管扩张。部分患者也可表现为红斑、溃疡,无明显自觉症状(图5-1)。血管状红色结节在肺癌转移中更为典型,而在其他类型的皮肤转移癌中则较少见。结节性病变可类似脂肪瘤、表皮囊肿、角化棘皮瘤、皮肤纤维瘤、化脓性肉芽肿或血管瘤。

肺癌也可表现为丹毒样[1]、"小丑鼻样"(图5-2)[2]。"小丑鼻"是鼻尖皮肤转移的罕见表现。它表现为坚硬的蓝色至红色隆起性斑块,伴或不伴溃疡,像小丑的红鼻子。肺癌皮肤转移最常见的部位是头部/头皮(28.0%)和前胸壁(24.0%),病理类型多为腺癌(76.2%),其余还有非典型类癌、小细胞癌及大细胞神经内分泌癌。需要注意的是,转移性肺腺癌中50%的病例为甲状腺转录因子(thyroid transcription factor, TTF)1阴性,但几乎所有检测了细胞角蛋白(cytokeratin, CK)7的病例均为阳性。进行了分子检测的病例中,50%可见Kirsten大鼠肉瘤病毒癌基因(kirsten rat sarcoma viral oncogene, KRAS)同源物突变,无一查见表皮生长因子受体(epidermal growth factor receptor, EGFR)突变[3]。

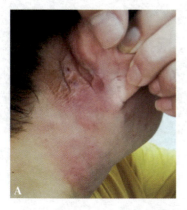 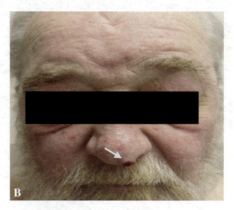

▲ 图 5-2　肺癌皮肤转移

A. 丹毒样表现；B."小丑鼻样"表现[1,2]。

三、诊断

依据病史、影像学、组织病理学进行诊断。肺癌皮肤转移常需与良性皮肤损害相鉴别。

四、治疗

发生皮肤转移的患者常伴有其他器官的转移，提示预后不佳。肺癌皮肤转移灶一般对放疗不敏感，以全身系统性治疗为主。

（姚蓉蓉）

参考文献

[1] 王文岭,祝贺,郝震锋,等. 丹毒样皮肤转移癌临床和文献分析[J]. 实用皮肤病学杂志,2020,13(4): 201-204.

[2] JAROS J, HUNT S, MOSE E, et al. Cutaneous metastases: a great imitator[J]. Clin Dermatol, 2020, 38(2): 216-222.

[3] VERNEMMEN A I P, LI X, ROEMEN G M J M, et al. Cutaneous metastases of internal malignancies: a single-institution experience[J]. Histopathology, 2022, 81(3): 329-341.

第六章
消化系统肿瘤皮肤转移

一、概述

胃肠道恶性肿瘤是男性皮肤转移癌中最常见的类型。研究显示，消化系统肿瘤皮肤转移常见于结肠癌、直肠癌，其次是食管癌、胃癌、胰腺癌和肝癌。最常见的皮肤转移灶位于头部/头皮(31.6%)、腹部(26.3%)、脐部(15.8%)和腹股沟/会阴部(15.6%)。消化系统肿瘤皮肤转移的临床表现多样，最常见表现为单发或多发的半球形肤色或红色非特异性结节，部分也可表现为丹毒样浸润斑片或斑块，少数可转移至头皮或面部，呈囊样外观。消化系统肿瘤皮肤转移的诊断要依据既往病史、临床表现、影像学检查以及组织病理综合诊断。消化系统肿瘤皮肤转移需与良性皮肤损害相鉴别。消化系统肿瘤皮肤转移提示患者处于肿瘤晚期，预后不佳，以积极治疗原发肿瘤为主，皮肤转移病损可联合采用手术、放疗、化疗、冷冻及激光治疗。

二、食管癌皮肤转移

食管癌皮肤转移少见，常表现为多发无症状结节。值得注意的是，部分食管癌患者可伴发掌跖角化症（又称 Howell-Evans 综合征），致病基因定位于 17q23 的 *RHBDF2* 基因[1]。儿童至青少年发病，临床表现类似弥漫性掌跖角化症或胼胝，主要累及足底的承重区域（图 6-1），可能伴有口腔白斑[2]。掌跖角化儿童期出现在 6～15 岁，除掌跖角化外，可伴有四肢近端的毛周角化、多发性表皮囊肿和口腔黏膜白斑，相关食管癌可在成年期诊断，常有食管癌家族史。

三、胃癌皮肤转移

虽然胃癌很常见，但胃癌的皮肤转移极为罕见。胃癌皮肤转移的实际发生率未知，约占皮肤转移癌的 1%[3]。最常见的病理类型为胃印戒细胞癌，最常见的转移部位为腹壁皮肤、术后切口瘢痕或经皮造瘘口周围皮肤[4]。典型的胃癌皮肤转移表现为腹部的局部结节[4]，当腹部结节累及脐部时称为 Mary Joseph 结节（sister Mary Joseph's nodule，SMJN），胃癌皮肤转移也可有弥漫性结节、炎症性皮肤病表现（图 6-2）。极罕见的也有转移至舌面的（图 6-3）。

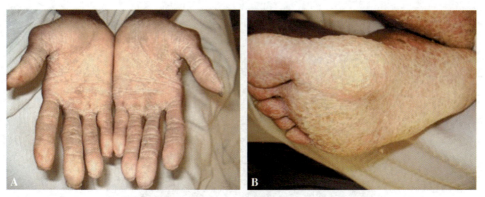

▲ 图6-1 食管癌伴掌跖角化症[2]

A. 手部；B. 足部。

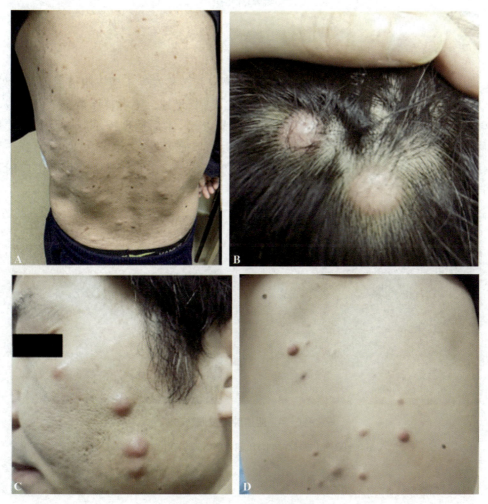

▲ 图6-2 胃癌皮肤转移

背部(A)散在皮下转移结节[4]；头皮(B)、颜面部(C)和背部(D)的多发淡红色转移结节[5]。

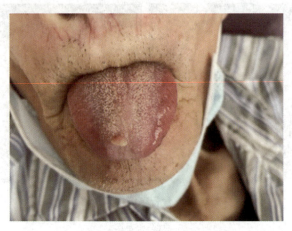

▲ 图6-3 胃癌的舌面转移结节

（姚蓉蓉供图）

四、胆道肿瘤皮肤转移

胆道肿瘤皮肤转移非常罕见，大部分胆管癌皮肤转移发生于经皮胆道引流切口处，可以累及头皮和颈部，皮肤损害可单发或多发，常生长迅速。笔者曾诊治过一例 *BRAF V600E* 突变的肝内胆管癌患者，出现额部及手臂结节，术后病理提示肝内胆管癌皮肤转移。胆囊癌的皮肤转移常发生于腹部或术后切口瘢痕处，呈结节状，偶有疼痛。胆道肿瘤皮肤转移的总体特点为浸润性红斑、斑块、结节，多位于腹部、手术切口附近（图6-4）[6]。

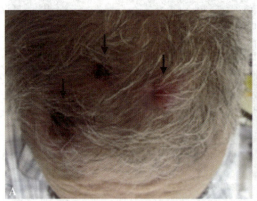
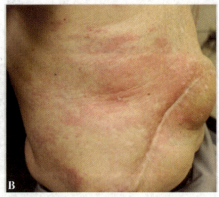

▲ 图6-4 胆道肿瘤皮肤转移[6]

A. 肝内胆管癌头皮转移结节；B. 胆管癌腹部丹毒样皮肤转移癌。

五、结直肠癌皮肤转移

消化系统肿瘤皮肤转移最常见于结直肠癌。既往文献报道，结直肠癌皮肤转移率为 2.3%～6%，最常见的转移部位是会阴和腹部，有时在手术瘢痕处或周围，转移至脐周的被称为 Mary Joseph 结节[7]。也有文献报道,肠癌皮肤转移最常见的部位是头部/头皮(31.6%,6/19),腹部(26.3%,5/19),脐(15.8%,3/19),腹股沟/会阴(15.8%,3/19)。结直肠癌皮肤转移灶肿瘤细胞均表达 *CK20*(6/6)、*CDX2*(5/5)[8]。主要表现为肤色、淡红色无症状结节。2020 年《新英格兰医学杂志》报道了一例结肠癌术后瘢痕处皮肤转移,表现为带状疱疹样转移结节,质硬,颜色从粉红色至紫色,呈水疱样(图 6-5)[9]。结直肠癌皮肤转移时可伴有其他脏器转移,预后较差。有文献总结了 33 例结直肠癌皮肤转移的病例,发现同时性皮肤转移患者的生存率明显低于异时性皮肤转移患者的生存率,分别为 5.8 个月和 15.2 个月。

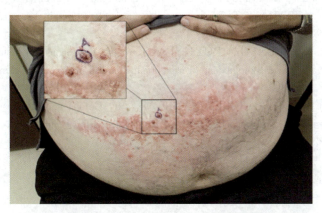

▲ 图 6-5 结肠癌带状疱疹样皮肤转移[9]

六、肝癌皮肤转移

肝癌皮肤转移十分罕见,仅占皮肤转移癌的 0.2%~2.7%。肝癌的皮肤转移常发生在面部、头皮、胸前和肩部,皮肤损害常生长迅速,易出血[10]。

七、胰腺癌皮肤转移

胰腺癌皮肤转移少见,仅占消化系统肿瘤皮肤转移的 1% 以下。表现为多发性无症状结节,最常转移至脐周,也可转移至背部、胸前等部位[11]。

(姚蓉蓉)

参考文献

[1] BLAYDON D C, ETHERIDGE S L, RISK J M, et al. RHBDF2 mutations are associated with tylosis, a familial esophageal cancer syndrome[J]. Am J Hum Genet, 2012, 90(2): 340-346.
[2] 晋红中. 协和皮肤临床病理学[M]. 北京:人民卫生出版社,2020:704-705.
[3] JAMES J, ANGELA J, CORINNE RAUCK, et al. Cutaneous metastatic gastric carcinoma with plasmacytoid features: a novel histopathologic pitfall in the diagnosis of primary cutaneous plasmacytoma[J]. J Cutan Pathol, 2023, 50: 8-11.
[4] COKGEZER S, SAMANCI N S, BEKTAS M, et al. Cutaneous metastasis of signet cell gastric

carcinoma[J]. Indian J Dermatol, 2020, 65(2): 148-150.

[5] 徐海峰,刘甜,彭蕾蕾,等. 胃印戒细胞癌皮肤转移1例[J]. 临床皮肤科杂志,2022,51(4):233-234.

[6] KAWABE K, URABE K, MOMOSAKI S. Cutaneous and orbital metastases of intrahepatic cholangiocellular carcinoma[J]. Clin Gastroenterol Hepatol, 2020, 189(9): A23-A24.

[7] ARAVIND B, KUMAR R, BASNYAT P. Cutaneous metastases secondary to colorectal carcinoma may not be as ominous as previously thought: a case report and review of the literature [J]. BMJ Case Rep, 2013, 2013: bcr2013008556.

[8] VERNEMMEN A I P, LI X, ROEMEN G M J M, et al. Cutaneous metastases of internal malignancies: a single-institution experience[J]. Histopathology, 2022, 81(3): 329-341.

[9] RANDALL G, ABRAHAMS J. Cutaneous colon cancer metastases in a surgical scar[J]. N Engl J Med, 2020, 382(24): e90.

[10] ALCARAZ I, CERRONI L, RÜTTEN A, et al. Cutaneous metastases from internal malignancies: a clinicopathologic and immunohistochemical review[J]. Am J Dermatopathol, 2012, 34(4): 347-393.

[11] LOOKINGBILL D P, SPANGLER N, HELM K F. Cutaneous metastases in patients with metastatic carcinoma: a retrospective study of 4020 patients[J]. J Am Acad Dermatol, 1993, 29(2 Pt 1): 228-236.

第七章

Mary Joseph 结节

Mary Joseph 结节（SMJN）特指腹腔或盆腔内恶性肿瘤转移至皮肤所导致的脐部结节。目前 SMJN 的发病机制尚不清楚，可能通过退化的脐静脉进行淋巴或血行扩散。本病相对罕见，易漏诊。

临床表现：常表现为脐部坚实、质硬的肿块，呈白色、青紫色或棕红色，可有皲裂、破溃并伴有浆液、血液或脓液等渗出，偶有瘙痒（图 7-1）。大部分患者表现为与内脏肿瘤一致的症状，少数患者除脐部肿块外没有其他不适。脐部皮肤转移来源有胃癌、卵巢癌、胰腺癌、结直肠癌、子宫内膜癌、乳腺癌、胆囊癌等，男性中最常见来源为胃癌，女性中常见来源为卵巢癌和子宫内膜癌。回顾性病例研究显示，35%～65% SMJN 的原发肿瘤来源于胃肠道，12%～35%来源于泌尿生殖道，15%～30%无法确定来源，3%～5%来源于肺、乳腺等其他部位[1]。绝大部分组织病理学上表现为腺癌，少数表现为肉瘤、间皮瘤或黑色素瘤。

治疗：出现 SMJN 常提示预后不佳。治疗以针对原发肿瘤的系统性治疗为主。

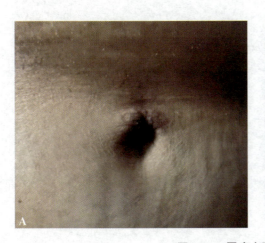 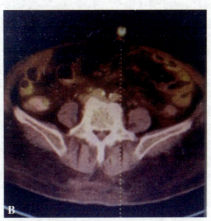

▲ 图 7-1 胃癌皮肤转移 SMJN

A. 脐部结节；B. PET/CT 表现。（姚蓉蓉供图）

（姚蓉蓉）

参考文献

[1] BALAKRISHNAN R, RAHMAN M A, DAS A, et al. Sister Mary Joseph's nodule as initial presentation of carcinoma caecum-case report and literature review[J]. J Gastrointest Oncol, 2015, 6(6): e102-105.

第八章

皮肤原发肿瘤的皮肤转移

一、恶性黑色素瘤

恶性黑色素瘤皮肤转移是指远隔于原发部位的恶性皮肤改变。有18%的皮肤外恶性黑色素瘤及45%的原发皮肤恶性黑色素瘤可出现皮肤转移病灶。从诊断恶性黑色素瘤到出现远处皮肤转移的平均时间为1.3~2.9年。黑色素瘤皮肤转移可发生在全身任何部位，呈现多种形态特征，组织结构和细胞学特征具有明显的多形性，且部分肿瘤无黑色素表达。常表现为多发结节，也可呈现颜色不均的丘疹、结节，可单发或群集，也可类似其他肿瘤，如血管瘤、皮肤纤维瘤、黑素细胞痣和隆突性皮肤纤维肉瘤（图8-1、图8-2）。当肿瘤组织及细胞形态表现似癌非癌、似肉瘤非肉瘤时应考虑恶性黑色素瘤的可能性。主要依据临床病史、影像学，并行免疫组织化学染色明确诊断。恶性黑色素瘤皮肤转移提示预后差。

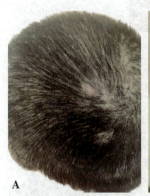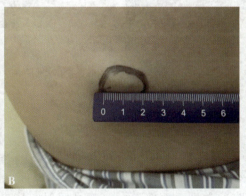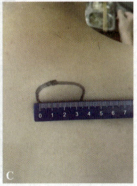

▲ 图8-1 恶性黑色素瘤的多发转移结节
A. 头皮；B. 腰部；C. 背部。（姚蓉蓉供图）

二、黑变病

恶性黑色素瘤导致的全身黑变病是转移性恶性黑色素瘤的罕见并发症[1]。黑变可累及全身皮肤、黏膜和内脏器官，呈蓝灰色外观，可伴黑尿症（图8-3）。根据全身皮肤、

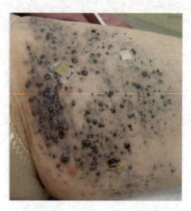

▲ 图8-2　恶性黑色素瘤患者右侧大腿弥漫性黑色丘疹、结节[2]

黏膜黑变,组织病理上真皮黑色素沉积及既往黑色素瘤病史,可确诊。治疗按黑色素瘤的治疗原则进行,一般预后差。

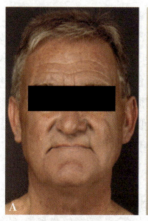 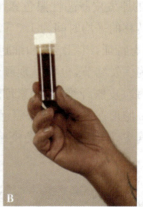

▲ 图8-3　黑变病[1]

A.全身皮肤、黏膜黑变；B.黑尿症患者的尿液样本。

三、皮肤鳞癌

皮肤鳞癌是第二常见的皮肤恶性肿瘤,占非黑色素瘤皮肤癌的20%。主要病因是紫外线照射。可发生于皮肤任何部位(包括黏膜),常见于面部、手背(日光照射部位)。典型皮肤损害为表浅、分散的隆起性硬结,常为暗红色,可迅速增大、溃疡。皮肤鳞癌的转移率为0.5%～5.2%(图8-4)。手术切除是该病的首选治疗方法。皮肤鳞癌多发皮肤转移结节患者的治疗以全身系统性治疗为主[2]。

（姚蓉蓉）

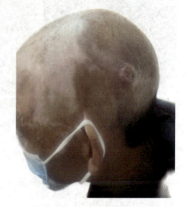

▲ 图8-4　皮肤鳞癌头皮转移性结节

（姚蓉蓉供图）

参考文献

[1] PEREZ A, TURAJLIC S, SZYSZKO T, et al. Generalized melanosis and melanuria in a patient with metastatic melanoma[J]. Clin Exp Dermatology, 35(3), e37-e39.

[2] JAROS J, HUNT S, MOSE E, et al. Cutaneous metastases: a great imitator[J]. Clin Dermatol, 2020, 38(2): 216-222.

[3] KIM J Y S, KOZLOW J H, MITTAL B, et al. Guidelines of care for the management of cutaneous squamous cell carcinoma[J]. J Am Acad Dermatol, 2018, 78(3): 560-578.

第九章

其他恶性肿瘤及血液系统肿瘤皮肤转移

一、血液系统肿瘤皮肤转移

白血病皮肤转移又称为蓝痣,来源于髓外白血病。当肿瘤累及皮肤时,弥漫的髓过氧化物酶(myeloperoxidase, MPO)表达导致其有类似绿色的外观,因此也称为绿色瘤(图9-1)[1]。皮肤表现主要为灰绿色的结节,无症状。多见于急性髓系白血病(acute myeloid leukemia, AML)、骨髓增生异常综合征(myelodysplastic syndrome, MDS)或慢性髓系白血病的加速期。

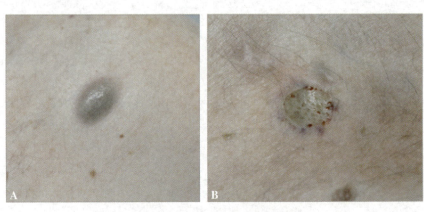

▲ 图9-1 白血病皮肤转移的蓝痣[1]

二、胃肠道间质瘤皮肤转移

胃肠道间质瘤是最常见的间质肿瘤,全球每年的发病率约为1/10万,原发肿瘤主要位于胃(60%)和小肠(25%),约20%的患者初诊时已发生转移。胃肠道间质瘤转移最常发生的部位是腹腔和肝脏,但也可以罕见地转移到皮肤及皮下组织。腹腔外转移只发生在进展期胃肠道间质瘤,约占晚期患者1%或更低。胃肠道间质瘤皮肤转移主要表现为无痛的肉色小结节,因体积小、无症状常被忽视,颜面部及四肢是最常见的转移部位(图9-2)[2]。文献报道,胃肠道间质瘤皮肤转移平均年龄约55.4岁,无明显性别差异。从诊断到皮肤转移的平均时间为4.22年(胃4.59年,非胃3.8年),其中手术后化疗组平均时间为3.63年,联合组[联合使用酪氨酸激酶抑制剂(tyrosine kinase inhibitor, TKI)]约为4.74年。胃肠道间质瘤皮肤转移具有高侵袭性,肿瘤负荷较大,生存期仅为1.69年,是预后不良的征兆。手术切除联合TKI药物可延缓胃肠道间质瘤皮肤转移瘤的发生[2]。

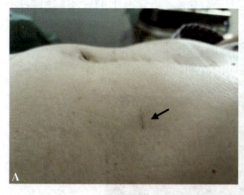
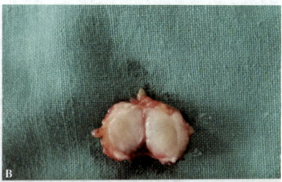

▲ 图9-2 胃肠道间质瘤腹壁转移结节[2]

A. 皮肤转移结节;B. 手术切除的结节。

胃肠道间质瘤皮肤转移的诊断需鉴别原发性肿瘤和转移性肿瘤,组织病理学检查是确诊胃肠道间质瘤皮肤转移的重要工具。因皮肤转移不会有严重不良事件,不会对身体功能产生明显影响,针对胃肠道间质瘤皮肤转移的治疗应侧重于全身系统性治疗及皮肤外转移脏器的治疗,如肝、肺。此外,切除皮肤转移结节具有诊断和治疗双重作用。常用的TKI药物有伊马替尼、舒尼替尼及瑞戈非尼[2]。

三、甲状腺髓样癌皮肤转移

甲状腺癌皮肤转移罕见,分型中最常见的是乳头状癌,其次是滤泡细胞癌、未分化癌和髓样癌。与其他皮肤转移癌不同,甲状腺来源的皮肤转移多为结节性皮损,生长缓慢,多位于头皮及面颈部,可伴有瘙痒,结节很少破溃形成溃疡(图9-3)。甲状腺癌患者出现皮肤转移后的中位生存期为19个月[3]。

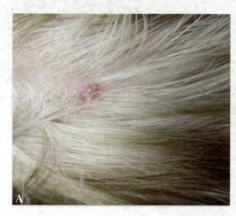
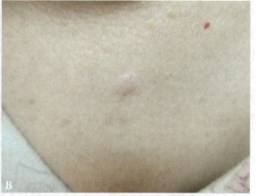

▲ 图9-3 甲状腺髓样癌转移结节[3]

A. 头皮;B. 颈部。

四、膀胱癌皮肤转移

泌尿系统恶性肿瘤皮肤转移的总发生率为 1.1%～2.5%，其中膀胱癌是最常见的皮肤转移类型。膀胱癌皮肤转移最常见的部位在会阴部、脐部、阴囊及下肢。不同患者的表现不同，可表现为单个或多个皮下结节（常见）、接触性皮炎样病变、红色至紫色丘疹、囊性病变、橡胶样皮下结节、硬化斑块、类似蜂窝织炎的斑块、带状疱疹样病变（图 9-4），或类似角棘瘤样[4]。膀胱癌皮肤转移均出现在疾病的晚期，也提示预后不佳[3]。

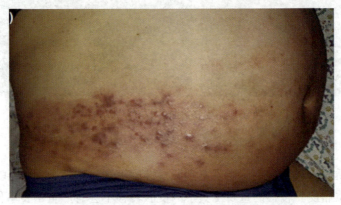

▲ 图 9-4 膀胱癌皮肤转移带状疱疹样表现[4]

五、卵巢癌皮肤转移

卵巢癌的皮肤转移发生率为 3.5%～4%，其中卵巢腺癌和浆液性囊腺癌是最常见的皮肤转移类型[3]。卵巢癌皮肤转移常表现为无痛的肉色结节（转移到脐部为 SMJN）、红斑疱疹样病变、丹毒样病变以及硬化斑块（图 9-5）[5]。结节性卵巢癌皮肤转移可能类似于附件肿瘤、表皮包络性囊肿、带状疱疹、脂溢性角化病、脓肿和脂肪瘤。类丹毒病变可能类似于丹毒、蜂窝织炎、乳腺炎、脓肿、放射性皮炎和迁移性红斑。硬化病变可能被误认为瘢痕、增生性瘢痕、瘢痕疙瘩、皮肤纤维瘤、皮肤纤维肉瘤隆突、结节病、斑疹或异物反应。卵巢癌皮肤转移常见于下腹部、胸部或切口部位。

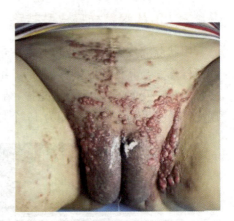

▲ 图 9-5 卵巢癌皮肤转移多发暗红色结节[5]

六、原发性腹膜透明细胞癌皮肤转移

原发性腹膜透明细胞癌是原发性腹膜癌的一种极其罕见的亚型，自 1990 年以来文献报道约 15 例[6]。由于其罕见，原发性腹膜透明细胞癌皮肤转移的临床特征尚不很清楚。原发性腹膜透明细胞癌最常转移到腹膜腔内，转移到皮肤的极为罕见。皮肤转移的表现类似于卵巢癌皮肤转移表现,包括炎性转移、瘢痕、斑块、蜂窝织炎样或淋巴管炎样病变(图9-6)。

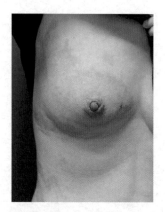

▲ 图9-6 原发性腹膜透明细胞癌皮肤转移(皮肤红斑样改变)[6]

(姚蓉蓉)

参考文献

[1] AMIGO M A, KAFFENBERGER B H, CHUNG C G. Asymptomatic green-gray nodules on the chest[J]. JAMA Dermatol, 2020, 156(9): 1014-1015.

[2] LIU P, TAN F, LIU H, et al. Skin metastasis of gastrointestinal stromal tumors: a case series and literature review[J]. Cancer Manag Res, 2020, 12: 7681-7690.

[3] JAROS J, HUNT S, MOSE E, et al. Cutaneous metastases: a great imitator[J]. Clin Dermatol, 2020, 38(2): 216-222.

[4] THOMAIDOU E, ARMONI G, KLAPHOLZ L, et al. Zosteriform cutaneous metastases[J]. Clin Exp Dermatol, 2018, 43(6): 734-736.

[5] 闫荣磊,叶瑞贤,田歆,等. 卵巢高级别浆液性腺癌皮肤转移1例[J]. 皮肤性病诊疗学杂志,2019, 26(3): 175-177.

[6] KO B C, PARK H J, CHOI M. Painful erythematous plaques on the trunk[J]. JAMA Dermatol, 2022, 158(6): 689-690.

第三篇

副肿瘤性皮肤病

第十章

副肿瘤性皮肤病概述

　　副肿瘤性疾病是指与原发肿瘤侵袭或转移无关,而与恶性肿瘤所致激素、神经系统、血液学失调相关的临床病变。副肿瘤性皮肤病(paraneoplastic dermatoses, PND)是一种异质性的、罕见的、获得性疾病,其特征是存在潜在的肿瘤。皮肤病变常可为临床医生提供潜在系统病变(包括恶性肿瘤)的诊断线索。

　　Hebra 于 1868 年提出皮肤色素沉着的突然改变可能与存在的隐匿性肿瘤有关。1976 年 Curth 提出了识别 PND 的 6 个标准[1]。此后,超过 50 种皮肤病被认为可作为恶性肿瘤的潜在标志。皮肤病变可直接或间接地与恶性肿瘤相关。直接相关是指因肿瘤细胞的侵袭或转移而累及皮肤。间接相关是指因肿瘤所致炎症性、增殖性、代谢性等多种因素(如多肽、激素、细胞因子、抗体、生长因子)作为介质,导致皮肤病变,这种情况下皮肤病变中并无肿瘤细胞,因而称为皮肤副肿瘤综合征(dermatological paraneoplastic syndrome)。

　　PND 是一组异质性临床表现,仅次于副肿瘤性内分泌综合征。PND 既可在内脏肿瘤诊断之前发生,亦可发生于内脏肿瘤诊断之后,对其早期认知有利于肿瘤早期发现与诊断,可有效改善肿瘤预后。全身性疾病和恶性肿瘤的皮肤表现极其多样。临床医生应熟悉 PND,以便对潜在的肿瘤进行早期诊断。不熟悉恶性肿瘤的皮肤表现可能会延误肿瘤的诊断和治疗。

> **副肿瘤性皮肤病诊断的 Curth 标准**[1]:
> (1) 肿瘤与副肿瘤病变同时存在。
> (2) 治疗肿瘤时皮肤损害消退,肿瘤复发时皮肤损害再现。
> (3) 皮肤损害与遗传性综合征无关。
> (4) 副肿瘤病变与特定类型肿瘤相关。
> (5) 皮肤病变在普通人群中罕见。
> (6) 肿瘤与副肿瘤病变高频相关。

(梁晓华)

参考文献

[1] DIDONA D, FANIA L, DIDONA B, et al. Paraneoplastic dermatoses: a brief general review and an extensive analysis of paraneoplastic pemphigus and paraneoplastic dermatomyositis[J]. Int J Mol Sci, 2020, 21(6): 2178-2192.

第十一章

副肿瘤性天疱疮

第一节　发病概况

副肿瘤性天疱疮（paraneoplastic pemphigus，PNP）于1990年由Anhalt首次报道[1]。它是一种罕见的自身免疫性皮肤病，属于水疱病。PNP通常与肿瘤有关，包括胃癌、肺癌和结肠癌，而B细胞淋巴瘤和血液系统恶性肿瘤与PNP关系更密切。2001年，Nguyen等将PNP描述为一种影响多个内脏器官的异质性自身免疫综合征，其病理生理学并不局限于如天疱疮其他亚型一样靶向黏附分子的抗体，他们提出用"副肿瘤自身免疫多器官综合征（paraneoplastic autoimmune multiorgan syndrome，PAMS）"代替PNP，因为患者的自身抗体能与肾脏、平滑肌和横纹肌以及小肠、结肠和甲状腺的上皮结合[2]。但是大多数文献使用的术语还是PNP。这些患者通常表现为多器官受累，对几个组织有不同的自身抗体。

PNP的确切发病率尚不清楚，但它比寻常型天疱疮或落叶型天疱疮更少见，被认为是一种罕见疾病，但文献报道的PNP病例已经超过500例。PNP占所有天疱疮病例的3%～5%。男女发病无明显差异，发病年龄在45～70岁之间，但也可发生在年轻患者中，其发病更常与Castleman病和血液系统恶性肿瘤相关。该病的发病率与特定的性别、种族或地理分布之间没有已知的相关性。

基于该病非常独特的临床表现、组织学和免疫学特征，以及高病死率（如果不治疗，则高达90%），应及时做出诊断。预后取决于相关肿瘤的性质。一些患者在切除良性肿瘤后，如与Castleman病相关的PNP，病情迅速好转。然而，恶性肿瘤伴随PNP往往有很高的病死率，不仅因为恶性肿瘤的病死率高，而且还因为PNP可能是严重和顽固性的。

第二节　病因

PNP与良性或恶性肿瘤密切相关。这些肿瘤可能是隐匿的或在PNP有表现时已被诊断。PNP也可能在肿瘤治疗后发生。最常见的相关肿瘤是血液系统肿瘤，占所有病例的约84%，其中包括非霍奇金淋巴瘤(38.6%)、慢性淋巴细胞白血病(18.4%)、Castleman病(18.4%)、胸腺瘤(5.5%)、Waldenström巨球蛋白血症(1.2%)、霍奇金淋巴瘤(0.6%)和单克隆丙种球蛋白病(0.6%)。非血液系统肿瘤包括癌(8.6%)、肉瘤(6.2%)和黑色素瘤(0.6%)。由某些药物(包括氟达拉滨和苯达莫司汀)引发的和与放疗相关的PNP病例也有报道。由于缺乏关于PNP的全面数据的登记，因此PNP确切的相关因素并不完全清楚。

第三节　发病机制

PNP是一种自身免疫性大疱性疾病，其特征是在角质形成细胞中产生各种针对斑块蛋白的自身抗体。Anhalt在1990年首先描述了这一现象[1]。Martel等和Liu等分别对13例法国白种人患者和19例中国汉族患者研究发现，PNP与 *HLA-DRB1* *03等位基因和 *HLA-Cw* *14等位基因相关[3,4]。这些遗传特征在高加索和中国PNP患者中更为常见。

PNP是一种由潜在肿瘤引发的自身免疫性疾病。皮肤病变被认为是由与上皮抗原有交叉反应的肿瘤抗原-抗体介导的自身免疫反应引起的。肿瘤自身抗体产生并释放细胞因子[如白细胞介素(interleukin, IL)-6]，增强B细胞分化，促进体液免疫反应。

PNP的发病机制尚未完全清楚，但自身抗体和细胞介导的免疫似乎都起着关键作用[1,2]。在PNP中检测到的最常见自身抗体是针对plakin家族的，包括针对210 kDa的envoplakin、190 kDa的periplakin、250和210 kDa的desmoplakins Ⅰ和Ⅱ、500 kDa的plectin和230 kDa的大疱性类天疱疮抗原的抗体。也有文献报道针对plakophilin 3和桥粒胶蛋白(desmocollins)1~3的抗体。尽管发现只有抗桥粒黏蛋白(desmoglein-, DSG)-3自身抗体100%阳性，但人们认为DSG-1和DSG-3自身抗体也可能在PNP中起致病作用。一种170 kDa的蛋白酶抑制剂 α_2-巨球蛋白样蛋白(α_2ML)-1也被认为是PNP的致病因素。Tsuchisaka等报道epiplakin是一种PNP自身抗原，48份日本PNP患者的血清中，免疫沉淀-免疫印迹法检测到72.9%的epiplakin。他们还发现epiplakin阴性的PNP病例不会发展为闭塞性细支气管炎，因为有报道称epiplakin是PNP相关闭塞性细支气管炎的靶抗原[5]。PNP抗体主要属于IgG类，少数为IgA类。细胞介导的免疫也可能在PNP中发挥作用。在PNP中发现了选择性表皮活化的$CD8^+$ T细胞，而在一些PNP患者中未检测到任何自身抗体。此外，在PNP病变的真皮-表皮交界处检测到主要组织相容性复合体(major histocompatibility complex, MHC)限制性$CD8^+$细胞毒性T细胞，以及非MHC限制性$CD56^+$和$CD68^+$自然杀伤细胞。

第四节　临床表现

PNP的临床特征具有极大的多变性，不仅可以在皮肤上发现PNP病变，还可以在不同的黏膜中发现[1,2]。通常，肿瘤在PNP发病前就已被发现。但在约30%的病例中，

PNP 是隐匿性肿瘤的首发表现。通常,口腔和皮肤病变是最早的症状。

对于有口腔黏膜和皮肤病变且对标准免疫抑制治疗抵抗的患者,应筛查潜在的隐匿性肿瘤。由于隐匿性肿瘤的筛查方案缺乏标准化,全身 CT 扫描和外周血流式细胞术检查是必需的,事实上,PNP 主要与淋巴增生性疾病或血液系统肿瘤有关。

一、口腔病变

PNP 几乎都会累及黏膜,受累范围包括口腔、咽、结膜、肛门生殖器区甚至胃肠道的黏膜。通常表现为糜烂,很少出现囊泡或大疱。溃疡可发生在整个口腔黏膜表面,病变通常累及嘴唇的朱红色边缘,持续出现疼痛性糜烂可能是本病的唯一表现,常规治疗效果不佳(图 11-1)[6,7]。疼痛性口炎也常由口咽部大量糜烂引起。需要注意的是,嘴唇上延伸的、疼痛的糜烂和结痂可能类似于多形性红斑(erythema multiforme, EM)或史蒂文斯-约翰逊综合征(Stevens-Johnson syndrome, SJS)中常见的口腔病变。大多数患者还患有严重的假膜性结膜炎。

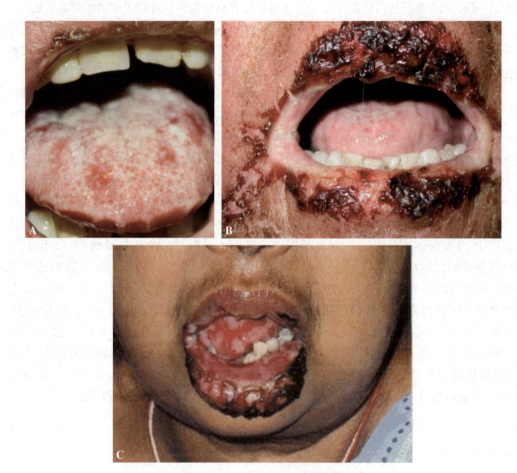

▲ 图 11-1　PNP 口腔及其周围病变

A. 溃疡累及口腔黏膜表面和舌头,口腔炎也可见[6];B. 口腔周围和嘴唇出现溃疡结痂[6];C. 口腔黏膜病变[7]。

在儿童中，PNP 引起的口炎常被误认为疱疹性口炎或中毒性表皮坏死松解症（toxic epidermal necrolysis，TEN），以致延误诊断。在这类患者中，最重要的 PNP 病因是 Castleman 病。

二、继发性黏膜病变

鼻咽部、肛门生殖区和食管也可能受到大的、疼痛的黏膜病变的影响。Yokokura 等报道了一名 58 岁日本男性，其下唇、口腔黏膜和生殖器区有 8 个月的疼痛史，体格检查发现边界清晰的糜烂伴灰色角化过度，下唇和龟头周围有紫红色红斑[8]。结膜病变也可出现在 PNP 患者，表现为球结膜充血和弥漫性乳头状睑板结膜反应、结膜上皮脱落、结膜瘢痕及穹窿缩短。结膜标本的组织病理学结果与寻常型天疱疮一致。70% 的 PNP 患者发生眼部受累，包括眼刺激疼痛、视力下降和黏液排出，临床症状包括结膜糜烂、睑缘增厚、角膜糜烂和假膜性结膜炎。

三、皮肤病变

通常，皮肤病变出现在黏膜病变之后。大多数 PNP 患者表现为皮肤广泛受累，尤其是躯干（图 11-2）、头颈部（图 11-3）和四肢近端[6,7]。PNP 的皮疹高度可变，表现为弥漫性红斑、囊泡大疱性病变、丘疹、鳞状斑块、剥脱性红皮病、糜烂或溃疡。红斑可以是黄斑、荨麻疹、靶状或多形性。最初可能表现为红斑，然后出现大疱和糜烂[6]。同一患者可能出现不同类型的病变，每一种病变都可以从一种类型演变为另一种类型。通常，皮肤病变类似于增生型天疱疮、大疱性类天疱疮、多形性红斑或移植物抗宿主病（graft versus host disease，GVHD）。文献中也报道过脓疱和银屑病样病变。

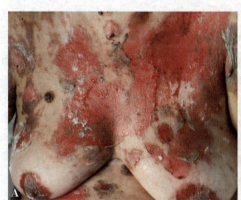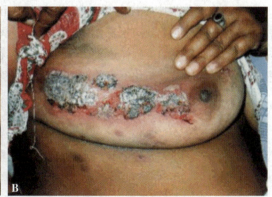

▲ 图 11-2 PNP 躯干皮肤病变

A. 躯干和腹部弥漫性红斑、剥脱性红皮病、糜烂或溃疡[6]；B. 天疱疮样糜烂结痂病变[7]。

不同的临床特征可能是由于细胞介导或体液介导的不同致病机制占主导地位。一方面，体液介导的细胞毒性通常导致明显的寻常型天疱疮样表现[2]；另一方面，细胞介导的细胞毒性往往表现为苔藓样病变[9]。偶有增生型天疱疮样 PNP 病例的报告。儿童患者常表现为苔藓样病变，主要在躯干和四肢，而非大疱性皮肤病变。

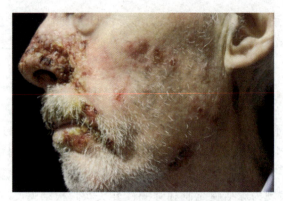

▲ 图 11-3　PNP 头颈部皮肤病变[6]

红斑和溃疡，有渗液和结痂。

四、肺部表现

高达 92.8% 的 PNP 病例，还会影响呼吸道上皮，导致呼吸困难、阻塞性肺疾病和闭塞性细支气管炎，这是 PNP 患者死亡的主要原因之一。儿童和我国的 Castleman 病患者中肺受累较为常见。71% 的 PNP 患者有闭塞性细支气管炎，尽管对潜在的恶性肿瘤进行了治疗，但预后较差。

第五节　组织病理

病理表现与临床特征有关，根据病变表现出不同的病理特征。当出现水疱时，皮肤活检通常会发现基底上棘层松解伴稀疏的炎症浸润（图 11-4A）；当存在炎性丘疹病变时，通常会出现界面皮炎和苔藓样皮炎[9,10]。此外，存在混合性病变时可能同时表现为棘层松解和苔藓样界面皮炎。角化不良伴基底上棘层松解是诊断 PNP 的重要依据（图 11-4B）[11]。

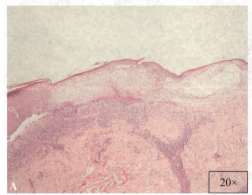
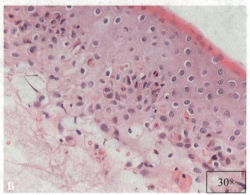

▲ 图 11-4　PNP 皮肤活检病理

A. 水疱处有强烈的带状炎症浸润，伴有少量基底上棘层松解[10]（苏木精-伊红染色，20×）；B. 基底细胞空泡变性，角化异常和坏死的角化细胞，淋巴细胞炎症伴淋巴细胞胞吐现象[11]（苏木精-伊红染色，30×）。

然而,有时棘层松解很难被发现,而误诊为其他疾病如 EM、SJS、GVHD 和药物反应等。

第六节　免疫学特征和免疫检查

PNP 的诊断对临床医生来说比较困难,常导致误诊。免疫学研究已经发现 PNP 患者存在大量的自身抗体,针对 DSG3、desmoplakin Ⅰ 和 Ⅱ、envoplakin、periplakin、plectin、大泡性类天疱疮抗原 230(BP230) 和 $α_2$ML-1,发现于 PNP 损伤的复层上皮和其他组织中。

酶联免疫吸附测定(enzyme-linked immunosorbent assay, ELISA)是检测 PNP 患者抗 DSG-3 和抗 DSG-1 自身抗体的有效方法,尽管 PNP 患者通常只有抗 DSG-3 IgG,但缺乏抗 DSG 自身抗体的 PNP 患者也有报道。然而,ELISA 检测在不同的方法之间的比较中似乎缺乏敏感性,因为抗原特异性技术,如 envoplakin ELISA,只能检测可能导致该疾病的一系列自身抗体中的一种。

免疫荧光(immunofluorescence, IF)是 PNP 的主要诊断工具之一。直接免疫荧光(direct immunofluorescence, DIF)通常仅在表皮细胞间隙(epidermal intercellular spaces, EIS)中显示 IgG 和/或 C3 沉积。在不到 50% 的病例中可发现 EIS 和基底膜区(basement membrane zone, BMZ)存在 IgG 和/或 C3。在 BMZ 也可以检测到 IgG 和/或 C3 的线性沉积(图 11-5)[12]。这种表现有助于将 PNP 与其他形式的天疱疮区分开来,其他形式的天疱疮仅在角质形成细胞之间显示免疫球蛋白沉积。但是,约 50% 的病例中 DIF 为阴性。假阴性通常是由于坏死组织(特别是黏膜标本)和苔藓样病变导致。需要强调的是,即使 DIF 结果为阴性,病理表现与 PNP 的诊断也不矛盾。确实,DIF 的发现很重要,因为参与 PNP 的细胞包括自身抗体和 $CD8^+$ T 细胞,攻击角蛋白不同层的蛋白质,包括细胞间胶结物质和/或真皮-表皮交界处的染色,导致不同的 DIF 特征(图 11-5)[12]。

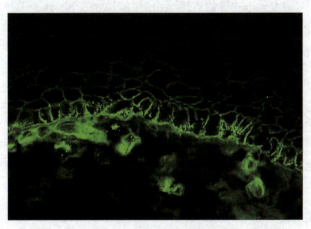

▲ 图 11-5　PNP 患者病灶周围黏膜活检样本的 DIF[12]

显示 IgG 在表皮细胞间隙和基底膜区沉积。

不同的底物可用于间接免疫荧光(indirect immunofluorescence，IIF)，包括正常人的皮肤、猴的食管、大鼠的膀胱、大鼠的心肌和大鼠的肺。IIF 可识别针对 plakins 的自身抗体，其中针对 envoplakin 和 periplakin 的自身抗体特异性最强[10]。一方面，正常人皮肤的 IIF 阳性比例高达 50%；另一方面，大鼠膀胱上皮的 IIF 阳性率为 75%，表现出更好的敏感性。大鼠膀胱的 IIF 特异性高达 83%。因此，大鼠膀胱的 IIF 被认为是一种有用的 PNP 筛选试验。但在其他皮肤病如寻常型天疱疮、落叶型天疱疮和 TEN 中也发现了针对 plakins 的自身抗体。

免疫沉淀(immunoprecipitation，IP)被认为是诊断 PNP 的"金标准"。IP 可显示针对多种抗原的抗体，包括 plakins 和 α_2ML-1。

免疫印迹(immunoblotting，IB)可用于检测正常人角质形成细胞提取物中抗 desmoplakin Ⅰ 和 Ⅱ、periplakin 和 envoplakin 的抗体。

第七节 诊断

到目前为止，还没有被普遍接受和验证的诊断标准。因此，PNP 的诊断应依赖于多种标准的结合，包括是否存在相应的或典型的临床特征和组织病理学表现，具有相应染色模式的 DIF 阳性，以及具有高度特异性的循环自身抗体的检测结果。虽然在没有 PNP 的患者中可以偶尔发现抗 plakin 抗体(主要是针对 desmoplakins)，但检测针对大鼠膀胱上皮、envoplakin、periplakin 和 α_2ML-1 的自身抗体是 PNP 最特异性的免疫血清学结果。因此，envoplakin 的 ELISA、大鼠膀胱上皮的 IIF 检测以及 IB/IP 测定是诊断 PNP 的"金标准"[12]。

Anahlt 等将诊断标准分为 5 个不同的要点(表 11-1)[1]。随后 Camisa 等引入了不同的诊断标准，分为主要和次要标准，认为诊断 PNP 需要 3 个主要标准或 2 个主要标准和 2 个次要标准[13]。Mimouni 等修订了 Anhalt 的原始标准，认为 DIF 是诊断 PNP 的非必要标准，因为它的敏感性很低[14]。大鼠膀胱上皮和猴食管上皮的 IIF 被认为可用于筛查 PNP。PNP 的诊断策略见图 11-6[12]。

表 11-1 PNP 的诊断标准[1]

参数	标准
临床特征	痛性黏膜损害，伴或不伴水疱和糜烂等多种形式的皮疹，与隐性或明显的肿瘤有关
组织病理	基底上皮内棘层松解，空泡界面改变，单个角化细胞坏死，和/或苔藓样炎症
直接免疫荧光	IgG 和 C3 在表皮细胞间隙和基底膜区颗粒状-线状沉积
间接免疫荧光	存在针对细胞间带复层鳞状上皮或移行上皮的循环抗体
免疫沉淀	典型的蛋白复合体，包括 desmoplakin Ⅰ(250 kDa)、大泡性天疱疮抗原(230 kDa)、envoplakin (210 kDa)、desmoplakin Ⅱ(210 kDa)、periplakin (190 kDa)和 α_2ML-1 (170 kDa)

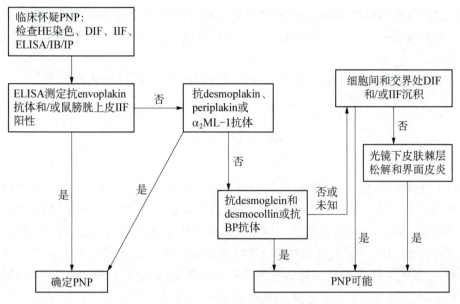

▲ 图 11-6 PNP 的诊断策略[12]

注：PNP，副肿瘤性天疱疮；HE，苏木精-伊红；DIF，直接免疫荧光；IIF，间接免疫荧光；ELISA，酶联免疫吸附试验；IB，免疫印迹试验；IP，免疫沉淀；$α_2$ML-1，$α_2$-巨球蛋白样蛋白1。

第八节　鉴别诊断

PNP 需要和所有与黏膜部位急性或慢性病变相关的皮肤病，特别是与不同严重程度的多形性皮肤病变合并的口腔炎相鉴别，最重要的是要包括寻常型天疱疮和黏膜类天疱疮、严重的药物反应和 EM，以及严重的口疮性口炎、口腔扁平苔藓、GVHD、SJS 和 TEN。需要始终注意排除其他累及皮肤和黏膜的疾病。

临床上，PNP 和寻常型天疱疮可能有许多共同的特征，需要全面的临床和免疫病理评估来区分这两种情况。PNP 表现为由炎性丘疹或斑疹发展而来的水疱，而寻常型天疱疮通常表现为红斑背景下的水疱；此外，PNP 可显示抗 $α_2$ML-1、抗 envoplakin 和抗 periplakin 抗体，这些抗体对 PNP 具有高度特异性。另外，DIF 显示上皮细胞表面 IgG 沉积的同时伴有基底膜区 IgG 沉积，被认为是 PNP 的一个标志性特征。最后，与其他自身免疫性水疱疾病不同，大鼠膀胱上皮的 IIF 阳性结果对 PNP 具有高度特异性，而寻常型天疱疮通常为阴性。

大疱性类天疱疮与 PNP 也有一些共同的特征，特别是在 PNP 中可检测到 BP230 和 BP180。但是 PNP 患者的 DIF 可以显示表皮细胞间 IgG 和补体 C3 沉积，而在大疱性类天疱疮中则没有发现。

类似 TEN 的 EM 样病变也可能出现在 PNP 中，通过检测自身抗体可做出 PNP 的诊断。

特别要强调的是，口腔和皮肤的 PNP 病变是可变的，并且在临床和组织学上可以类似于许多其他疾病。因此，耳鼻喉科检查对于评估病变以及与其他口腔病变的鉴别诊断至关重要。

对于有口腔病变的患者，组织学、皮肤病变和 IIF 可以支持 PNP 的诊断。

第九节 治疗

由于该病罕见且治疗失败率高，目前尚无随机对照试验来指导该病的循证治疗。迄今为止，关于治疗方式有效性的所有证据都来自个案报告、小样本病例系列和专家建议，因此 PNP 的治疗仍然具有挑战性。虽然文献中提出了几种药物的治疗方法，但与其他形式的天疱疮相比，PNP 被认为对药物治疗更具抵抗性。Frew 等报道了 PNP 管理的 6 个步骤，应在怀疑 PNP 的诊断时就开始执行这一策略，以更好地管理患者，其中第 1 步至关重要，因为该病的病死率很高。因此，稳定病情是管理 PNP 患者的首要措施[15]。

PNP 的管理策略六步法[15]
1. 稳定病情
2. 检查是否存在恶性肿瘤
3. 确立 PNP 的诊断
4. 可行时切除肿瘤
5. 治疗潜在的肿瘤
6. 通过免疫抑制治疗、免疫调节治疗和去除病灶来治疗疾病本身（针对患者进行个体化治疗）

应用大剂量皮质类固醇被认为是一线治疗方法。然而，皮质类固醇仅改善皮肤病变，黏膜受累通常不受影响。事实上，PNP 最重要的临床特征之一是黏膜病变对大多数类型的治疗具有抵抗性。尽管如此，大剂量泼尼松龙仍被推荐作为一线治疗方法。据报道，泼尼松龙与其他药物[包括硫唑嘌呤、环孢素、霉酚酸酯、环磷酰胺、静脉注射免疫球蛋白（intravenous immunoglobulin，IVIG）和血浆置换]联合在特定患者中显示出良好的疗效和安全性。然而，黏膜病变通常对联合治疗方案也仍有抵抗性[12]。

利妥昔单抗是一种抗 CD20 单克隆抗体，对 B 细胞淋巴瘤引起的 PNP 患者有效。文献中已经报道了几种利妥昔单抗方案，包括单药治疗（每周 375 mg/m^2，持续 4 周），随后每周输注 1 次，持续 8 次，以及利妥昔单抗每周 1 次共 4 次联合皮质类固醇和其他免疫抑制药物（如环孢素 A）[15]。

阿仑单抗是一种结合 CD52 的人源化单克隆抗体，可诱导 B 细胞慢性淋巴细胞白血病患者获得长期缓解，可用于对许多先前治疗（包括皮质类固醇、环孢素和 IVIG）难治性患者。阿仑单抗静脉注射 30 mg，每周 3 次，持续 12 周，黏膜和皮肤病变可有改善。在维持治疗（霉酚酸酯 500 mg 和泼尼松 5 mg）12 个月后，患者仍可处于缓解期。

达利珠单抗（daclizumab）是一种针对 T 细胞 IL-2 受体 α 亚基的人源化单克隆抗体，被认为是治疗 PNP 的一种有希望的治疗方法。

由于皮肤完整性丧失和医源性免疫抑制导致的败血症风险，建议早期应用抗生素治疗。止痛疗法可用于减轻广泛糜烂引起的疼痛。

第十节 预后

　　PNP 的预后一般较差,病死率高达 90%。死亡通常是由于全身性并发症,包括败血症、胃肠道出血和闭塞性细支气管炎。PNP 和潜在的恶性肿瘤并不平行发展。事实上,PNP 病变通常在触发的恶性肿瘤切除后甚至在恶性肿瘤得到控制后继续发展。然而,研究表明,合并 Castleman 病或良性胸腺瘤的 PNP 患者在切除肿瘤后预后更好。

　　PNP 的预后还取决于适当的治疗,包括有效控制口腔和皮肤病变,充分治疗潜在的肿瘤,预防闭塞性细支气管炎。因此,必须小心地监护患者并积极治疗。

(梁晓华)

参考文献

[1] ANHALT G J, KIM S C, STANLEY J R, et al. Paraneoplastic pemphigus. An autoimmune mucocutaneous disease associated with neoplasia[J]. N Engl J Med, 1990,323(25):1729-1735.

[2] NGUYEN V T, NDOYE A, BASSLER K D, et al. Classification, clinical manifestations, and immunopathological mechanisms of the epithelial variant of paraneoplastic autoimmune multiorgan syndrome: a reappraisal of paraneoplastic pemphigus[J]. Arch Dermatol, 2001,137(2):193-206.

[3] MARTEL P, LOISEAU P, JOLY P, et al. Paraneoplastic pemphigus is associated with the DRB1*03 allele[J]. J Autoimmun, 2003,20(1):91-95.

[4] LIU Q, BU D F, LI D, et al. Genotyping of HLA-I and HLA-II alleles in Chinese patients with paraneoplastic pemphigus[J]. Br J Dermatol, 2008,158(3):587-591.

[5] TSUCHISAKA A. Epiplakin is a paraneoplastic pemphigus autoantigen and related to bronchiolitis obliterans in Japanese patients[J]. J Invest Dermatol, 2016,136(2):399-408.

[6] PAOLINO G, DIDONA D, MAGLIULO G, et al. Paraneoplastic pemphigus: insight into the autoimmune pathogenesis, clinical features and therapy[J]. Int J Mol Sci, 2017,18(12):2532-2546.

[7] SEHGAL V, SRIVASTAVA G. Paraneoplastic pemphigus/paraneoplastic autoimmune multiorgan syndrome[J]. Int J Dermatol, 2009,48(2):162-169.

[8] YOKOKURA H, DEMITSU T, KAKURAI M, et al. Paraneoplastic pemphigus mimicking erosive mucosal lichen planus associated with primary hepatocellular carcinoma[J]. J Dermatol, 2006,33(12):842-845.

[9] CUMMINS D L, MIMOUNI D, TZU J, et al. Lichenoid paraneoplastic pemphigus in the absence of detectable antibodies[J]. J Am Acad Dermatol, 2007,56(1):153-159.

[10] ZIMMERMANN J, BAHMER F, ROSE C, et al. Clinical and immunopathological spectrum of para-neoplastic pemphigus[J]. J Dtsch Dermatol Ges, 2010,8(8):598-606.

[11] VASSILEVA S, DRENOVSKA K, MANUELYAN K. Autoimmune blistering dermatoses as systemic diseases[J]. Clin Dermatol, 2014,32(3):364-375.

[12] ANTIGA E, BECH R, MAGLIE R, et al. S2k guidelines on the management of paraneoplastic

pemphigus/paraneoplastic autoimmune multiorgan syndrome initiated by the European Academy of Dermatology and Venereology (EADV)[J]. J Eur Acad Dermatol Venereol, 2023, 37(6):1118 - 1134.

[13] CAMISA C, HELM TN. Paraneoplastic pemphigus is a distinct neoplasia-induced autoimmune disease[J]. Arch Dermatol, 1993, 129(7):883 - 886.

[14] MIMOUNI D, ANHALT G J, LAZAROVA Z, et al. Paraneoplastic pemphigus in children and adolescents[J]. Br J Dermatol, 2002, 147(4):725 - 732.

[15] FREW J W, MURRELL D F. Current management strategies in paraneoplastic pemphigus (paraneoplastic autoimmune multiorgan syndrome)[J]. Dermatol Clin, 2011, 29(4):607 - 612.

第十二章

副肿瘤性皮肌炎

第一节　发病概况

副肿瘤性皮肌炎(paraneoplastic dermatomyositis)是一种罕见的自身免疫性疾病。皮肌炎的一个主要方面是它与恶性肿瘤的可能联系,事实上,皮肌炎属于兼性副肿瘤性皮肤病。皮肌炎患者发生恶性肿瘤的风险是健康人的4倍,高达40%的皮肌炎患者可发现潜在的肿瘤。副肿瘤性皮肌炎白种人患者多见肺和胃肠道恶性肿瘤,亚裔的副肿瘤性皮肌炎患者多见鼻咽部肿瘤[1]。吉隆坡医院皮肤科针对12年间38例皮肌炎患者的回顾性分析发现,其中18例(47.4%)伴有潜在恶性肿瘤,男女比例为2∶1,最年轻的患者32岁。鼻咽癌(61.1%)是该研究人群中最常见的恶性肿瘤。肿瘤标志物作为恶性肿瘤的初始筛查是无用的[2]。

副肿瘤性皮肌炎与癌症诊断前后的时间关系,不同的研究之间差异较大。有人报道64.8%的恶性肿瘤出现在皮肌炎诊断后的1年内,也有人报道46.15%的皮肌炎患者在1年后才被诊断恶性肿瘤,3年内的肿瘤诊断率为61.54%。也有报道,恶性肿瘤发生在皮肌炎之前。

45～75岁的患者在皮肌炎发病后患癌症的风险增加。癌症相关皮肌炎患者倾向于年龄较大(中位年龄为67.5岁),男性患者发病率更高(39.47%)。

识别皮肌炎有助于尽早发现肿瘤,提高治疗成功的机会和改善预后。因此,对皮肌炎患者详细筛查恶性肿瘤是有必要的,尤其是40岁以上的人群。临床医生应对新诊断的皮肌炎患者进行彻底检查,以确定是否合并恶性疾病,并详细回顾其以往的体征和症状史。尽管对新诊断的皮肌炎患者进行筛查的最佳方案尚未确定,在皮肌炎发病后的前3～5年内仍应进行全面的癌症筛查。

第二节　病因

皮肌炎的发病机制复杂,尚不十分清楚。但有证据表明,有几个因素如遗传易感性、环境因素和免疫介导的机制牵涉其中。例如，白种人的发病与 HLA DRB1 * 0301 和 DQA1 * 0501 有关，黄种人的发病与 HLA - B7 有关。靠近赤道地区的发病率也要高一些，表明紫外线辐射强度可能是皮肌炎的加重因素。一些药物，如芳香化酶抑制剂、免疫检查点抑制剂(immune checkpoint inhibitor, ICI)和他汀类药物可能引发皮肌炎。曾有在细小病毒 B19、柯萨奇病毒、埃可病毒和流感病毒感染后发生短暂性皮肌炎的报道，但没有发现病毒感染与皮肌炎发生之间的直接联系。

第三节　发病机制

现在认为皮肌炎是一种自身免疫性疾病，其中涉及体液免疫和 T 细胞活性。皮肌炎表现为 T 细胞介导的肌细胞毒性和复合物介导的微血管病变。据推测，皮肌炎的主要靶点是肌内膜毛细血管，这些毛细血管受到由 C3b、C3bNEO、C4b 片段和 C5b - 9 组成的膜溶解复合物的攻击。此外，皮肌炎可能与其他自身免疫性疾病有关，在皮肌炎患者中可以检测到几种自身抗体。然而，导致皮肌炎发展的特定靶抗原和关键触发因素仍然未知[1]。转录中介因子(transcriptional intermediary factor, TIF)1 - γ 作为肿瘤抑制因子、DNA 损伤修复介质、转录调节因子和 E3 连接酶调节转化生长因子(transforming growth factor, TGF)- β 的信号。在与 TIF1 - γ 相关的癌症相关性皮肌炎中，有一种假设认为癌症可能是皮肌炎的潜在原因，并且 TIF1 - γ 可以作为肿瘤自身抗原发挥作用。2006 年，Targoff 在皮肌炎患者中发现了一种抗 TIF1 - γ 抗体（一种 155 kDa 的蛋白质）。该蛋白质涉及多种途径，包括 TGF 作为激动剂或拮抗剂。2010 年，Selva-O'Callaghan 进行了一项荟萃分析，表明抗 TIF1 - γ 抗体使恶性肿瘤的发生风险增加了 18 倍。但也有研究发现，22 个病例中只有 1 个病例存在抗 TIF1 - γ 抗体。

第四节　临床表现

典型的皮肤变化包括 Heliotrope 斑、Gottron 丘疹、披肩征、V 形征、甲周病变和头皮鳞状皮炎。Heliotrope 斑表现为对称性紫色红斑伴水肿，主要累及上眼睑，通常与瘙痒有关，也可累及脸颊、鼻和鼻唇沟。Gottron 丘疹表现为在骨头突出处红斑的背景下轻微隆起的紫色皮疹，主要在掌指关节、指间关节和远端指间关节(图 12 - 1)[3]，也常见于指甲边缘。Gottron 征的特征是四肢呈线性排列的红斑，在手和手指的背侧和外侧，也可以出现在身体的其他部位，主要是膝部和肘部。披肩征表现为上背部和三角肌红斑性斑疹。V 形征表现为上胸部 V 形红斑丘疹(图 12 - 2)[3]。甲周病变表现为甲皱襞毛细血管扩张，可见甲周红斑或瘀点、手指溃疡、甲周栓塞、网状青斑等。头皮受累表现为暗色红斑鳞状皮炎，通常伴有强烈瘙痒。进行性、对称性近端肌肉无力和吞咽困难是该病的典型表现。除了皮肤变化、红斑、紫色皮损和肌无力外，还可观察到肌酶水平升高，包括肌酸磷酸激酶(creatine phosphokinase, CK)、乳酸脱氢酶(lactate dehydrogenase, LDH)、醛缩酶(aldolase)、天冬氨酸氨基转移酶(aspartate aminotransferase, AST)和丙氨酸氨基转移酶(alanine aminotransferase, ALT)[4]。

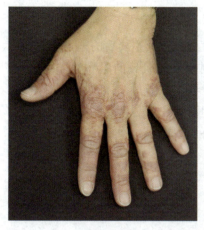

▲ 图 12-1　副肿瘤性皮肌炎(Gottron 丘疹)[3]

在骨头突出处的红斑背景下轻微隆起的紫色病变,主要发生在掌指关节、指间关节和远端指间关节。

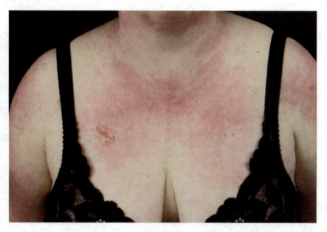

▲ 图 12-2　副肿瘤性皮肌炎(V形征)[3]

上胸部 V 区红斑丘疹。

第五节　诊断

在皮肌炎的诊断中,皮肤特征起着关键作用。根据 Bohan 和 Peter 提出的标准(表 12-1),诊断皮肌炎需要典型的皮肤表现。超过 50% 的皮肌炎患者,皮肤病变比肌肉病变早出现数月或数年。

表 12-1　皮肌炎诊断标准(Bohan 和 Peter 提出)

标准	细节描述
1. 对称性近端肌无力	可出现吞咽困难和/或膈肌无力
2. 骨骼肌酶增加	CK、LDH、AST 和 ALT 升高
3. 肌电图变化	可检测到正尖波和重复高频放电等几种异常
4. 肌肉活检显示改变	包括毛细血管减少,C5b-C9 在毛细血管上沉积,内皮微管包裹体
5. 典型皮疹	Heliotrope 斑或 Gottron 丘疹和 Gottron 征

注:明确的皮肌炎需要标准 5 和标准 1~4 中的至少 3 个。很可能的皮肌炎需要标准 5 和标准 1~4 中的至少 2 项。可能的皮肌炎需要标准 5 和标准 1~4 中的至少 1 项。

第六节 治疗

副肿瘤性皮肌炎的治疗包括治疗皮肌炎和治疗恶性肿瘤,其主要目的是增加肌肉力量和改善肌外表现。恶性肿瘤的治疗往往不足以控制相关皮肌炎的肌病和皮肤表现。全身性皮质类固醇剂量为 0.5~1.0 mg/(kg·d),持续至少 1 个月,逐渐减少剂量,被认为是最佳治疗方法。尽管如此,持续 6~12 个月的长期治疗往往是必要的。静脉注射免疫球蛋白(IVIG)对传统疗法耐药后的患者可能是有效的选择。

(庄颖洁)

[1] DIDONA D, SOLIMANI F, CARO R D C, et al. Dermatomyositis: a comprehensive review of clinical manifestations, serological features, and therapeutic approaches[J]. Ital J Dermatol Venereol, 2023, 58(2): 84-98.

[2] TANG M M, THEVARAJAH S. Paraneoplastic dermatomyositis: a 12-year retrospective review in the department of dermatology hospital Kuala Lumpur[J]. Med J Malaysia, 2010, 65(2): 138-142.

[3] DIDONA D, FANIA L, DIDONA B, et al. Paraneoplastic dermatoses: a brief general review and an extensive analysis of paraneoplastic pemphigus and paraneoplastic dermatomyositis[J]. Int J Mol Sci, 2020, 21(6): 2178-2192.

[4] SABATE-ORTEGA J, BUJONS-BUSCARONS E, FINA-PLANAS C, et al. Paraneoplastic dermatomyositis associated with urothelial cancer: report of a case and systematic review of the literature[J]. Front Oncol, 2024, 2(14): 1354127.

第十三章

副肿瘤性肢端角化病

第一节 发病概况

副肿瘤性肢端角化病(acrokeratosis paraneoplastica)又称 Bazex 综合征,是一种罕见的皮肤病,被归类为专性副肿瘤性皮肤病。该综合征以 Bazex 的名字命名,他在 1965 年有突破性发现,在银屑病样皮肤病变与起源于梨状窝的鳞癌之间建立了明确的联系。

第二节 病因

副肿瘤性肢端角化病最常与上呼吸道和上消化道的鳞癌相关。皮肤病变在肿瘤诊断前平均 11 个月出现。60%的相关肿瘤为头颈部和肺部的鳞癌。较不常见的相关癌有低分化癌(16%)、前列腺腺癌、肺腺癌、食管腺癌、胃腺癌和结肠腺癌(8%)和小细胞肺癌(2.5%)。更为罕见的相关癌包括膀胱移行细胞癌、霍奇金淋巴瘤、T 细胞淋巴瘤、类癌、胸腺瘤、外阴癌、脂肪肉瘤、胆管癌、子宫腺癌和乳腺癌。大多数病例为 40 岁以上的白种人男性。

第三节 发病机制

副肿瘤性肢端角化病的发病机制仍不确定。一些理论将该病的发病与潜在的恶性肿瘤,特别是鳞癌紧密联系在一起,目前认为可能通过以下 3 种途径[1]。

一、肺鳞癌细胞诱导的 Th2 细胞免疫转移

肺鳞癌细胞可引起独特的免疫反应,引导 Th2 细胞免疫转移,表现为血清标志物如 IgE、胸腺和激活调节趋化因子(thymus and activation-regulated chemokine, TARC)以及嗜酸性粒细胞水平升高。Th2 细胞释放一系列细胞因子,特别是白细胞介素(IL)-4、-5 和-13,从而促进超敏反应。IL-10 是 Th2 细胞的另一种产物,其抗炎作用不可低

估。这种以 Th2 细胞为中心的总体反应似乎增加了已经遭受损害的角质形成细胞中表皮生长因子受体(EGFR)的表达。随着 EGFR 水平的激增，可能出现肢端银屑病样病变和其他具有副肿瘤性肢端角化病特征的皮肤表现。通过肺叶切除术等方法切除肿瘤后，通常会改善皮肤症状。

二、鳞癌产生的生长因子

在鳞癌的增殖阶段，分泌不同的生长因子，主要包括转化生长因子(TGF)-α、表皮生长因子(epidermal growth factor, EGF)和胰岛素样生长因子(insulin-like growth factor, IGF)-1。这些生长因子在调节细胞增殖中起着不可或缺的作用。据推测，这些生长因子会刺激表皮和上皮细胞的过度增殖，从而显著影响副肿瘤性肢端角化病的皮肤病表现。

三、肿瘤相关抗原的免疫反应

肿瘤相关抗原特别是来自鳞癌细胞的抗原，渗入免疫系统时会产生防御性抗体反应，产生的抗体用来中和肿瘤抗原，可能无意中与存在于角质形成细胞或基底膜上的抗原发生交叉反应，导致皮肤基底层损伤。另外，机体可能对肿瘤抗原产生 T 细胞介导的免疫反应，而细胞毒性 T 细胞可能与角质形成细胞抗原发生交叉反应。

第四节 临床表现

副肿瘤性肢端角化病的特征是角化过度、银屑病样皮疹。临床表现通常包括斑块，颜色从红色到蓝紫色不等，并有明显的鳞屑。这种鳞屑表面上类似银屑病，但可能发生在寻常型银屑病不常见的区域。典型的临床特征是累及耳轮和鼻尖。最常受累的部位是耳、指甲、鼻、手指、手掌和足(足底)。约 20% 的患者出现膝关节和肘部病变，通常发生在病程的后期。它们通常是非瘙痒性的，边缘不明确，对称。伴有指甲变化和其他皮肤病表现(图 13-1、图 13-2)[2,3]。

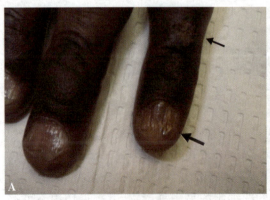
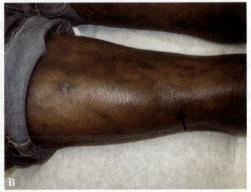

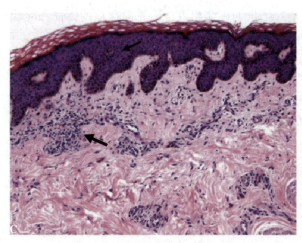
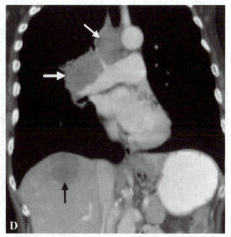

▲ 图 13-1 小细胞肺癌患者的副肿瘤性肢端角化病[2]

A. 手部角化过度斑块在关节处最为突出（细箭头），指甲易碎且萎缩（粗箭头）；B. 腿部大量色素沉着的斑疹以网状模式合并成斑块（箭头），有 2 年的前臂和腿部色素沉着皮疹病史；C. B 图病例的右大腿活检显示，轻度表皮棘层增生（箭头）和浅表血管周围淋巴组织细胞浸润（粗箭头）（苏木精-伊红染色，200×）；D. 胸部增强冠状面 CT 显示，右侧肺门周围软组织肿块（白色粗箭头），伴右侧气管旁腺病变（白色细箭头）和局灶性右肝叶转移灶（黑色箭头）。

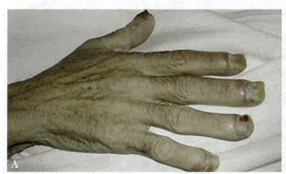
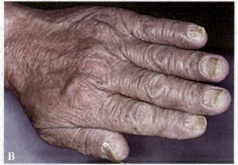

▲ 图 13-2 副肿瘤性肢端角化病[3]

A. 转移性食管鳞癌患者，甲板变黄、指甲剥离及甲下角化过度；B. 肝细胞癌患者，甲板增厚，所有指甲和足趾甲呈黄棕色变色。

尽管不同病例的症状大体一致，但皮肤表现与潜在恶性肿瘤症状的时间关系存在明显差异。在大多数情况下，皮肤变化在癌症症状出现之前至少 6 个月，但并不总是如此。约 30% 病例的皮肤变化在检查出肿瘤后或恶性肿瘤的症状发作之后出现。

副肿瘤性肢端角化病分为 3 个阶段，反映了潜在恶性肿瘤的生长和扩散程度[1]。

第 1 阶段：最初的症状包括耳轮、鼻、手指和足趾的对称性侵犯。早期斑块扁平且界限不清，有时表现为结痂和结垢，通常无相关症状。瘙痒是一种常见的症状。

第 2 阶段：随着潜在肿瘤的进展，可能导致局部或转移性扩散，随之而来的是更广泛的皮肤表现。典型的表现为脸颊上出现红色至紫色鳞状或结痂斑块，手掌和足掌发生鳞状变化，不包括中心区域。裂缝（主要发生在足部）和指甲发黄、增厚、剥离、水平和垂直隆起，可能导致疼痛和失能。

第 3 阶段：最后阶段与未经治疗或治疗抵抗的癌症相重合。先前存在的体征和症状持续存在，而丘疹鳞状病变开始出现在躯干、肘部、膝部和手背、足背。在某些情况下，可能出现水疱和大疱，主要在手指、手和足上。指甲的变化很大，从典型的增厚到萎缩，甚至完全丧失。

皮疹通常对局部治疗有抵抗。对潜在肿瘤的治疗通常能显著改善皮肤症状，皮肤病变的再次出现可能是肿瘤复发或转移性疾病发展的信号[3]。

第五节　组织病理

通常，活检标本的组织学检查和直接免疫荧光（DIF）检查是非特异性的，但可用于排除其他主要皮肤病。本病的 DIF 结果与大疱性天疱疮相似，如大疱性类天疱疮或副肿瘤天疱疮，其特征可能是 IgG 和 C3 沿基底膜线性沉积，但临床未见大疱。

第六节　诊断

出现肢端角化病的相关皮肤症状时，需仔细排查有无潜在的恶性肿瘤。

各种各样的指甲变化被发现与副肿瘤性肢端角化病有关，许多患者表现为不止一种类型的甲营养不良。这些变化通常影响到大部分或全部指甲，并伴有皮肤病变。没有诊断性或特异性的指甲变化。当出现甲下角化过度、骨化、甲板增厚、纵向隆起、甲发育、黄色或褐色甲板变色、甲沟炎、甲板缺失以及不常见的变化，如水平隆起、甲真菌病、萎缩、棒状、麻点和裂开，累及大部分或全部指甲，应引起对副肿瘤性肢端角化病的怀疑，特别是伴有特征性皮肤病变时。当患者出现皮肤丘疹鳞状斑块并伴有甲营养不良时，银屑病是一个重要的诊断考虑因素。指甲修剪和/或培养可以在鉴别诊断中排除其他指甲状况，如甲真菌病或指甲银屑病。在指甲板剪屑中没有发现菌丝、中性粒细胞浸润和趾下角化过度的情况下，应进行彻底的系统检查，包括触诊淋巴结检查，并转诊给专业医生进行恶性肿瘤筛查。指甲变化通常在恶性肿瘤诊断的前一年出现，因此仔细检查指甲、手和手指以及适当的恶性肿瘤检查可能会挽救生命。此外，副肿瘤性肢端角化病患者的指甲改变应密切监测，因为在疾病复发期间可能出现甲营养不良。

第七节　治疗

关于副肿瘤性肢端角化病治疗的证据主要局限于病例报告或小样本病例系列报道，缺乏随机对照试验的证据。

副肿瘤性肢端角化病是一种副肿瘤表现，绝大多数报道的病例通过对潜在恶性肿瘤的治疗，症状可完全或部分缓解。正如前述，副肿瘤性肢端角化病的发展分为 3 个阶段，与肿瘤的生长相辅相成。因此,在其初级阶段早期识别该病有助于及时诊断和治疗潜在的肿瘤。最常见的恶性肿瘤包括口腔和呼吸道肿瘤。这些肿瘤通常采用化疗、放疗和手术切除联合治疗。

副肿瘤性肢端角化病具有类似银屑病或湿疹病变的性质,因此通常局部和全身治疗银屑病和湿疹,但大多无效。尽管有报道称这些治疗对皮肤病变有一定改善,但只要潜在肿瘤持续存在,对皮肤病变的治疗通常会失败。在某些情况下,患者还会出现指甲变化,如干燥、厚度增加和其他甲营养不良。虽然皮肤表现往往随着潜在恶性肿瘤的治疗而消退,但指甲的变化可能持续存在,需要更长时间才能消退。此外,如果肿瘤复发,病变往往会再次出现。因此,观察完整的临床征象很重要,因为皮肤病变的再次出现可能意味着肿瘤复发或转移。极少数情况下,皮肤病变本身或潜在的恶性肿瘤未经治疗,皮疹也会自行消退。

一、口服补骨脂素加长波紫外线疗法

口服补骨脂素加长波紫外线疗法(psoralen and ultraviolet A,PUVA)已经成为一种有前途的治疗某些皮肤病的方法,特别是对于副肿瘤性肢端角化病患者。研究表明,一些患者仅仅在接受了3周的PUVA治疗后,皮肤病变完全清除。

二、皮质类固醇激素

局部治疗包括使用皮质类固醇激素,如0.05%氯倍他索和0.01%倍他米松,以及其他外用软膏,如10%凡士林水杨酸、伊曲康唑、硝酸异山梨酯、氟康唑、头孢氨苄、角化剂、新霉素、制霉菌素、锌软膏和润肤剂。口服类固醇激素泼尼松龙的推荐起始剂量为0.5 mg/(kg·d)或60 mg/d,建议在1个月内停药。口服地塞米松10 mg/d也能明显改善皮肤症状。但是使用局部类固醇激素的实际益处仍受到一些学者的质疑。

三、依曲替酯和依曲替酸

口服类维甲酸已被确定为治疗副肿瘤性肢端角化病皮肤表现的另一种方法,尤其是当原发肿瘤治疗无效时。芳香类维甲酸依曲替酯(etretinate)对皮肤病变有改善作用,依曲替酸(acitretin)也是有效的。

(庄颖洁)

参考文献

[1] SHAH MH, FERRAZZANO C, KARTHIKEYAN A, et al. Bazex syndrome (acrokeratosis paraneoplastica): a narrative review of pathogenesis, clinical manifestations, and therapeutic approaches[J]. Cureus J Med Sci, 2023,15(9):e45368.

[2] ZARZOUR JG, SINGH S, ANDEA A, et al. Acrokeratosis paraneoplastica (Bazex syndrome): report of a case associated with small cell lung carcinoma and review of the literature[J]. J Radiol Case Rep, 2011,5(7):1-6.

[3] ROY B, LIPNER SR. A review of nail changes in acrokeratosis paraneoplastica (Bazex syndrome) [J]. Skin Appendage Disord, 2021,7(3):163-172.

第十四章

Sweet 综合征

第一节 发病概况

Sweet 综合征（Sweet syndrome，SS），又称为急性发热性中性粒细胞皮肤病（acute febrile neutrophilic dermatosis），是一种炎症性、非感染性皮肤反应。临床表现为触痛的红斑丘疹、斑块、脓疱或结节，通常出现在上肢、躯干、头颈部。在组织学上，SS 的特征是真皮中密集的中性粒细胞浸润。SS 伴有发热，血清中炎症标志物［如红细胞沉降率（erythrocyte sedimentation rate，ESR）、C 反应蛋白（C-reactive protein，CRP）］升高。虽然大多数 SS 病例是特发性的，但也有发生在恶性肿瘤或服用相关药物后的。SS 还与妊娠、传染病（最常见的是上呼吸道感染）及炎症性疾病有关，医源性因素也在增加。

虽然 SS 被认为是一种罕见的现象，但在一般人群中 SS 的真实发病率仍有待确定。对 SS 的研究主要局限于病例报告和小样本病例系列报道。SS 的男女发病比例因病因而异，特发性 SS 的男女比例为 4∶1，恶性血液病相关 SS 的男女比例为 1∶1，实体瘤相关 SS 的男女比例约为 1.4∶1，药物性 SS 的男女比例约为 2.4∶1。SS 的好发年龄为 50 多岁，在儿科人群中的发生率很低（据估计，5%～8% 的 SS 病例为儿童）。

第二节 病因

许多恶性肿瘤可伴有 SS，并且 SS 可能先于恶性肿瘤的诊断，与恶性肿瘤同时发生，或紧随恶性肿瘤的诊断。SS 病变也可能发生在癌症复发之前，预示肿瘤的复发。急性髓系白细胞（AML）和 SS 的关系研究得最多。在一项 2 178 例 AML 患者的研究中，SS 的发生率为 1%。发生 SS 的 AML 患者比不发生 SS 的 AML 患者更多见-5/del(5q)核型和 Fms 相关酪氨酸激酶（Fms-like tyrosine kinase，*FLT*）3 突变。而一项对 216 例 AML 患者的研究表明，SS 的发生率为 5.5%。在一项 23 例伴有 SS 的骨髓增生异常综合征（MDS）患者的回顾性研究中，2 例患者先诊断 MDS，6 例患者同时诊断 MDS 和 SS，15

例患者先诊断 SS。SS 也与许多实体肿瘤相关,包括宫颈癌、胆管癌、结直肠癌、胃腺癌和肺癌。

许多抗肿瘤治疗相关药物也会引发 SS。粒细胞集落刺激因子(granulocyte colony-stimulating factor, G-CSF)和 FLT3 抑制剂(一类针对 *FLT3* 突变的 AML 酪氨酸激酶抑制剂)是最常见的医源性诱因,其他各种抗生素和抗肿瘤药物也通常涉及。文献报道中提及的药物有:氯吡格雷、达格列净、羟基氯喹、伊沙佐米、拉莫三嗪、来曲唑、低分子肝素、哌柏西利、培美曲塞、鲁索替尼、托珠单抗、维甲酸及硫唑嘌呤等。

第三节 临床表现

SS 存在于中性粒细胞性皮肤病疾病谱中,包括白塞病和坏疽性脓皮病。典型的 SS 表现为柔软的红斑丘疹、斑块、脓疱或结节,并伴有发热和中性粒细胞计数升高。病变范围包括上肢、面部和颈部,其他部位(尽管不太常见)也会受到影响[1]。

SS 通常局限于皮肤,很少涉及皮外部位。神经系统受累的最常见表现是脑膜炎和脑炎。眼部受累表现为轻至中度结膜炎,甚至双侧全葡萄膜炎、视网膜中央动脉闭塞、出血性结膜炎、睑板炎和视网膜脱离等。罕见肺受累,但病死率较高,表现为支气管扩张、弥漫性肺泡出血、阻塞性肺疾病和胸腔积液。肺部受累可能继发于皮肤受累,或者肺部表现与皮肤病变同时出现。支气管肺泡灌洗(bronchoalveolar lavage, BAL)将显示中性粒细胞优势,但 BAL 微生物培养呈阴性。

按照临床表现的差异,SS 可分为几种不同的亚型[2]。

一、大疱性 Sweet 综合征

大疱性 SS 是一种罕见的 SS 亚型,可表现为肢端表面、面部、四肢和躯干出现松弛或紧张的水疱。显微镜检查,可以看到真皮-表皮交界处的分离。大疱性 SS 的确切发病率尚不清楚,尽管高达 30% 的 SS 患者可能存在大疱。与经典 SS 一样,大疱性 SS 可发生在无疾病史的患者身上,也可出现在有慢性疾病的患者身上。大疱性 SS 在 AML、活动性和非活动性溃疡性结肠炎患者中也有报道。

二、蜂窝织炎样 Sweet 综合征

蜂窝织炎样 SS 是一种罕见的 SS 亚型,其特征是柔软、红斑、水肿病变,与细菌性蜂窝织炎难以区分。然而,蜂窝织炎样 SS 的致病微生物培养呈阴性,抗生素治疗无法缓解病变。因此,当有蜂窝织炎样临床表现,而细菌培养阴性,且对抗生素治疗无反应时,临床医生应高度怀疑 SS。

三、坏死性 Sweet 综合征

坏死性 SS 是指迅速进展的红斑、水肿性皮肤病变并伴有潜在软组织坏死的临床表现。需要区分坏死性 SS 与坏死性筋膜炎,因为坏死性 SS 的手术清创可导致 SS 进一步

恶化和累及其他组织。

四、手部中性粒细胞性皮肤病与广泛性脓疱性 Sweet 综合征

手部中性粒细胞性皮肤病（neutrophilic dermatosis of the dorsal hands, NDDH）是 SS 的另一亚型，表现为硬化、疼痛，可能伴有溃疡和脓疱的混合性红斑斑块，NDDH 累及手背。NDDH 出现的平均年龄为 62.1 岁，女性发病略微多一些。大多数患者（78%）有双侧手背受累。此外，40% 的患者有基础疾病，最常见的关联疾病是血液病（14.3%）、实体瘤（15.5%）和近期感染（10.6%）。有学者认为广泛性脓疱性 SS 是 NDDH 的一个亚型，它是一种弥散性脓疱病变的临床变体。但也有人认为广泛性脓疱性 SS 应被视为一个独立的实体，而不是作为 NDDH 的亚型[2]。

第四节 组织病理

典型的 SS 组织学表现为真皮上部弥漫性中性粒细胞浸润，可表现为核碎裂；可见明显的乳头状真皮水肿；免疫组化显示表皮表达 IL-17E 和 iNOS。不应该有白细胞碎裂性血管炎。皮肤镜检查结果无特异性，但在粉红色背景下显示局灶性或弥漫性苍白区。蓝紫色区域也可以见到，这是红细胞外渗到真皮的反映。血管通常不可见，因为它们被真皮水肿所掩盖。

根据组织学上的不同，SS 也可以分为几种不同的组织学亚型[2]。

一、隐球菌样 Sweet 综合征

隐球菌样 SS 的显微镜检查显示空泡状单核细胞伴嗜碱性酵母样小体存在，这种表现符合隐球菌病的诊断。然而，活检组织的过碘酸-雪夫染色（periodic acid-Schiff stain, PAS）染色不能显示真菌成分，并且抗真菌治疗不能缓解隐球菌样 SS 的皮肤病变。隐球菌样 SS 似乎是一种罕见的现象，所有报告的病例都与抗中性粒细胞胞质抗体（antineutrophil cytoplasmic antibodies, ANCA）阳性有关，目前还不清楚 ANCA 阳性与隐球菌样 SS 之间的关系是巧合还是因果关系。

二、组织细胞样 Sweet 综合征

组织细胞样 SS 的特征是镜检显示真皮中浸润大量未成熟中性粒细胞，类似于组织细胞，免疫组化 CD68 和髓过氧化物酶（myeloperoxidase, MPO）染色阳性。与传统 SS 相比，组织细胞样 SS 与潜在的恶性肿瘤的高风险相关。关于组织细胞样 SS 是否与白血病的表皮损害重叠，存在一些争议。有人对 33 例组织细胞样 SS 患者进行了免疫组化研究表明，组织细胞样 SS 中的细胞是髓系细胞而非淋巴系细胞。该研究也未能揭示与传统 SS 相比，组织细胞样 SS 常与恶性肿瘤更相关。然而，由于文献中与恶性肿瘤相关的组织细胞样 SS 病例因其新颖性可能被过多报道，甚至可能被人为地将恶性肿瘤与组织细胞样 SS 联系起来，而这种联系可能并不真正存在。

三、皮下型 Sweet 综合征

皮下型 SS 又称 Sweet 脂膜炎,表现为脂膜炎和中性粒细胞侵入皮下脂肪组织。皮下型 SS 通常被报道伴有血液系统异常。尚不清楚在血液系统异常的情况下,皮下型 SS 的发病率升高,是否仅仅因为恶性肿瘤相关的皮下型 SS 病例的新颖性而导致的报告偏倚。

第五节 诊断

1986 年,Su 和 Liu 首次提出经典 SS 的诊断标准。1994 年 von den Driesch 对其进行了修改,要求同时满足主要标准和 4 个次要标准中的 2 个(表 14-1)。

表 14-1 SS 的 von den Driesch 诊断标准[3]

主要标准	次要标准
1. 突然出现疼痛的红色斑块或结节	1. 发热>38℃
2. 组织病理学证据为致密的中性粒细胞浸润,无白细胞碎裂性血管炎的证据	2. 与潜在的血液学或内脏恶性肿瘤、炎症性疾病或妊娠有关,或在上呼吸道或胃肠道感染或接种疫苗之前
	3. 对全身皮质类固醇或碘化钾反应良好
	4. 4 个实验室检查中有 3 个升高: (1) ESR>20 mm/h (2) CRP 阳性 (3) 白细胞计数>8×10^9/L (4) 中性粒细胞百分比>70%

注:诊断必须同时满足主要标准和 4 个次要标准中的 2 个。

第六节 鉴别诊断

SS 的鉴别诊断比较复杂而又具有挑战性。SS 必须与某些脂膜炎类疾病(如结节性红斑)、血管炎(如结节性多动脉炎)和感染性疾病(如慢性脑膜炎球菌败血症、丹毒、感染性毛囊炎)鉴别,这些疾病也表现为痛性结节性红斑。SS 也可能与嗜酸性皮肤病和白血病/淋巴瘤皮肤病相似。SS 通常表现为急性发作、全身性的向心性病变,结合中性粒细胞浸润的组织学证据和特征性炎症征象,这样的皮疹提示 SS。文献报道的与 SS 相似的疾病有皮肤 T 细胞淋巴瘤、麻风病、白血病、嗜血分枝杆菌感染、RAS 相关的自身免疫性白细胞增殖性疾病、类风湿中性粒细胞皮肤病、继发性梅毒、滑膜炎-痤疮-脓疱-骨质增生综合征。皮肤转移瘤和酒渣鼻样皮炎也可能有 SS 类似的皮肤表现。特别是 SS 的某些亚型，仅从表面上看可能区别并不明显。例如，仅凭临床检查几乎不可能区分皮下型 SS 和蜂窝织炎样 SS。表 14-2 罗列了可能的鉴别诊断。

表 14-2 SS 的鉴别诊断

疾病分类	需鉴别的疾病
感染性疾病	慢性脑膜炎球菌败血症
	丹毒
	麻风
	感染性毛囊炎
	嗜血分枝杆菌感染
	二期梅毒
炎症性疾病	嗜酸性皮肤病
	RAS 相关的自身免疫性白细胞增生性疾病
	类风湿性中性粒细胞性皮肤病
	酒渣鼻样皮炎
	滑膜炎-痤疮-脓疱-骨质增生综合征
肿瘤	皮肤 T 细胞淋巴瘤
	白血病/淋巴瘤皮肤病
	皮肤转移瘤
脂膜炎	结节性红斑
	硬化性脂膜炎
血管炎	皮肤型结节性多动脉炎
	结节性血管炎

第七节 治疗

　　SS 可以自发缓解，也可能在基础疾病（如恶性肿瘤）得到控制或停用相关药物后好转。因此，在轻至中度 SS 的情况下，治疗潜在的恶性肿瘤或停止刺激性药物可能都是合理的治疗策略。如果 SS 更严重，则可以开始药物治疗。

　　皮质类固醇是治疗 SS 的主要药物，大多数 SS 患者使用 0.5～1 mg/(kg·d) 的泼尼松就有良好的反应。长期高剂量皮质类固醇治疗可导致感染，最终死亡。可以使用其他药物代替皮质类固醇。据报道，吲哚美辛、秋水仙碱、碘化钾、硫唑嘌呤、环磷酰胺、环孢素、依维酸酯、干扰素（interferon，IFN）-α、利妥昔单抗、他克莫司、氨苯砜、沙利度胺、阿达木单抗、英夫利昔单抗、托珠单抗和四环素类等药物可用于代替皮质类固醇而获益。

由于缺乏高质量循证医学证据,以及存在困扰 SS 患者的各种合并症,故而很难提供普遍适用的治疗指南。虽然皮质类固醇仍应作为一线治疗,但应根据患者的合并症、既往病史和偏好进行个性化二线药物治疗。

(庄颖洁)

参考文献

[1] ALEGRÍA-LANDA V, RODRÍGUEZ-PINILLA SM, SANTOS-BRIZ A, et al. Clinicopathologic, immunohistochemical, and molecular features of histiocytoid Sweet syndrome[J]. JAMA Dermatol, 2017, 153(7):651-659.

[2] JOSHI TP, FRISKE SK, HSIOU DA, et al. New practical aspects of Sweet syndrome[J]. Am J Clin Dermatol, 2022, 23(3):301-318.

[3] VON DEN DRIESCH P. Sweet's syndrome (acute febrile neutrophilic dermatosis)[J]. J Am Acad Dermatol, 1994, 31(4):535-556.

第十五章

坏疽性脓皮病

第一节 发病概况

坏疽性脓皮病(pyoderma gangrenosum, PG)是一种罕见的萎缩性炎症性皮肤病,临床表现为疼痛和迅速发展的皮肤溃疡,溃疡边缘不规则,呈红色或紫色斑。PG代表了中性粒细胞皮肤病的原型,目前被归类为深部/皮下中性粒细胞皮肤病,全球年发病率为(3～10)/100万。

第二节 病因

PG可能是特发性的,与系统性疾病如炎症性肠病(inflammatory bowel disease, IBD)、风湿病和血液系统恶性肿瘤相关。

PG可作为多种单基因或多基因疾病的一部分,存在于多种综合征病例中,如化脓性关节炎、PG和痤疮综合征(pyogenic arthritis, PG and acne, PAPA),PG、痤疮和化脓性汗腺炎综合征(PG, acne, and suppurative hidradenitis, PASH),化脓性关节炎、PG、痤疮和化脓性汗腺炎综合征(pyogenic arthritis, PG, acne, and suppurative hidradenitis, PAPASH),滑膜炎、痤疮、脓疱病、骨质增生和骨炎综合征(synovitis, acne, pustulosis, hyperostosis, osteitis, SAPHO),PG、痤疮、化脓性汗腺炎和强直性脊柱炎综合征(PG, acne, hidradenitis suppurtiva, and ankylosing spondylitis, PASS)及银屑病关节炎、PG、痤疮、化脓性汗腺炎综合征(psoriatic arthritis, PG, acne and hidradenitis suppurativa, PsAPASH)等。

第三节 发病机制

PG的发病机制复杂,涉及先天性免疫和适应性免疫成分的严重失调。在易感个体中，抗原启动后，辅助性 T(Th) 细胞 17/Th1 的功能偏移导致中性粒细胞主导、自我维持、自身炎症环境的建立，肿瘤坏死因子 (tumor necrosis factor, TNF)-α 和白细胞介素 (IL)-1β、-1α、-8、-12、-15、-17、-23 及-36 水平升高。参与炎性小体形成的致病基因变异，包括 *PSTPIP1*、*MEFV*、*NLRP3*、*NLRP12* 和 *NOD2*，导致 IL-1β 的过度释放，已经在综合征（如 PAPA）和散发性 PG 病例中得到证实。创伤（如针刺）是 PG 的最主要触发因素之一，因为它需要从角质形成细胞释放 PG 驱动细胞因子，如 IL-36 和 IL-8，这一事件可能足以在遗传易感性的情况下激发 PG。补体系统，特别是中性粒细胞引诱剂过敏毒素 C5a、NETosis、调节性 T 细胞失衡、B 细胞以及成纤维细胞和单核/巨噬细胞都参与到 PG 的多重病理生理机制中。

第四节 临床表现

PG 是一种典型的自身炎症性中性粒细胞性皮肤病，临床表现具有不同的病程。PG 可表现为痛性结节和边缘红斑的脓疱，并迅速发展为潜行性边缘的深部溃疡，清创或手术干预可因针刺反应而导致病变恶化。PG 有几种临床亚型，包括典型的溃疡型、大疱型、脓疱型、增生型、口周型和术后型。

经典溃疡型 PG 分为溃疡期和愈合期两个阶段。溃疡期的特点是溃疡迅速进展，周围有红晕，边缘凸起，呈红紫色。病灶中心呈脓性或肉芽肿性坏死。严重的疼痛通常与病变发展有关，特别是快速进展时（图 15-1）[1]。愈合阶段的特点是从伤口边缘发育出新上皮延伸到溃疡 (Gulliver 征)。在这一阶段，PG 愈合后形成独特的"皱纸状"或"筛状"瘢痕。

大疱型 PG 常发源于非典型部位，如面部或手背。其特点是发病时出现水疱，后来发展为溃疡性病变。大疱性 PG 主要与潜在的血液系统恶性肿瘤有关，特别是 AML。高达 70% 的病例与 IBD 和类风湿关节炎相关。高达 7% 的 PG 病例伴有潜在的肿瘤，如 MDS、骨髓瘤和 AML。

增生型病变常发生在先前典型溃疡性 PG 的表面，通常在治疗期间发生，而脓疱型病变通常先于 PG 溃疡或伴随 PG 溃疡发生。

PG 病变大多累及下肢。

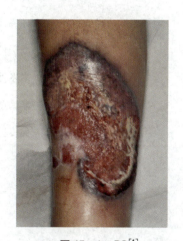

▲ 图 15-1 PG[1]

在小腿伸侧引起剧烈疼痛的溃疡性病灶。

第五节 组织病理

病理表现为真皮非特异性中性粒细胞浸润。晚期出现多种炎症细胞浸润，包括组织细胞和浆细胞,并出现纤维化。组织学特征还包括白细胞碎裂性血管炎和淋巴细胞介导的血管炎。

第六节 诊断

PG 的诊断困难,既往都采用排除性诊断。2018 年欧美专家组根据 Delphi 法为溃疡型 PG 的诊断提供了 1 个主要标准和 8 个次要标准(表 15-1),当 8 个次要标准中符合 4 个时的鉴别能力最强,敏感性和特异性分别为 86% 和 90%。该诊断建议可作为临床医生的指导方针,减少误诊,改善临床试验的患者选择[2]。

表 15-1 溃疡型 PG 诊断的专家共识[2]

主要标准	次要标准
溃疡边缘活检显示中性粒细胞浸润	1. 排除感染 2. 超敏反应(皮肤活检或坏死组织清创后病变恶化,或者针刺反应阳性,即针刺后皮肤产生直径>2 mm 的红色毛囊炎样小丘疹或脓疱样反应) 3. 炎症性肠病或炎症性关节炎病史 4. 丘疹、脓疱病史,或在上述皮疹出现后 4 天内有囊泡溃烂史 5. 周围性红斑、边界破坏、溃疡部位压痛 6. 多发性溃疡,至少 1 个在小腿前部 7. 溃疡愈合部位有"筛状"或"皱纸状"瘢痕 8. 免疫抑制剂治疗后 1 个月内溃疡直径缩小

第七节 治疗

虽然 PG 的发病机制尚未完全阐明,但我们对其分子基础的理解将为靶向治疗指示方向。迄今为止,已发表的关于 PG 治疗的研究大多为低质量临床证据,即回顾性病例系列和单例报告,只有少数对照临床试验。此外,对难治性或复发性 PG 的治疗方法以及达到愈合后的最佳治疗时间的研究仍有待完善。此外,缺乏标准化的研究终点阻碍了 PG 临床试验的可比性。来自大型、多中心、回顾性队列研究以及专家调查研究的证据表明,PG 患者平均接受 2 种不同的全身药物治疗,说明了在现实临床实践中联合治疗方案的重要性。一项前瞻性研究表明,使用全身免疫调节剂有助于病灶的愈合。表 15-2 总结了目前主要的全身治疗方案[3]。

表 15-2　PG 主要治疗方案及其证据水平[3]

药物	剂量和给药途径及治疗时长	靶点/作用机制	证据级别
经典的免疫抑制剂和免疫调节剂			
糖皮质激素	0.5～2 mg/(kg·d)，口服或静脉滴注	结合糖皮质激素反应元件，从而改变转录，具有 NF-κB 抑制和广泛的抗炎和免疫抑制作用	1B
环孢素	3～5 mg/(kg·d)，口服	抑制钙调磷酸酶-NFAT 通路，从而减少 IL-2 的产生，阻断淋巴细胞活化	1B
甲氨蝶呤	15～25 mg/(kg·w)，皮下注射	抑制 ATIC，导致腺苷释放增加，具有免疫调节作用；抑制 DHFR，导致一氧化氮合酶解偶联，增加 T 细胞对凋亡的敏感性；增加 lincRNA-p21 的表达，广泛调节免疫反应	4
吗替麦考酚酯	2 g/d，口服	抑制肌苷单磷酸脱氢酶，从而阻断淋巴细胞增殖	2B
硫唑嘌呤	1.5～2 mg/(kg·d)，口服	抑制 GPAT，停止嘌呤合成；抑制 RAC1 和/或 BCL-XL，增加活化 T 细胞和单个核细胞的凋亡倾向	4
他克莫司	2 mg/d，口服	结合 FK506 结合蛋白，抑制钙调磷酸酶-NFAT 通路，从而减少 IL-2 的产生，阻断淋巴细胞活化	4
氨苯砜	1.5～2 mg/(kg·d)，口服	抑制髓过氧化物酶-过氧化物介导的细胞毒系统，抑制中性粒细胞呼吸爆发；抑制中性粒细胞迁移和黏附	2B
秋水仙碱	2 mg/d，口服	破坏微管聚合，从而干扰细胞内运输、炎性小体组装、促炎趋化因子/细胞因子分泌、细胞（如中性粒细胞）迁移和分裂	4
沙利度胺	100～400 mg/(kg·d)，口服	结合 cereblon，抑制 TNF-α 释放，发挥复杂的免疫调节和抗血管生成作用	4
静脉注射用丙种球蛋白	0.4～2 g/(kg·d)，静脉滴注，每月连续 2～5 天	抑制免疫复合物介导的 FcγRs 活化，破坏自身反应性 T 细胞/APC 相互作用；拮抗促炎细胞因子；下调抗体产生；通过新生儿 Fc 受体结合减少循环抗体的半衰期；阻断补体激活	3A
粒细胞和单核细胞吸附分离	每隔 5 天或 7 天进行 10 次或更多次	减少循环白细胞	4
生物制剂			
英夫利昔单抗	每 8 周的第 0、2、6 周静脉滴注 5～10 mg/(kg·d)	TNF-α 抑制剂	1B
阿达木单抗	80 mg/w，皮下注射，然后 40 mg/w，以后隔周 40 mg		2B
依那西普	25～50 mg，皮下注射，每周 2 次		3A
培塞利珠单抗	第 0、2、4 周皮下注射 400 mg，然后每 2～4 周 200～400 mg		4

(续表)

药物	剂量和给药途径及治疗时长	靶点/作用机制	证据级别
戈利木单抗	第 0 周皮下注射 200 mg，第 2 周 100 mg，然后每 4 周 1 次		4
阿那白滞素	1~8 mg/(kg·d)，皮下注射		3A
Canakinumab	第 0(1,2)周皮下注射 150~600 mg，然后每 4 周 1 次	IL-1β 抑制剂	2B
Gevokizumab	NA		5
司库奇尤单抗	第 0、1、2、3、4 周皮下注射 300 mg，然后每 4 周 1 次	IL-17A 抑制剂	2B
布罗利尤单抗	第 0、1、2 周皮下注射 210 mg，然后每 2 周 1 次	IL-17RA 抑制剂	4
依奇珠单抗	第 0 周皮下注射 160 mg，然后第 2、4、6、8、10、12 周注射 80 mg，之后每 4 周 1 次	IL-17A/F 抑制剂	4
乌司奴单抗	第 0、4 周皮下注射 45~90 mg，然后每 8~12 周 1 次	IL-12 和 IL-23 抑制剂	3A
古塞奇尤单抗	第 0、4 周皮下注射 100 mg，然后每 8 周 1 次	IL-23 抑制剂	4
Risankizumab	第 0、4 周皮下注射 150 mg，然后 12 周 1 次		4
Vilobelimab	NA	C5a 抑制剂	2B
托珠单抗	162 mg/w 皮下注射	IL-6R 抑制剂	4
Visilizumab	NA	CD3 抑制剂	4
利妥昔单抗	第 0、2 周静脉注射 1 g	CD20 抑制剂	4
维德利珠单抗	第 0、2、6 周静脉注射 300 mg，然后每 8 周 1 次	α4β7 整合素抑制剂	4
小分子化合物			
阿普斯特	30 mg，每天 2 次	PDE4 抑制剂	4
托法替布	10~11 mg/d	JAK1/3 抑制剂	4
芦可替尼	10 mg，每天 2 次	JAK1/2 抑制剂	4
巴瑞替尼	4 mg/d		4

注：APC，抗原提呈细胞。ATIC，氨基咪唑-4-羧酰胺核糖核苷酸(AICAR)转化酶。DHFR，二氢叶酸还原酶。GPAT，谷氨酰胺-磷酸核糖焦磷酸氨基转移酶。IL，白细胞介素。IL-17RA，IL-17 受体亚基 A。JAK，Janus 激酶。lincRNA-p21，长基因间非编码 RNA p21。NA，不适用。NFAT，活化 T 细胞的核因子。NF-κB，活化 B 细胞的核因子 κ-轻链增强子。PDE4，磷酸二酯酶 4。RAC1，RAS 相关 C3 肉毒素底物 1。TNF，肿瘤坏死因子。

证据级别：1A，随机对照试验的系统评价(具有同质性)。1B，个别的随机对照试验(窄置信区间)。2A，队列研究的系统评价(具有同质性)。2B，个别队列研究(包括低质量随机对照试验，如随访率＜80%)。3A，3B 的系统评价(具有同质性)或更低水平的研究。3B，个别的病例-对照研究。4，病例系列报告(以及低质量队列或病例-对照研究)。5，没有明确的批判性评价或基于生理学实验研究或"第一原则"的专家意见。

局部外用糖皮质激素可有效治疗轻度、局部或单发PG。通常使用高效糖皮质激素,如丙酸氯倍他松,平均愈合时间为136天。总体而言,42.6%的患者在6个月时完全愈合,然而,其中21.1%的患者随后复发。病变出现时的大小被认为是愈合时间的重要预测指标。

伤口护理对于PG病例的治疗至关重要。PG溃疡经历炎症和愈合阶段,需要根据深度和渗出情况采取不同的治疗方法。在炎症期,用局部糖皮质激素以及利多卡因控制伤口床和病灶周围炎症是关键。在这种情况下,为了避免疼痛,应该进行温和的清洁,而不是剧烈的清创。同样,酶(胶原酶)或自溶清创(水凝胶)可以帮助减少纤维蛋白和坏死组织,并且可以随后应用吸收性(海藻酸盐、水纤维)或非黏附性(硅胶、泡沫)敷料来控制渗出。海藻酸盐最适合用于出血的PG溃疡,因为它们具有止血特性,而带有硅层的聚氨酯泡沫可用于炎症的PG病变。抗菌敷料可减少微生物负荷,压缩绷带可减少PG溃疡的渗出、水肿和肉芽肿的过度增生,在炎症期也可能起作用。抗菌和高吸收性敷料似乎是PG溃疡治疗中最常用的敷料,需要较少的更换和操作。如果伤口床没有过度炎症或失活,可以考虑使用生物活性敷料,如胶原蛋白片、真皮和/或表皮替代品和移植物。

传统上,手术干预在PG治疗中一直是有争议的。然而,这种模式可能正在发生变化。如果事先获得足够的免疫抑制以防止超敏反应造成病变的恶化,那么分层植皮与负压伤口治疗(negative pressure wound therapy,NPWT)相结合,就可能在愈合方面取得良好的效果。NPWT可用于各种类型的伤口,因为它可以减少细胞内水肿,刺激肉芽组织的形成,促进伤口床的微血管化,并保持适当的伤口湿度。尽管NPWT可以阻止炎症过程,但单独使用NPWT并不能显著加快愈合时间,最好的方法似乎是将NPWT与植皮结合,也可以与猪异种移植相结合,同时对患者进行PG治疗。NPWT对于暴露肌腱的PG溃疡患者也是一种合适的选择。

高压氧治疗可能是PG溃疡的一种选择,因为它可以减少水肿、控制炎症、形成胶原蛋白和减轻细菌负担。高压氧抢救治疗可使难治性PG完全愈合和/或改善,具有良好的安全性。

(庄颖洁)

[1] DISSEMOND J, MARZANO A V, HAMPTON P J, et al. Pyoderma gangrenosum: treatment options[J]. Drugs, 2023, 83(14): 1255-1267.

[2] MAVERAKIS E, MA C, SHINKAI K, et al. Diagnostic criteria of ulcerative pyoderma gangrenosum. A delphi consensus of international experts[J]. JAMA Dermatol, 2018, 154(4): 461-466.

[3] MARONESE CA, PIMENTEL MA, LI MM, et al. Pyoderma gangrenosum: an updated literature review on established and emerging pharmacological treatments[J]. Am J Clin Dermatol, 2022, 23(5): 615-634.

第十六章

脂溢性角化病合并内脏肿瘤

脂溢性角化病（seborrheic keratoses，SK）是成年人中非常常见的良性上皮性皮肤肿瘤，其发病率随着年龄的增长而增加，在60岁时达到高峰。

SK合并内脏肿瘤（Leser-Trélat征）则是一种罕见的副肿瘤性皮肤病表现[1]。Edmund Leser和Ulysse Trélat在1890年描述了这个现象。自从第一次描述以来，他们的结论一直被认为是有争议的，一些学者断言其缺乏因果关系。它似乎经常与实体瘤，特别是胃肠道癌相关，其他一些相关的肿瘤包括肺癌、食管癌、鼻咽癌、蕈样肉芽肿、Sézary综合征和浆细胞瘤。如突然出现多发的瘙痒性脂溢性角化，应该进行肿瘤筛查。这些患者的平均年龄为61岁，无性别、种族倾向性。

Leser-Trélat征的特征是突然出现多个（通常是瘙痒性的）脂溢性角化，大小及数量突然增加，可呈丘疹性、疣状，边界常清楚，色调不均（棕色、黑色、褐色）。主要累及胸背部，其次为四肢、面部、腹部、颈部及腋窝，常伴瘙痒及炎症。

在使用阿糖胞苷、多西他赛、吉西他滨或PD-1抑制剂治疗恶性肿瘤期间，原先存在的脂溢性疣的炎症被称为假性Leser-Trélat征。可能伴有灼烧和瘙痒。肿瘤治疗可以继续进行。

SK是一种边界清楚的表皮内肿瘤，由增生的基底样角质形成细胞组成，平坦或有乳突状结构。角化过度，横切面可见所谓的角质囊肿形成。常见基底细胞层色素沉着增加。

SK的临床表现变异性很大，最常见于老化的皮肤中，多发于躯干、头部和颈部，但可以发生在除手掌、足底和黏膜表面之外的任何皮肤表面，倾向于在皮肤皱纹处聚在一起，例如在乳房下方或腹股沟处。SK通常表现为线状的单发或多发扁平丘疹或斑块。典型的外观是棕色或黑色，但某些病变是浅色或灰色。皮肤镜检查显示有多个棕色或白色斑块，厚的网状嵴形成脑回状图案。

组织学分型至少可分为以下5种类型。

棘层增厚型：这是SK的最常见形式，显示基底细胞柱状增生，基底部平坦。

角化过度型：有明显的角化过度，伴有程度不一的乳头状结构和棘皮症。当有明显的炎症浸润时，可能与激惹型有重叠。

网状（腺样）型：增生基底细胞起始于表面上皮或毛囊上皮基底层，成细索状，常互相连接成网状,可有少量色素,无明显角质囊肿形成。

克隆型:基底样细胞在表皮内形成巢状增生,界限清楚,细胞大小较一致,无明显异型性,又称为表皮内上皮瘤。

激惹型:增生基底样细胞从毛囊漏斗部起始,故显示增生基底细胞团与毛囊密切相关,常形成开口于皮肤表面的梨状病变。增生的基底样细胞团内有许多鳞状上皮漩涡,中心为角化性或宽胞质红染的棘细胞,也可见颗粒层细胞,周围绕以扁平同心圆或洋葱皮样排列的鳞状细胞。

SK 的传统治疗有刮匙刮除、切除、冷冻、电灼、药物腐蚀(外用 0.025%~0.05%的维甲酸软膏)等。对于外观扁平、无明显增生突起、仅为色素性改变的皮损,可选用超脉冲 CO_2 激光治疗。如出现增生(老年疣),可选用激光汽化治疗。

(庄颖洁)

参考文献

[1] ANDRÉ R, LAFFITTE E, ABOSALEH M, et al. Sign of Leser-Trélat and cutaneous T-cell lymphoma: a rare association[J]. Dermatopathology (Basel),2018,5(2):69-73.

第十七章 掌跖角化症合并食管癌

掌跖角化症合并食管癌（palmoplantar keratoderma with esophageal cancer），又称为 Howell-Evans 综合征，以掌跖皮肤局限性增厚为特征，且终身发生食管鳞癌的风险很高[1]。在一个有遗传家族史的大家庭中，65 岁以上的人患这种疾病的风险为 95%，然而，这种疾病在普通人群中的发病率尚不清楚，可能不到 1/100 万。食管病变表现为遍布食管的小的（直径 2~5 mm）白色多发性病变，口腔白斑也有报道。虽然食管癌的症状可能包括吞咽困难、厌食和体重减轻，但在疾病早期可能没有症状，内镜检查对于发现食管鳞癌很重要。与掌跖角化症相关的食管癌通常出现在中老年（从 50 多岁开始），并不比散发性食管癌更早。与食管癌相伴的掌跖角化症是常染色体显性遗传病，皮肤症状完全显现，通常是从 7~8 岁开始，也有直到青春期才开始发生的。位于染色体 17q25.1 的 *RHBDF2* 基因突变是致病因子。根据阳性家族史、特征性的临床表现（包括皮肤和食管鳞癌病变）以及 *RHBDF2* 基因突变的遗传分析，可以诊断为掌跖角化症合并食管癌。本病关键的管理目标是食管癌变的早期发现和治疗。监测包括每年做胃镜检查和上、中、下食管任何可疑病变的重复活检。饮食和生活方式改变（戒烟、限制饮酒）的建议和症状教育要相互结合。掌跖角化症的症状处理包括定期使用润肤剂、专门的鞋子和早期治疗皲裂和感染，特别是足癣。对于厚皮肤的具体治疗方法是口服维甲酸，这种方法非常有效，但通常会产生不良反应，包括鼻部皮肤破损和出血、高胆固醇血症及肝功能异常。一旦确定了家族史，就可以向患者和家庭成员提供遗传咨询。由于病例数量有限，本病的预后很难确定。既往的家族病例报告显示，筛查方案改善了这些患者的预后。

（梁晓华）

[1] ELLIS A, RISK JM, MARUTHAPPU T, et al. Tylosis with oesophageal cancer: diagnosis, management and molecular mechanisms[J]. Orphanet J Rare Dis, 2015,10:126.

第十八章

坏死松解性游走性红斑

坏死松解性游走性红斑(necrolytic migratory erythema, NME)是胰高血糖素瘤的特征性皮肤征象。

胰高血糖素瘤非常罕见,是一种功能性胰腺神经内分泌肿瘤(pancreatic neuroendocrine neoplasm, pNEN),其特征是分泌胰高血糖素,并引起胰高血糖素综合征,症状包括NME、糖尿病、口炎、体重减轻和贫血[1]。胰高血糖素瘤通常在血液胰高血糖素水平升高时被诊断出来,应与非功能性胰腺α-细胞肿瘤区分。具有胰高血糖素综合征症状和胰高血糖素水平升高的患者可能被诊断为胰高血糖素综合征。从症状出现到诊断的平均时间为31.4个月,49.2%的患者在确立诊断时已经发生转移。

1942年,Becker等首次报道了糖尿病合并胰岛细胞瘤患者的糜烂性皮疹。Wilkinson在他的一个胰腺癌患者的报道中首次假设NME与胰高血糖素之间可能存在关联。NME是一种表皮浅表性坏死,以自发缓解或复发为特征,约70%的胰高血糖素瘤患者以其为第一症状。NME可能会疼痛或瘙痒,并且经常重复感染。

NME的发病机制尚不清楚。一些学者认为胰高血糖素本身诱发了皮肤状况。另外一些研究认为,氨基酸或必需脂肪酸缺乏可导致表皮蛋白耗竭和坏死松解,血清锌水平较低可能也参与作用。

临床上,NME表现为斑块扩大并融合,中央恢复,留下残余病变(中央硬结,周围水疱、鳞屑和结痂)(图18-1)[2]。皮肤活检样本的组织病理学检查往往难以确立诊断,通常显示非特异性特征。胰高血糖素的检测基于影像学方法,其中生长抑素受体闪烁成像(somatostatin receptor scintigraphy, SRS)最准确。

肿瘤的定位对诊断和治疗非常重要。胰高血糖素瘤的定位方法与其他胰腺神经内分泌肿瘤的定位方法类似,包括超声、CT、MRI、SRS。最准确的方法是SRS,在胰高血糖素瘤患者的定位和分期过程中,SRS是推荐的影像学技术。

手术是目前治疗胰高血糖素瘤的唯一方法。以治愈为目的的手术切除或减瘤手术可达到长期缓解。NME可在手术后1周消失。对于肝转移患者,在技术上可行的情况下,积极地同时切除原发肿瘤和肝转移灶是有益的。

生长抑素类似物(somatostatin analogue, SSA)和氨基酸溶液输注可迅速缓解症状。经动脉化疗栓塞、放疗、肽受体放射配体治疗也可能是有用的治疗方法。

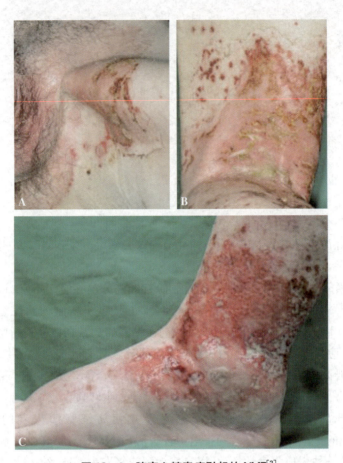

▲ 图 18-1 胰高血糖素瘤引起的 NME[2]

左腹股沟(A)、左腘窝(B)和左踝关节(C)处红斑糜烂性斑块,边界扩大结痂。

文献报道的患者平均生存时间为 32.1 个月,最长存活时间为 24 年。

(梁晓华)

[1] SONG X, ZHENG S, YANG G, et al. Glucagonoma and the glucagonoma syndrome[J]. Oncol Lett, 2018,15(3):2749 - 2755.
[2] LEE H J, JANG Y H. Necrolytic migratory erythema[J]. CMAJ, 2019,191(10):E286.

第十九章

匐行性回状红斑

匐行性回状红斑（erythema gyratum repens，EGR）是一种罕见的副肿瘤综合征，Gammel 于 1952 年首次描述。82% 的 EGR 病例中可以发现潜在的肿瘤，最常见的包括肺癌、食管癌和乳腺癌等，也有报道胆管癌、肛管癌及淋巴瘤患者在肿瘤确诊前发生回状红斑的。恶性肿瘤发展与 EGR 之间的时间间隔尚不清楚。红斑可以在肿瘤诊断之前或同时出现，也可以在肿瘤诊断之后发生。平均发病年龄为 63 岁，男女发病比例为 2∶1。肿瘤去除数周后皮损常消退，证实两者之间有因果关系。

EGR 被认为是实体瘤最典型的皮肤表现，以波纹状的同心带红斑形成木纹图案为特征（图 19-1）[1]。回状红斑可快速扩张至每天 1 cm，通常涉及身体的大片区域，但往往不涉及脸、手和足，有时在红斑区域内形成大疱。几乎都伴有瘙痒。

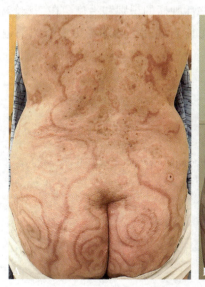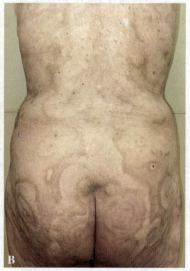

▲ 图 19-1　EGR[1]

73 岁女性，瘙痒性红斑病史 11 个月。皮疹位于大腿、臀部、躯干（A）和腋窝，最初表现为瘙痒性环状病变，中心暗黑，经泼尼松和抗组胺药治疗无改善。其后 4 个月里，皮疹演变成多环状红斑斑块，其间还出现腹痛、呕吐和腹泻。最后诊断为ⅡA 期肛门鳞癌。患者使用局部糖皮质激素和加巴喷丁治疗瘙痒。化疗和放疗开始 3 个月后，皮疹减轻（B）。随访 8 个月，癌症仍处于缓解期，皮疹未复发。

组织病理学特征缺乏特异性。活检标本显示棘皮增生、轻度角化过度、局灶性角化不全和局限于表皮及真皮表层的海绵状病变。浅表神经丛血管周围可见单核细胞、淋巴细胞和组织细胞浸润。在某些情况下，直接免疫荧光（DIF）可观察到基底膜上 IgG、C3 或 C4 的沉积。

EGR 通常比癌症的诊断早几个月。因此，遇到这种皮疹需要及时评估并转诊到相关专科诊断并治疗。

由于皮疹表现独特，EGR 的鉴别诊断范围通常较小，包括环状红斑疹，如坏死松解性游走性红斑（NME）、离心环形红斑（erythema annulare centrifugum，EAC）和游走性红斑。NME 通常与胰高血糖素升高有关，多发于口周和肛周区域，由红斑性疼痛的环状斑块扩大组成，在中心形成水疱，然后侵蚀，形成坏死区域；病变通常会随着色素沉着而愈合，这是 EGR 所没有的特征。EAC 与 NME 相似，具有瘙痒性同心病灶，中央病变消退，边缘鳞屑。然而，EAC 通常累及躯干和四肢的较小区域，并且其游走速度比 NME 的病变慢得多。莱姆病的游走性红斑，开始时为蜱叮咬部位的丘疹，向周围扩展，最终发展为中央病变消失。与 EGR 不同，游走性红斑没有鳞屑，是一种更局部的皮肤反应。

其他疾病如隐源性机化性肺炎、线状免疫球蛋白 A 皮肤病、嗜酸性粒细胞增多综合征、肺结核、鱼鳞病、掌跖角化症、寻常型天疱疮、溃疡性结肠炎、系统性红斑狼疮和药物反应等也可能发生回状红斑。

EGR 的治疗困难，目标是治疗潜在的恶性肿瘤。全身性皮质类固醇激素治疗通常无效。局部应用皮质类固醇激素、维生素 A 和硫唑嘌呤也不能缓解皮肤症状。改善或解决 EGR 及其相关的强烈瘙痒，取决于对潜在恶性肿瘤的识别和治疗。在广泛转移性疾病的患者中，EGR 对化疗的反应不确定。患者可能直到死亡前才经历皮疹的消退，此时处于显著的免疫抑制阶段。

（梁晓华）

[1] PROUTY M, LIU D. Erythema gyratum repens associated with anal cancer[J]. N Engl J Med, 2019, 380(3): e3.

第二十章

恶性黑棘皮病

　　黑棘皮病（acanthosis nigricans，AN）又称黑角化病、色素性乳头状营养不良，是以皮肤色素增多、"天鹅绒样"增厚、角化过度、疣状增殖为特征的少见皮肤病，最早由Pollitzer和Jaurorky在1890年报道并命名。

　　良性AN病变较轻，可发生于任何年龄，与肥胖或内分泌疾病及药物有关，皮损范围小，部分患者可自愈。

　　恶性黑棘皮病（malignant acanthosis nigricans，MAN）则是由于恶性肿瘤所产生的皮损的一种表现形式，伴发的恶性肿瘤均为内脏肿瘤，且大部分是胃腺癌，也有报道与胆管癌、前列腺癌、肝癌、尿路上皮癌、卵巢癌、Leser-Trélat征并存的。皮损多突然出现，快速发展，表现为皮肤和黏膜表面特别是眼和唇周突然出现的"天鹅绒样"斑块、形成疣状赘生物等，尤以棘层呈疣及乳头瘤样增生伴色素显著沉着为特点，指甲变脆、有纵形嵴，掌跖有特征性"天鹅绒样"改变，皮损处常有瘙痒或刺激症状，是一种较少见的皮肤病。可发生于内脏癌变之前（18%）、同时（60%）或之后（22%）。面部、颈部、腋窝、腹股沟、外生殖器等部位的皮肤、黏膜为皮损的多发部位，严重者可遍及全身（图20-1）[1]。

　　MAN的发病机制不清，可能与肿瘤细胞大量分泌的体液因子如肿瘤衍化生长因子、α黑素细胞刺激素、肽类物质、血小板衍生生长因子（platelet derived growth factor，IGF）-1等有关。

　　MAN的皮损是可逆的，皮损的严重程度常与肿瘤的变化紧密相关，手术或化疗均可明显改善皮损症状。当恶性肿瘤得到控制后，皮损便会消退或暂时缓解。

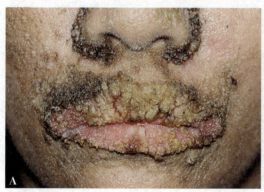
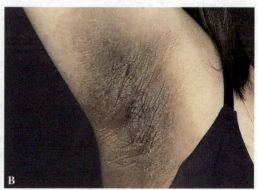

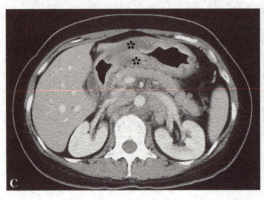
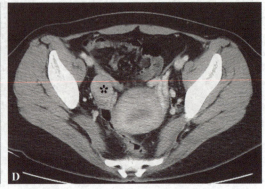

▲ 图 20-1　MAN[1]

30岁女性,因面部皮肤病变3个月就诊。唇部、口周区和鼻皱褶有色素沉着、黄色乳头状瘤状丘疹和斑块(A)。颈部、腹沟区和腋窝也有色素沉着的"天鹅绒样"斑块(B)。患者伴有胃灼热、疲劳和体重减轻。面部病变的皮肤活检显示,表皮乳头状瘤病、棘层增生、角化过度和人乳头瘤病毒染色阴性。腹部和盆腔CT显示,胃体增厚(C,星号),右侧卵巢有1个实性肿块,最大直径4.4 cm(D,星号)。胃活检显示富含黏液的印戒细胞腺癌,确诊为胃腺癌合并卵巢转移。癌症最初对全身治疗有反应,但在6个月后进展。

有研究认为,皮损的变化可以作为监测手术或化疗效果以及肿瘤是否复发的重要指标。临床医生如果能及时识别皮损,特别是多次就诊而症状无改善甚至有加重趋势,或者出现进行性消瘦、有消化道症状者,应建议其进行胃肠镜及相关检查,从而尽可能早地发现肿瘤病灶,及时手术治疗,这样肿瘤及皮损的预后均较好。

对皮损范围小、病情轻的患者,在未行胃肠镜及相关检查前,不可轻易诊断为良性AN。对皮损明显的AN患者,尤其是皮损范围广、病情重者,在检查未发现肿瘤时,仍应对其定期随访观察。

MAN目前尚无特效治疗方法,如肿瘤分期较晚者可先行辅助化疗,以期缩小病灶,为患者的手术及术后恢复提供有利条件,继而再根据患者的实际情况选择是否需要手术。

胃癌伴MAN的患者在诊断时病情多已进入晚期,失去了施行根治手术的机会,对于这种患者,应考虑以化疗为主的综合治疗。

MAN的预后较差,其伴随的潜在肿瘤一旦被发现,患者生存期一般为8～11个月。

(梁晓华)

参考文献

[1] WANG H J, HU S C S. Malignant acanthosis nigricans[J]. N Engl J Med, 2023, 388(11):1031.

第二十一章

获得性鱼鳞病

鱼鳞病(ichthyosis)是一种异质性皮肤角质化疾病,有遗传性和获得性两种形式,其特征是不同程度"鱼鳞样"脱屑并伴有皮肤粗糙、干燥。症状包括皮肤严重干燥,增厚,剥落,轻微瘙痒。

获得性鱼鳞病(acquired ichthyosis)最常见于老年人,其发病与潜在全身性疾病的发展有关。与此相关的疾病包括艾滋病、癌症、慢性移植物抗宿主病、慢性肾衰竭、皮肌炎、糖尿病、唐氏综合征、药物(如别嘌呤醇、丁基酚类、西咪替丁、烟酸或曲帕拉醇)反应、严重营养缺乏、甲状旁腺功能亢进症、甲状腺功能减退症、卡波西肉瘤、麻风病、红斑狼疮、网状细胞肉瘤、结节病和小肠淋巴瘤。此外,淋巴增生性疾病如多发性骨髓瘤、淋巴瘤样丘疹病、霍奇金病、蕈样真菌病和非霍奇金淋巴瘤等也会伴发获得性鱼鳞病。

获得性鱼鳞病伴发的恶性肿瘤有70%~80%是霍奇金淋巴瘤,也有伴发非霍奇金淋巴瘤、多发性骨髓瘤或白血病者(图21-1)[1]。获得性鱼鳞病常出现在恶性肿瘤诊断之后,也可先出现,或者与恶性肿瘤同时出现。治疗主要是针对潜在的恶性肿瘤,富含脂质的润滑剂和角化剂可能是有用的辅助药物。

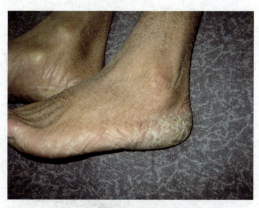

▲ 图21-1 间变大细胞性淋巴瘤患者腿部、足后跟和足底的鱼鳞状皮疹[1]

(梁晓华)

参考文献

[1] RABHI M, ENNIBI K, HARKET A. Acquired ichthyosis disclosing non-Hodgkin's malignant lymphoma[J]. Intern Med, 2007, 46(7): 397-399.

第二十二章

获得性多毛症

获得性多毛症(acquired hypertrichosis lanuginosa)是一种罕见的副肿瘤性皮肤病,1865 年由 Turner 首次在一位患有乳腺癌的女性患者身上发现。它的特征是突然出现薄而软的毛发,像羊毛一样,最初出现在脸上。主要见于肺癌、结肠癌和乳腺癌。有时与其他副肿瘤性皮肤病如黑棘皮病(AN)、掌跖角化症、Leser-Trélat 征和获得性鱼鳞病同时出现。女性的受影响程度是男性的 3 倍,平均发病年龄为 40~70 岁。

获得性多毛症必须与多毛症相关的内分泌或代谢改变(如迟发性皮肤卟啉症和甲状腺功能亢进症)以及药物(如环孢素、青霉胺、糖皮质激素、干扰素、米诺地尔、苯妥英钠、螺内酯和西妥昔单抗)反应进行鉴别。

临床表现为突然出现的细软、胎毛样无色素的毛发,影响面部和耳朵(图 22-1)[1],可累及胸部和四肢,以头尾方式扩散,可伴有痛性舌炎、口角炎、舌菌状乳头肥大、味觉和嗅觉改变。体重减轻、淋巴结病和腹泻也很常见。

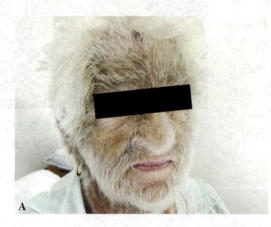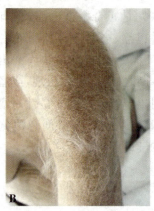

▲ 图 22-1 获得性多毛症[1]

68 岁女性,毛发增多 11 个月伴体重下降 30 kg。面部(A)和全身(B)都长有细小的"羊毛样"毛发,舌头上有深深的裂纹,引起灼烧感。诊断为晚期直肠腺癌。放疗后直肠肿块轻微消退,但黏膜和皮肤症状没有消退。

在以前没有毛发的区域出现"羊毛样"毛发生长,应警惕内脏恶性肿瘤的可能,需要进行详细的临床病史采集和体格检查,以及实验室筛查、胸部 CT 扫描、结肠镜检查和妇女乳房 X 线检查。肿瘤经治疗获得缓解后,病理性毛发生长通常会消退。

(梁晓华)

[1] LORETTE G, MARUANI A. Acquired hypertrichosis lanuginose[J]. N Engl J Med, 2006, 354(25):2696.

第二十三章

环状糠疹

环状糠疹（pityriasis circinata）是一种罕见的获得性皮肤病，与角化障碍有关，于1906年首次被描述。它的特征是色素沉着或色素减退，边界分明，呈圆形或椭圆形，大小不等的鳞状斑块，发生在躯干和四肢近端。

环状糠疹的病因尚未确定，也被认为是一种潜在的副肿瘤性皮肤病，可见于肝细胞癌、多发性骨髓瘤、急性髓系白血病、慢性髓系白血病、前列腺癌、食管癌、胃癌及上颚鳞癌。

环状糠疹在女性患者中略多见，诊断年龄20～45岁不等，极值为2岁和87岁，有特定的种族和地理分布，大多数病例发生在日本、西印度群岛和南非黑种人中。家族性病例也可以观察到，可能是常染色体显性遗传。

诊断通常基于临床检查。皮肤病变多无症状或轻度症状。环状糠疹斑块呈鳞状，干燥，轮廓分明，呈圆形，有突出的毛囊，但无炎性红斑。通过刮擦斑块，鳞片可以突出显示。皮肤白皙的患者表现为色素脱失，而皮肤黝黑的患者表现为色素沉着。环状糠疹的斑块可能融合，大小不一（直径1～20 cm），数量从1个到数十个不等，但很少超过100个。环状糠疹主要影响躯干（背部和腹部）、臀部和肢体近端（大腿和手臂），通常不会累及脸、手和足[1]。在一些患者中，可以观察到寻常性鱼鳞病的相关皮肤病变。

鉴别诊断包括花斑癣、红斑、体癣、钱币性湿疹、早期蕈样肉芽肿、固定药疹、玫瑰糠疹及白色糠疹等。从病变皮肤上取下鳞状物质进行真菌学检查（使用氢氧化钾直接显微镜观察和真菌培养）有助于排除皮菌病。如果怀疑有红斑，可采用滤过紫外线检查。

环状糠疹的治疗往往具有挑战性。外用皮质类固醇、抗真菌剂、润肤剂和去角化药物（水杨酸和乳酸）效果不佳。类维甲酸无论是外用还是口服，用于治疗环状糠疹很少或没有效果。用维生素D_3类似物（如钙化三醇）治疗可使少数患者的病变进行性改善。对于合并肿瘤的患者，成功治疗肿瘤性疾病往往可使环状糠疹病变得到缓解。

（梁晓华）

参考文献

[1] RILEY C A, BADRI T, HAFSI W. Pityriasis rotunda [M]. Treasure Island (FL): StatPearls Publishing, 2024.

第二十四章

牛肚掌

牛肚掌(tripe palms)(因其与反刍动物胃壁相似而得名)是一种最常见于肺或胃肠道腺癌患者的副肿瘤性皮肤病，又称为获得性厚皮纹症(acquired pachydermatoglyphia)、掌部黑棘皮病(palmar acanthosis nigricans)。主要累及成人，男性多发。

牛肚掌表现为淡黄色、弥漫性手掌角化过度，皮纹突出，呈"天鹅绒样"，类似于小肠绒毛(图24-1)[1]。部分牛肚掌患者并发恶性黑棘皮病(MAN)及Leser-Trélat征。90%的牛肚掌病例与恶性肿瘤相关，以胃癌和肺癌等较为多见(50%)。癌症治疗可能会解决这一皮肤表现。

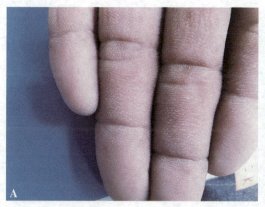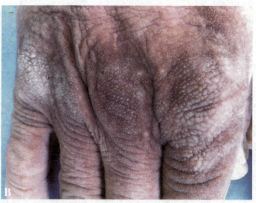

▲ 图 24-1 舌根鳞癌患者的牛肚掌[1]

67岁男性，诊断为舌根鳞癌，有皮肤广泛增厚2个月和右耳下区多发皮肤结节2周病史。手掌侧"天鹅绒样"增厚脊，形似牛肚(A)；多处色素沉着和皮肤斑纹加重，包括手关节(B)，提示黑棘皮病。手掌皮肤活检显示掌棘增生，皮肤变色的丘疹处活检显示鳞癌的皮肤转移。

(梁晓华)

参考文献

[1] GÜNGÖR S, TOPAL I. Images in clinical medicine. Tripe palms[J]. N Engl J Med, 2014, 370(6):558.

第四篇

抗肿瘤治疗所致皮肤损害

第二十五章

抗代谢类化疗药物所致皮肤损害

第一节　药物简介

抗代谢类药物在肿瘤化疗中占有重要地位，是常用的化疗药物。嘧啶、嘌呤和叶酸等是合成 DNA 的必需物质，如果缺乏这些物质，细胞的分裂和增殖就会停止，甚至死亡。抗代谢类药物与这些正常代谢物在结构上很相似，但它们是假代谢物，当其掺入到生物大分子中形成无功能的伪生物大分子时，就干扰了细胞的正常代谢。抗代谢类药物拮抗细胞的正常代谢物，阻滞 DNA 生物合成，抑制肿瘤增殖。

抗代谢类药物主要有如下几类。

一、嘧啶类拮抗物

代表药物有氟尿嘧啶、卡培他滨、吉西他滨、阿扎胞苷、阿糖胞苷等。氟尿嘧啶和卡培他滨可用于治疗多种实体瘤如消化道肿瘤、头颈部肿瘤、乳腺癌、宫颈癌等，吉西他滨可用于治疗肺癌和胰腺癌等，阿糖胞苷主要用于治疗急性粒细胞白血病。

二、嘌呤类拮抗物

代表药物有氟达拉滨、硫鸟嘌呤、克拉屈滨等。氟达拉滨用于治疗 B 细胞性慢性粒细胞性白血病、急性淋巴细胞白血病和淋巴瘤等，硫鸟嘌呤用于治疗急、慢性白血病，克拉屈滨主要用于治疗毛细胞性白血病。

三、叶酸还原酶抑制剂

代表药物有甲氨蝶呤、培美曲塞等。甲氨蝶呤主要用于治疗急性白血病、非霍奇金淋巴瘤、绒毛膜上皮癌，以及恶性葡萄胎、乳腺癌等。培美曲塞用于治疗肺腺癌。

第二节 药物所致皮肤损害

一、氟尿嘧啶类药物

氟尿嘧啶类药物(如氟尿嘧啶、卡培他滨等)的皮肤不良反应是可控的,而且大多是可以预测的,在停止用药后其不良反应可以逐渐消失或明显改善。发生率>30%的常见皮肤、黏膜不良反应有口疮,发生率<30%的皮肤不良反应有皮肤干燥、皲裂,脱皮,皮肤色素沉着,脱发,指甲变色、脱落,以及手足综合征(表现为手掌和足掌的皮疹,肿胀、发红、疼痛,甚至脱皮)(图25-1)[1]。手足综合征的表现通常较轻,在治疗后的5~6周开始发生,较重时需要减少药物剂量,甚至停药。氟尿嘧啶引起痤疮样皮疹比较少见(图25-2)。

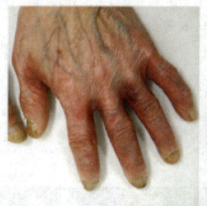 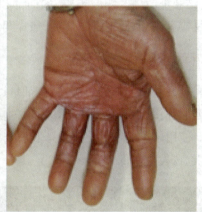

▲ 图25-1 卡培他滨化疗后引起的手足综合征[1]

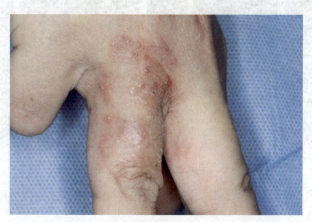

▲ 图25-2 氟尿嘧啶化疗后引起的痤疮样皮疹

(姚蓉蓉供图)

其他嘧啶类药物(如吉西他滨、阿扎胞苷、阿糖胞苷等)的皮肤毒性相对来说并不常见。文献报道,一例白血病患者化疗中出现皮肤红斑,可能与阿糖胞苷有关[2]。这是一位56岁白种人男性,新诊断急性髓系白血病(AML)M3型,6周后躯干及四肢出现多发疼痛性红斑结节,开始是按照脓肿治疗,进行切开引流加口服甲氧苄啶、磺胺甲噁唑。未见好转后进行了穿刺活检,组织病理学和免疫染色特征符合AML继发皮肤白血病。然后用阿糖胞苷、依托泊苷和米托蒽醌诱导化疗。在诱导化疗3天后双手出现明显红斑和斑块,伴轻度硬结,延伸至前臂远端,原来的掌指关节背侧和手腕腹侧的红斑结节仍然存在。活检结果与化疗毒性红斑一致,推测可能继发于阿糖胞苷治疗。

二、嘌呤类拮抗物

氟达拉滨常见的皮肤不良反应是红斑,罕见史蒂文斯-约翰逊综合征(SJS)或毒性表皮坏死(Lyells综合征)。有患者静脉给药($25\ mg/m^2$,连用5天)后,出现副肿瘤性天疱疮(表现为结膜炎、水肿,四肢末端、颜面部和/或躯干部表皮水疱)的报道。克拉屈滨的皮肤不良反应有皮疹、注射部位疼痛、瘙痒和红斑等。

三、叶酸还原酶抑制剂

甲氨蝶呤容易引起口腔黏膜溃疡,剂量过大引起中毒时,除了口腔黏膜糜烂外,还会产生躯干四肢弥漫性分布的红斑,表面脱屑,部分可见糜烂渗出,以四肢受累为主(图25-3)[3]。使用培美曲塞后出现皮疹和脱皮的比例不超过14%,约有7%的患者伴有瘙痒,多形性红斑发生率低于5%。

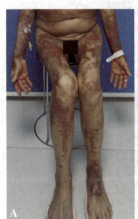 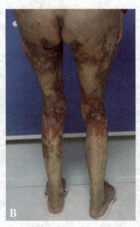 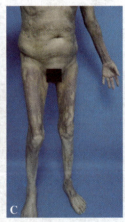 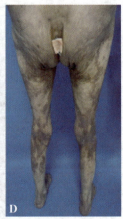

▲ 图25-3 甲氨蝶呤中毒治疗前后皮损表现[3]

A、B. 治疗前,躯干、四肢弥漫分布大小不等的红斑,边界欠清,中央可见皮岛,红斑表面脱屑,部分可见糜烂渗出,红斑糜烂以四肢为主,糜烂面上覆盖褐色痂皮。C、D. 治疗后,躯干、四肢的红斑变暗变淡,脱屑减少,腘窝糜烂处较前愈合。

(梁晓华)

参考文献

[1] INOKUCHI M, ISHIKAWA S, FURUKAWA H, et al. Treatment of capecitabine-induced hand-foot syndrome using a topical retinoid: a case report[J]. Oncol Lett, 2014, 7(2): 444-448.
[2] KASKAS N, DIGIORGIO C, VINCENT B, et al. Toxic erythema of chemotherapy following leukemia cutis[J]. J La State Med Soc, 2014, 166(6): 236-238.
[3] 庄哲,刘芳华,徐文聪,等.过量甲氨蝶呤中毒引起的皮肤损害1例[J].皮肤性病诊疗学杂志, 2022, 29(4): 354-357.

第二十六章

抗肿瘤植物药所致皮肤损害

第一节　药物简介

抗肿瘤植物药是指来源于植物的具有抗肿瘤作用的化学物质及其衍生物,最早是从植物中提取得到的,目前绝大部分抗肿瘤植物药都可以人工合成。抗肿瘤植物药主要有四大类:喜树碱类、长春碱类、鬼臼毒素类和紫杉烷类。

一、喜树碱类抗肿瘤植物药

喜树碱(camptothecin)和羟基喜树碱(hydroxy camptothecin)是从我国特有珙桐科植物喜树中分离得到的两种生物碱。

喜树碱因对泌尿系统毒性大,临床应用受到限制。

羟基喜树碱为喜树碱的羟基衍生物,作用机制与喜树碱相似,但毒性较小。羟基喜树碱的作用机制为抑制 DNA 拓扑异构酶 I,对核酸特别是 DNA 的合成有明显抑制作用,主要作用于 DNA 合成期(S 期),对 G_0 期细胞没有作用,对 G_1、G_2 及 M 期细胞有轻微杀伤力。可用于治疗肝癌、肠癌及白血病。

伊立替康是半合成水溶性喜树碱类衍生物。伊立替康及其代谢产物 SN38 为 DNA 拓扑异构酶 I 抑制剂,与拓扑异构酶 I 及 DNA 形成的复合物能引起 DNA 单链断裂,阻止 DNA 复制及抑制 RNA 合成,为细胞周期 S 期特异性。伊立替康主要用于治疗结直肠癌、小细胞肺癌等。

拓扑替康是在羟基喜树碱的羟基邻位引入二甲氨基甲基得到的另一个半合成水溶性喜树碱衍生物,主要用于治疗小细胞肺癌和晚期转移性卵巢癌。

二、长春碱类抗肿瘤植物药

长春花生物碱类化合物是从夹竹桃科植物长春花中提取的生物碱。长春碱类药物在微管蛋白二聚体上有共同的结合点,可抑制微管聚合,妨碍纺锤微管的形成,可干扰细胞周期的有丝分裂(M 期),从而使分裂停止于中期,阻止细胞分裂增殖。此类化合物具有广泛的抗瘤谱,现已正式用于临床的有长春碱、长春新碱、长春地辛及长春瑞滨。

长春碱(vinblastine,VLB)是最早从长春花中分离出的具有抗细胞增殖的天然生物碱,抗瘤谱广,主要用于实体瘤的治疗,对恶性淋巴瘤、睾丸肿瘤、绒毛膜癌的疗效较好,对肺癌、卵巢癌、皮肤癌、乳腺癌、肾母细胞瘤及单核细胞白血病也有一定疗效。

长春新碱(vincristine,VCR)是在发现长春碱后不久从长春花中提取到的另一种生物碱,主要用于治疗急性白血病,尤其是儿童急性白血病,对急性淋巴细胞白血病疗效显著;还用于治疗恶性淋巴瘤、生殖细胞肿瘤、小细胞肺癌及多发性骨髓瘤等。

长春地辛(vindesine,VDS)是从长春碱脱去乙酰基,并用羧酰胺基取代甲酯而获得,对非小细胞肺癌、小细胞肺癌、恶性淋巴瘤、乳腺癌、食管癌及恶性黑色素瘤等恶性肿瘤有效。

长春瑞滨(vinorelbine,NRB)是一种半合成的长春花生物碱类抗肿瘤药,是晚期非小细胞肺癌的一线治疗药物,也广泛地用于转移性乳腺癌、难治性淋巴瘤、卵巢癌及头颈部肿瘤的治疗。

三、鬼臼毒素类抗肿瘤植物药

鬼臼毒素(podophyllotoxin)是一种木脂素类化合物,可以从小檗科植物中分离得到,具有抗肿瘤、抗炎、抗病毒等多种生物活性,其中抗肿瘤活性最为显著。鬼臼毒素是一种生物碱,具有抗癌活性,由于毒性大不能用于临床,它的半合成衍生物依托泊苷(etoposide,VP-16)、替尼泊苷(teniposide,VM-26)用于临床治疗白血病、淋巴瘤、睾丸癌、小细胞肺癌等多种肿瘤。鬼臼毒素类药物的抗肿瘤作用机制主要是抑制细胞微管蛋白的聚合作用,阻断细胞有丝分裂,抑制 DNA 拓扑异构酶Ⅱ的活性。

四、紫杉烷类抗肿瘤植物药

紫杉烷类抗肿瘤植物药是从植物中分离得到的抗肿瘤活性成分,并对已取得的活性成分的化合物进行结构修饰而合成的一系列衍生物。紫杉烷类药物主要有紫杉醇、多西他赛以及具有紫杉烷骨架结构的衍生物。

紫杉醇(paclitaxel)是从红豆杉的树皮和树叶中提取的生物碱,为具有紫杉烯环的二萜类化合物,作用于微管/微管蛋白系统,抑制微管解聚,将细胞周期阻断于 G_2/M 期,导致有丝分裂异常或停止,阻碍肿瘤细胞复制,使癌细胞无法继续分裂而死亡。临床用于肺癌、卵巢癌、消化道肿瘤和乳腺癌等恶性肿瘤的治疗。

多西他赛(docetaxel)的作用与紫杉醇相同,为 M 期周期特异性药物,促进小管聚合成稳定的微管并抑制其解聚,从而使小管的数量显著减少,并可破坏微管网状结构,抗瘤谱较紫杉醇广。对晚期乳腺癌、卵巢癌、非小细胞肺癌有较好的疗效,对头颈部癌、胰腺癌、小细胞肺癌、胃癌、软组织肉瘤也有一定的疗效。

紫杉醇脂质体(paclitaxel liposomes)是由卵磷脂、胆固醇、苏氨酸等材料构成的类似于细胞膜磷脂双分子层结构的脂质体包载紫杉醇,水溶性高,易从血管渗透入肿瘤组织,且心、肾等毒性较低。紫杉醇脂质体的作用机制与紫杉醇相同,主要用于乳腺癌、卵巢癌、非小细胞肺癌的治疗。

白蛋白结合型紫杉醇(albumin-bound paclitaxel)是用纳米技术将疏水性紫杉醇与人

血清白蛋白载体相结合,白蛋白可通过与 gp60 受体结合增加紫杉醇在肿瘤中的摄取,提高肿瘤组织内紫杉醇的浓度,从而增加抗肿瘤作用,主要用于乳腺癌等肿瘤的治疗。

第二节 药物所致皮肤损害

一、喜树碱类

喜树碱和羟基喜树碱的不良反应主要发生在胃肠道和造血系统,皮肤的不良反应较少见。伊立替康的主要不良反应是胆碱能综合征、迟发性腹泻和中性粒细胞减少,皮肤不良反应很少见。拓扑替康较少出现皮疹。据报道,拓扑替康可以引起一过性皮疹[1]。

二、长春碱类

长春碱类药物主要的皮肤毒性是注射或输注部位的药物外渗引起的广泛局部软组织损伤,表现为皮肤坏死和溃疡。使用长春碱类药物罕见产生皮疹,曾有报道使用长春瑞滨治疗原发性腹膜癌时发生皮疹,并且在治疗的 6 个周期中,皮疹持续发展。皮疹还与疗效有一定的关联(图 26-1)[2]。

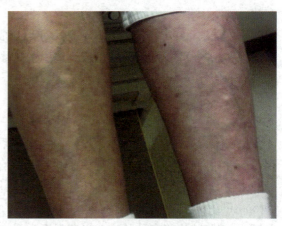

▲ 图 26-1 长春瑞滨引发的皮疹[2]

71 岁白人女性,原发性腹膜癌患者,四线治疗使用长春瑞滨单药。患者下肢前侧出现红斑丘疹,伴有轻微瘙痒。下肢静脉多普勒超声检查排除了深静脉血栓形成。皮疹多局限于腿部,左侧多于右侧。皮疹用局部类固醇乳膏和开瑞坦口服处理。2 周后皮疹改善,荨麻疹和红肿减少,继续长春瑞滨治疗。经过 6 个周期的长春瑞滨治疗后,患者表现出完全的代谢和影像学缓解,没有纵隔、肺门或腹部淋巴结病变的证据,因此停止抗肿瘤治疗。自诊断后 3 年仍保持无病状态,肿瘤标志物检查正常。

三、鬼臼毒素类

依托泊苷相关的皮肤毒性通常与大剂量给药有关,在标准剂量时则很少发生。随着依托泊苷在剂量强化方案中的使用越来越多,皮肤毒性的出现频率也越来越高。对 145 例接受不同剂量依托泊苷治疗的患者进行回顾性分析发现,与 1 800 mg/m² 剂量相比,2 400 mg/m² 和 4 200 mg/m² 剂量下皮肤毒性的发生率有统计学意义上的增加。当剂量为 4 200 mg/m² 时,出现明显的痛性手掌红斑,伴有大泡形成和脱屑。短期皮质类固醇治疗可控制症状[3]。曾有报道,一名诊断为睾丸癌的 20 岁男性接受博来霉素、依托泊苷和顺铂(BEP方案)治疗,患者在过去 2 个月内接受了 19 次依托泊苷治疗,未出现任何过敏反应迹象,但在第 20 次时使用了另一批号的依托泊苷时,导致了湿疹的复发。依托泊苷及其赋形剂(聚山梨酯 80)都被怀疑可引起超敏反应,确切机制尚不清楚,但它被认为是非免疫原性的,报道者把皮肤湿疹复发归因于使用依托泊苷[4]。还有学者在儿童肿瘤中观察到,使用含依托泊苷的化疗方案后出现两种特殊的皮肤不良反应:①手掌和足底皮疹及指甲炎症；②肛门区和肛裂刺激。这些不良反应是在神经母细胞瘤、骨肉瘤和尤因肉瘤(Ewing sarcoma)的治疗中出现的，尤其是与依托泊苷-异环磷酰胺方案(骨肉瘤和尤因肉瘤)和依托泊苷-异环磷酰胺-多柔比星-长春新碱方案(尤因肉瘤的 VIDE 方案)关联[5]。

四、紫杉烷类

紫杉烷类抗肿瘤药物的皮肤相关不良反应很常见，大多数接受相关药物治疗的患者都可能会受到影响，但是发病率无法确切估算，不同文献报告的发病率差异很大(6%～81%)。当紫杉烷类药物与靶向药物和免疫治疗药物联合使用时，皮肤不良反应的发生率往往有所增加。《欧洲皮肤病学杂志》在 2016 年发表了一篇综述[6]，详细描述了紫杉烷类药物的皮肤不良反应。

(一) 急性超敏反应

紫杉烷类化疗药物常在输注期间或输注后不久发生超敏反应[7]。紫杉醇和多西他赛的发作通常非常迅速，在开始输注的几分钟内就可以出现。在未进行预防用药的情况下，发病率约为 30%，一般发生在治疗的第 1 个或第 2 个周期，通常为中度，但也可能出现严重的类过敏反应，甚至导致死亡。临床表现包括不同程度的荨麻疹、麻疹样皮疹、潮红、血管水肿和瘙痒，并伴有全身性表现(如低血压、支气管痉挛、呼吸困难、寒战和背痛)。适当的预防措施(在用药之前即开始给予皮质类固醇口服或者静脉注射苯海拉明及西咪替丁)可使急性超敏反应的发生率降到 10% 以下。白蛋白结合型紫杉醇虽然也可能发生超敏反应，但很少见。

(二) 外渗反应

0.1%～6% 的患者可能发生化疗药物渗入输注部位附近的软组织。紫杉醇引起的所有注射部位反应(包括外渗)的发生率为 1.6%，多西他赛的发生率低于 1%。紫杉醇、多西他赛和白蛋白结合型紫杉醇引起的外渗反应通常较轻，但也可能会发生严重的外渗。紫杉烷类药物被认为是"刺激性药物"，但当高剂量或高浓度的药物渗漏到软组织中时，可能会产生"发泡性"反应，出现包括坏死或慢性溃疡等严重并发症。

(三) 皮疹

弥漫性斑疹和丘疹可表现为轻度麻疹样疹，并可能伴有中至重度瘙痒和烧灼感(图 26-2)。紫杉醇引起的皮疹主要见于易受创伤的温暖部位，如皱褶、接触部位，或敷料和护垫下(图 26-3A～C)。最典型的表现是腋窝和腹股沟区或颈部皱褶出现疼痛、双侧炎症性斑块，尤其是在多西他赛辅助治疗乳腺癌时(图 26-3D)。常伴有 PATEO 综合征(关节周围鱼际红斑和骨关节溶解)，也可能累及脸部。可能在第 1 个治疗周期后数天发生，并且被认为是一种剂量依赖性毒性效应。紫杉醇也曾以"反向"方式累及手臂伸肌面及大腿和膝部外侧(图 26-3E)。这些皮疹消退后常残留色素沉着(图 26-3F)[6]。一般来说，病灶可以很容易地用局部皮质类固醇治疗。然而，有时需要减少剂量或暂时中断紫杉醇治疗。

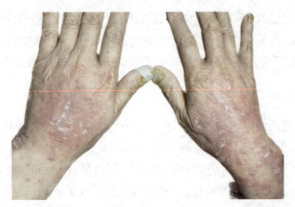

▲ 图 26-2 胃癌患者使用紫杉醇后引起的红色斑疹

(姚蓉蓉供图)

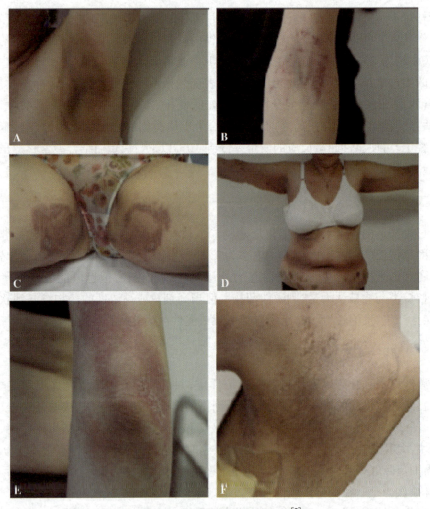

▲ 图 26-3 紫杉醇引起的皮疹[6]

A~C. 中毒性红斑的特征性表现,主要位于摩擦部位,如弯曲部位(A、C)或敷料部位(B);D. 摩擦部位(腋窝、腹股沟和腰带区域)出现疼痛、双侧炎症性斑块;E. 严重病变累及肘关节伸肌面;F. 颈部褶皱炎症后色素沉着。

(四) 危及生命的皮肤毒性反应

只有少数研究报道了多西他赛导致严重的危及生命的皮肤不良反应,而关于紫杉醇方面的则更少[8]。这些严重皮肤毒性反应包括罕见的多形性红斑(EM)[9]、中毒性表皮坏死松解症(TEN)[10]和史蒂文斯-约翰逊综合征(SJS)(图26-4)[11-13]。

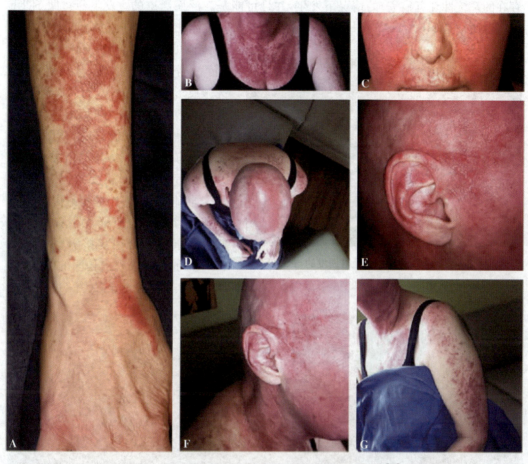

▲ 图26-4 多西他赛引起的严重红斑性脱屑皮疹[13]

60岁绝经后白种人女性,ⅡB期(T_2N_1)浸润性左乳导管癌,在术后开始FEC-D(5-氟尿嘧啶、表柔比星、环磷酰胺治疗3个周期,然后多西他赛治疗3个周期)方案进行辅助化疗。既往有慢性良性中性粒细胞减少症和Sjögren综合征,主要表现为眼干、肌痛和关节痛,无狼疮或其他结缔组织疾病病史。除了胶带引起的皮疹外,没有已知的药物过敏史。第1次FEC化疗2天后,患者前臂伸肌和躯干前面出现轻度红斑性斑丘疹,这是典型的化疗相关皮疹的特征。在随后的化疗周期前,这些皮疹几乎完全消退。在之后的FEC化疗周期中,皮疹再次复发,并且在FEC化疗3个周期后因为使用抗组胺药和局部皮质类固醇延迟了1周才切换到多西他赛化疗。在第1次多西他赛使用后不久,出现了中度严重的红斑性脱屑性皮疹,最初位于前臂和前躯干。这种皮疹的严重程度和范围不同于使用FEC方案时的皮疹。在多西他赛的第2个疗程中,尽管增加了泼尼松,但皮疹仍然进展到头皮、脸颊、耳、颈部、背部(A~G)以及鼻和阴道,导致鼻出血和阴道出血,并伴有严重的烧灼痛、面部和眶周水肿。皮肤科会诊断为SJS。

(五) 药物性红斑狼疮

紫杉醇和多西他赛均可诱发和/或导致药物性红斑狼疮(drug-induced lupus

erythematosus，DILE）。DILE 最常见的表现为亚急性皮肤红斑狼疮（subacute cutaneous lupus erythematosus，SCLE）。紫杉烷类导致的 SCLE 在临床上与特发性 SCLE 难以区分，它的主要特征是在日光暴露区域出现红斑、鳞状丘疹和/或更特征性的环状病变（图 26-5）[6]。可能有瘙痒，但没有相关的全身症状。这种反应可能在治疗数周或数月后再次发生，或者在存在已知的自身免疫易感性疾病（如 Sjögren 综合征或先前存在的系统性红斑狼疮）的情况下发生，并且可能是广泛而严重的。发生药物性 SCLE 的患者通常是 HLA DR2 或 DR3 阳性。抗 SSA/Ro 抗体几乎总是阳性的。SSB 或抗核抗体也可呈阳性，但抗 DNA 抗体为阴性。停止化疗后，SCLE 病变消退，无瘢痕形成，但抗 SSA 抗体往往在较长时间内保持阳性。可以采用合成抗疟药、光保护和局部皮质类固醇，特别是在没有治疗替代方案的情况下需要继续治疗肿瘤时。需要牢记，同时使用卡培他滨、多柔比星和氟尿嘧啶等其他化疗药物也可能发生狼疮样表现。白蛋白结合型紫杉醇也有诱发 SCLE 的报道，表现出相同的临床、组织学或实验室检查异常（图 26-6）[14]。

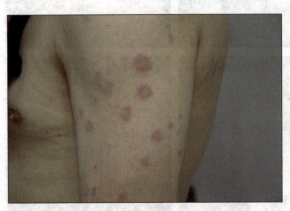

▲ 图 26-5 紫杉醇和多西他赛诱发的与 SCLE 相关的环状病变[6]

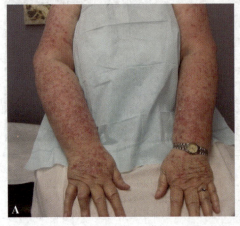
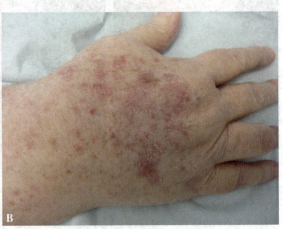

▲ 图 26-6 白蛋白结合型紫杉醇诱发的 SCLE[14]

62 岁女性，右侧低分化浸润性导管癌，ER－、PR＋、her2 扩增阴性。患者开始接受每 21 天静脉注射白蛋白结合型紫杉醇 260 mg/m²。在第 3 次输注后出现了新的皮疹，包括几个界限不清的红斑丘疹，对称地分布于手臂伸肌面。无瘙痒、疼痛或躯体症状。皮肤病变在随后的几周内进展，尽管患者在其他方面仍无症状。在第 5 个周期白蛋白结合型紫杉醇治疗前的评估中，皮疹明显进展，表现为对称的光分布皮疹，累及双臂和双手伸肌面以及胸前部（A）。皮肤病变为银屑病样，由红色斑丘疹合并成斑块并覆盖鳞片状皮损（B）。未见明显的黏膜受累、指甲改变或其他皮肤病变。

（六）光敏性

紫杉醇和多西他赛都可导致炎症性皮疹（光毒性），主要出现在光暴露部位。光敏性被认为与诱导卟啉生物合成畸变有关,并由紫外线 B 触发。然而,在接受紫杉醇或多西他赛治疗的乳腺癌患者中,其发生率似乎低于 1%。也有报道,光暴露部位发生多形性红斑。在停止使用紫杉醇和多西他赛后,皮疹会消退。

(七)暴发性脓疱

1. **急性泛发性脓疱病**(acute generalized exanthematous pustulosis, AGEP) 曾有报道多西他赛发生典型的 AGEP,特征是急性皮肤脓疱暴发,伴有角层下水肿、红斑上的非滤泡性脓疱,并伴有发热[15]。紫杉醇也有类似的广泛性脓疱病的报道。此外,还有一种罕见的 AGEP 局限性变种,即急性局部性脓疱病(acute localized exanthematous pustulosis, ALEP),其皮损严格局限于面部(图 26-7)[16]。

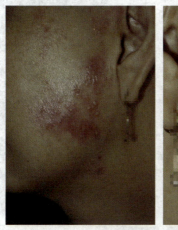
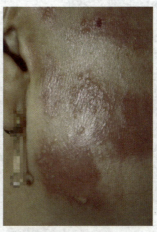

▲ 图 26-7 双颊红斑斑块内豌豆大小的簇状脓疱[16]

44 岁女性,乳腺癌手术后接受化疗。在第 1 次输注多西他赛后 2 天双颊突然出现有红斑背景的对称脓疱性皮肤病变。该病变始于多柔比星和环磷酰胺组成的 4 个周期化疗后。最后一次输注多柔比星和环磷酰胺是在 3 周前,2 次化疗之间没有给药。有瘙痒、局部皮温升高、轻度肌痛,但无发热。渗出液细菌培养革兰氏阳性或阴性细菌均未生长。单纯疱疹病毒直接涂片(Tzanck 试验)也呈阴性。

2. **毛囊炎** 紫杉烷类药物可引起炎性毛囊炎,但通常不受剂量限制。主要发生在额头、脸颊、下颌和上胸部,尤其是头皮和肩膀,出现滤泡丘疹和脓疱。微生物培养通常为阴性。停止紫杉醇治疗或者紫杉醇剂量减少后,皮肤症状缓解(图 26-8)[6]。

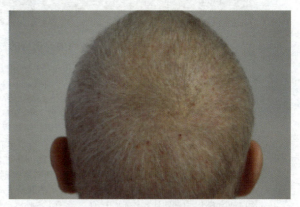

▲ 图 26-8 紫杉醇致无菌性头皮毛囊炎[6]

(八)放射回忆性皮炎

放射回忆性皮炎(radiation recall dermatitis,RRD)是一种严格局限于先前放射区域的皮肤急性炎症反应,由随后引入的全身治疗引发。最初的放疗可能发生在化疗之前的几年。RRD 可能在化疗期间(第 1 个或随后的周期)、化疗后立即或随后几天出现[17]。临床表现可能包括红斑、水肿、硬化、脱屑,有时皮肤出现大疱性脱离或坏死,通常局限于先前照射过的区域(图 26-9)[18]。这些症状轻重不一,可伴有瘙痒、灼烧感或疼痛。在此前接受过多西他赛治疗的患者中,仅有不到 2% 的患者发生该反应[19]。多西他赛和吉

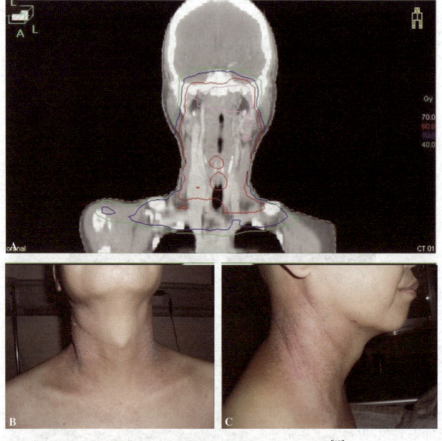

▲ 图 26-9 多西他赛诱导的放射回忆性皮炎[18]

44 岁男性,临床诊断鼻咽癌 $T_2N_3M_0$(ⅣA 期),病理报告为低分化鳞癌。患者于 2010 年 4 月 5~7 日接受紫杉醇 210 mg,顺铂 120 mg 化疗 1 个周期。2010 年 4 月 14 日至 6 月 9 日,给予调强适形放疗,治疗方案和靶量如下:原发性鼻咽病变 70 Gy/33 Fx/57 d;颈部转移淋巴结 70 Gy/33 Fx/57 d;颈部其他部位 58 Gy-61 Gy/33 Fx/57 d(A)。放疗后 1 年,2011 年 6~9 月,患者出现腰痛。全身骨显像和腰椎 MRI 显示多部位骨转移,腰椎骨侵蚀最严重。对从 T_{12} 到 L_2 的后侧野区进行姑息性放疗,剂量为 40 Gy/20 Fx/31 d。随后于 2011 年 10 月 10 日给予多西他赛 160 mg(95 mg/m^2)和顺铂 120 mg(70 mg/m^2)化疗。5 天后,颈部两侧皮肤出现红斑、水肿、紫癜、丘疹伴轻度鳞屑。此外,咽炎引起的吞咽疼痛和吞咽困难症状也在同一时期出现。所有这些症状都发生在先前照射过的区域(B、C)。从逻辑上推断这是多西他赛诱导的 RRD 和咽炎。静脉给予地塞米松 10 mg/d。化疗后第 7 天出现发热性白细胞减少,白细胞计数 0.4×10^9/L。给予头孢唑林和粒细胞集落刺激因子治疗,3 天后白细胞恢复正常。RRD 开始后 8 天颈部皮肤恢复正常。

西他滨是两种最常与 RRD 相关的药物,乳腺癌是最常见的相关肿瘤类型。放疗至药物暴露的中位时间为 8 周(2~132 周),药物暴露至 RRD 的中位时间为 5 天(2~56 天),皮炎显著改善的中位时间为 14 天(7~49 天)[20]。一般情况下,出现该反应并不需要停止化疗,并且随着后续治疗周期,RRD 可能减弱或完全消失。预防性使用皮质类固醇或减少化疗药物剂量也可能是必要的,其病理生理学原理仍有待确定。

(九) 紫外线回忆现象

紫外线回忆现象是一种光毒性暴发,在使用系统性治疗药物后,发生在以前的紫外线引起的日光性红斑区域。最初报道的是甲氨蝶呤,随后有吉西他滨和依托泊苷发生紫外线回忆性皮炎的报道。紫杉醇和多西他赛都可以诱导光或紫外线回忆(或日光性红斑的再激活)[21]。通常在化疗前的几天或几周会有日光性红斑发作(并消退)。然后在化疗药物输注后,即使没有暴露在日光下,先前受影响的日光性红斑分布区域的皮肤病变再次出现(称为紫外线回忆),并且临床表现与先前的日光性红斑相同(图 26-10)[6]。输注后的继发反应比最初的日光性红斑严重得多,可能需要使用局部抗炎药以缓解症状,并建议在后续治疗周期之前采取光防护措施。在这些治疗周期过程中,光回忆反应逐渐减弱,不需要中断化疗(图 26-11)[22]。

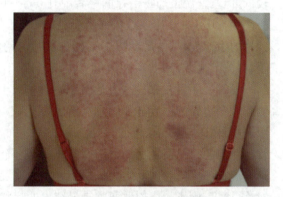

▲ 图 26-10 炎症性皮损[6]

类似于既往的晒伤(紫外线回忆现象)

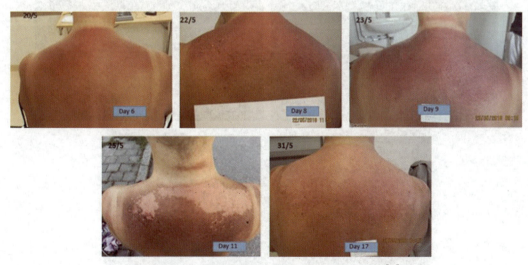

▲ 图 26-11 多西他赛治疗后的紫外线回忆现象[22]

第 6 天:既往晒伤部位、颈部和上背部出现硬化、灼烧性红斑,严格除外既往被衣服和头发覆盖的部位。第 8 天:伴大水疱的进行性水疱性红斑。第 9 天:伴水疱、糜烂和表面脱屑的水疱性红斑。第 11 天:炎症后色素沉着和先前被水疱和水疱性红斑覆盖的区域脱屑。第 17 天:先前受水疱性红斑影响的区域色素减少或增多。

(十) 外渗回忆现象

外渗回忆现象是指既往药物外渗损伤组织部位的微血管通透性和微损伤增加,化疗药物在重新输注时渗漏和积聚,从而导致炎症反应。在重新输注紫杉醇或多西他赛后也有发生,但很少见,其特征是在先前的炎症部位复发红斑。皮肤活检显示,表皮发育异常伴角化细胞异常、基底层空泡变性和小汗腺鳞状管状化生。

(十一) 掌跖红斑感觉障碍综合征

1. 手足背侧综合征(dorsal hand-foot syndrome, HFS) 相对于紫杉醇,多西他赛的 HFS 更常见。虽然与氟尿嘧啶、卡培他滨和多柔比星等其他化疗药物相比发病率较低,但紫杉烷类药物治疗的患者中有 5%~10% 会发生 HFS。由于紫杉烷类药物的广泛使用,HFS 在临床实践中并不罕见,特别是在每周给药的情况下。最具特征的形式是独特的手背表现,这是紫杉烷类药物所特有的,而且相当普遍。鳞状红斑病变主要见于手背(关节上方)和大鱼际隆起(图 26-12A、B),很少见于足背或踝周和跟腱区域(图 26-12C)。手背皮损的暴发通常不越过华莱士线(Wallace's line),这是一个沿着手的内侧和外侧边界的过渡区。偶尔会有掌跖受累。多西他赛患者关节周围大鱼际红斑和指甲剥离是"PATEO 综合征"的特征表现(图 26-12D),并不是所有的指甲都普遍受累,尽管都受累的情况很常见[6]。病变可能从第 1 个治疗周期开始,或在随后的治疗周期中逐渐发展,有时可能有刺痛、灼痛或麻木等前驱症状。背侧 HFS 是双侧的,但不一定严格对称,瘙痒、疼痛或烧灼感通常是最突出的症状。发生在其他位置如骶骨区域也有报道。

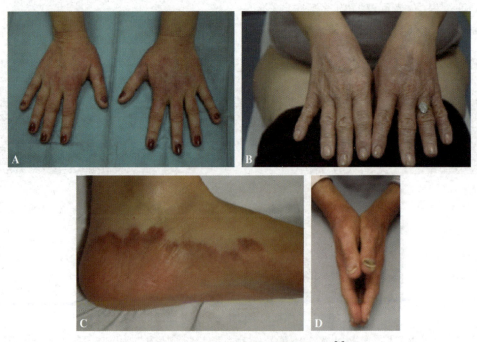

▲ 图 26-12 紫杉烷类药物诱导的 HFS[6]

累及手背(A、B)和足背(C)。PATEO 综合征可见与指甲剥离相关的背侧红斑病变(D)。

很少的情况下，患者可能会发展为化疗常规描述的 HFS，影响双侧手掌和/或足底表面，表现为不同程度的红斑、疼痛或刺痛（图 26-13）[6]。

2. **固定红斑性感觉障碍（fixed erythrodysaesthesia）** 固定红斑性感觉障碍可能是多西他赛特有的一种皮肤毒性反应，通常表现为在化疗周期（每周 1 次或每 3 周 1 次）后几天出现的孤立、界限清晰的红斑和柔软斑块。常发生于前臂，有时靠近输液部

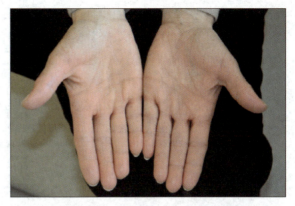

▲ 图 26-13 影响双侧手掌表面的 HFS[6]

位，因此必须与外渗区分。随后可能会有脱皮并继发色素沉着，并且在继续化疗后不太会复发[23]。一些学者认为固定红斑性感觉障碍是 HFS 的一种变体。

（十二）色素沉着

1. **蛇形静脉上色素沉着（serpentine supravenous hyperpigmentation，SSH）** 最初是在使用氟尿嘧啶时观察到患者静脉输注的静脉网络上立即覆盖的皮肤色素沉着增加，后来发现其他几种药物包括多西他赛也会发生 SSH（图 26-14）[24]。这种特殊的并发症几乎只发生在外周静脉输注后。临床表现具有高度的特征性：开始时通常是注射静脉上的红色条纹，输液部位代表起点，最初可能是红肿和红斑，并伴有灼烧感和/或瘙痒，

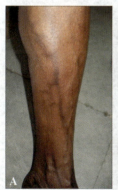 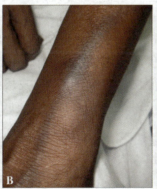 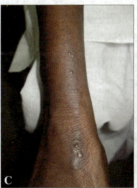 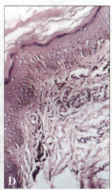

▲ 图 26-14 多西他赛引起的 SSH[24]

72 岁男性，左乳浸润性导管癌伴淋巴结阳性。多西他赛、多柔比星、环磷酰胺辅助化疗（TAC 方案），每周 3 次，连用 6 周。术前给予昂丹司琼，8mg，每日 2 次；地塞米松，8mg，每日 2 次；泮托拉唑，40mg；氯苯那敏。多西他赛 100mg/m² 置于 250mL 无聚氯乙烯的 0.9% 氯化钠溶液袋中，静脉滴注 1 小时。患者左下肢接受第 1 次多西他赛输注后，注射部位周围出现剧烈疼痛，2 天后疼痛自行消退。接着，可见一条红斑线沿着药物的输注路径扩散。红斑线随后被深色条纹所取代（A）。随后，下一剂量的药物（100mg/m²）沿着左、右前臂静脉给药，观察到类似的临床过程（B、C）。皮肤检查显示，沿左下肢大隐静脉的支脉和沿前臂伸肌上的静脉呈线状色素沉着。右前臂头静脉也可见水疱。色素条纹下的静脉既不柔软也不增厚。无局部淋巴结病变。手掌、足底和黏膜检查无明显异常。病变皮肤的组织病理学检查显示，基底层变性、色素失禁、噬黑素、局灶带状浸润以及血管周围单核细胞浸润（D）。使用了局部皮质类固醇和润肤剂，未进行静脉冲洗。

随后是色素沉着。这种情况是良性的、自限性的，一般不需要特殊治疗或中断/减少紫杉烷类药物的剂量。目前所知，紫杉醇还没有发现有这一现象。

2. 鞭答状和网状色素沉着(flagellate and reticulate hyperpigmentation)　化疗药物如环磷酰胺(含或不含伊达红霉素)、5-氟尿嘧啶和博来霉素均可引起网状色素沉着[25]。紫杉醇也可能引起网状色素沉着，表现为患者背部带状、网状或两者兼而有之的线状黄斑色素沉着，皮肤病变通常无症状。色素沉着在用药后3～18周出现，停药后2～6个月消退。化疗药物引起的网状色素沉着不需要减少剂量或停止相关的抗肿瘤治疗。鞭答状红斑传统上发生于使用博来霉素后，但使用多西他赛后也可能发生。文献报道，一例55岁中国台湾女性，2004年诊断为乳腺浸润性混合导管和小叶癌，激素受体阳性，HER2阴性。治疗包括右乳房肿瘤切除术、化疗(多柔比星和环磷酰胺、紫杉醇)、放疗和5年的激素治疗，于2010年2月治疗结束。2014年7月发现乳腺癌转移至肺和骨骼，开始每天服用来曲唑。2014年首次静脉输注唑来膦酸后有过敏反应，在大腿内侧和腹股沟区域、腋窝、肘前窝和胭窝出现了无触痛、无瘙痒的红色斑块，病变自发消退，给予替代药物地舒单抗时未出现皮疹。2015年5月病情进展，改服选择性雌激素受体降解剂，随后使用阿贝西利、依西美坦和依维莫司联合治疗，但均无效。2015年9月开始使用卡培他滨，脸部阳光暴露的部位出现了红斑。随后，出现弥漫性和融合性颧骨炎症后色素沉着。治疗4个月后，因肿瘤负荷增加而停药。2016年1月开始紫杉醇(80 mg/m^2)每周静脉治疗，每次治疗前都进行预处理防止过敏反应。在第1次紫杉醇输液后和第2次治疗前的1周，腹部、背部和四肢出现色素沉着。在每次紫杉醇输注的当天，新的色素沉着看起来更暗(与腹部的妊娠纹形成明显的对比)(图26-15)[26]。相反，面部继发于卡培他滨的色素沉着消退。对腹部色素沉着的皮肤和正常皮肤进行显微镜检查(用于比较)，色素沉着的皮肤不仅表现为表皮基底层有明显的黑色素沉积，而且真皮层上部黑色素和噬黑素细胞不受控制地沉积(图26-16A、B)，Fontana-Masson染色证实这些部位存在黑色素(图26-16C、D)[26]。相比之下，正常皮肤仅显示表皮基底层有轻微的色素沉着(图26-17A、B)，Fontana-Masson染色证实表皮基底层和局部乳头状真皮层有稀疏的黑色素存在(图26-17C、D)[26]。用于检测铁的Perl铁染色在色素沉着区皮肤和正常皮肤中均呈

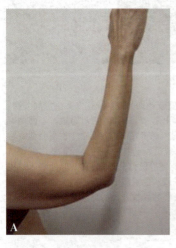
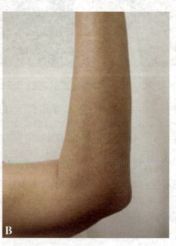
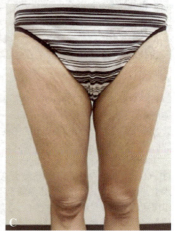

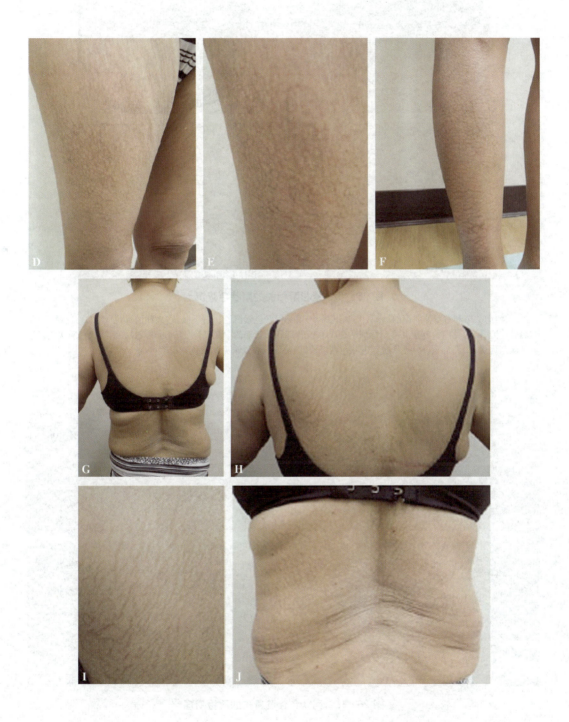

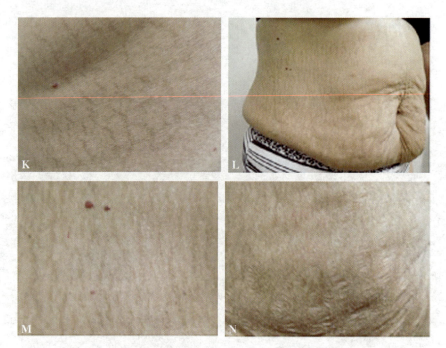

▲ 图 26-15 紫杉醇相关的网状色素沉着[26]

上臂：肘关节和右臂伸肌面的远观(A)和近观(B)可见网状色素沉着。右下肢：右大腿的远观(C、D)、近观(E)及右胫骨前区(F)可见网状色素沉着。背部远观(G)、上背部和下背部的中观(H~J)和近观(K)显示线状和网状色素沉着。腹部远观(L)和近观(M)可见腹部网状色素沉着，腹部妊娠纹处未见网状色素沉着(N)。

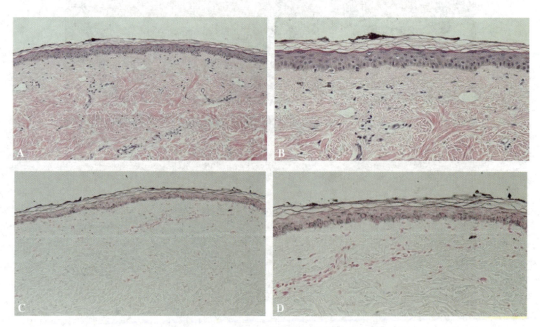

▲ 图 26-16 网状色素沉着皮肤活检病理[26]

A、B. 显示基底部色素沉着，表皮基底层黑色素增加。黑色素也存在于乳头状真皮层的噬黑素细胞中（苏木精-伊红染色。A. 10×；B. 20×）。C、D. 证实表皮基底角细胞和乳头状真皮噬黑素细胞中黑色素增加（Fontana-Masson 染色。C. 10×；D. 20×）。

阴性。总之，与正常皮肤相比，色素沉着区表皮和真皮层的黑色素沉积明显更多。第7次治疗后，患者手腕、后颈和右足踝出现疼痛、肿胀、红斑性鳞屑斑块（图26-18）。右足踝病变进展，左足踝也出现类似病变（图26-18）[26]。活检显示界面皮炎。足踝损伤使患者无法行走，因此停用紫杉醇治疗，症状和皮肤变化逐渐消失。停止紫杉醇治疗2个月后，腹部和腿部的网状色素沉着消失。背部和手臂上的色素也明显褪色。此后，使用氟维司群和哌柏西利治疗，没有再出现化疗引起的网状色素沉着。

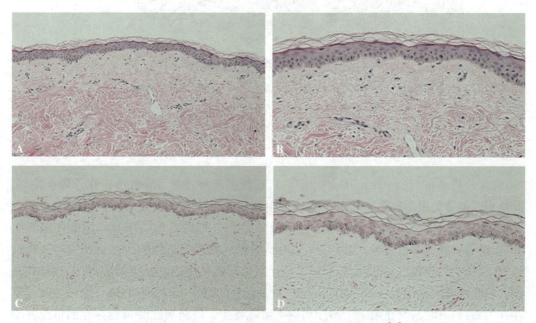

▲ 图 26-17　正常皮肤（毗邻色素沉着）活检病理[26]

A、B. 显示表皮基底层仅有轻微的色素沉着（苏木精-伊红染色。A. 10×；B. 20×）。C、D. 外观正常的皮肤（毗邻色素沉着）活检标本显示，表皮基底层和局部乳头状真皮层中存在稀疏的黑色素（Fontana-Masson 染色。A. 10×；B. 20×）。

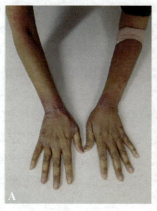
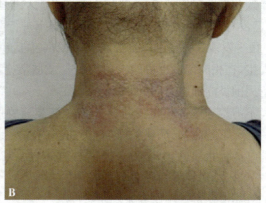

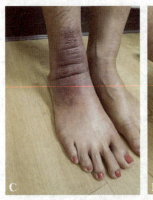
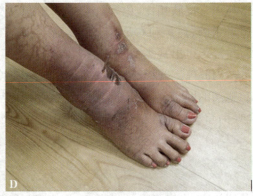

▲ 图 26-18 紫杉醇相关的界面皮炎表现[26]

手腕背侧(A)、后颈部(B)和右踝关节(C)柔软和肿胀的红色鳞屑斑块。右踝关节的界面皮炎加重且范围扩大,左足踝也出现了类似的病变(D)。

(十三) 水肿/皮肤硬化

1. **外周水肿(peripheral oedema)** 紫杉烷类药物通常可导致可逆性外周水肿,尤其是多西他赛的报道较多。其潜在的病理生理机制可能与毛细血管蛋白渗漏综合征有关,并在后期可能出现不同程度的淋巴引流障碍[27]。临床表现为下肢周围性凹陷性水肿,有时可发展为淋巴水肿,20%~60%的晚期癌症患者受其影响。在更严重的 3 级毒性时,可能会出现腹水和/或胸腔积液。用于预防超敏反应的皮质类固醇,可能减轻其发展。多西他赛的累积剂量(>400 mg/m²,或在治疗的第 4~5 周期)与液体潴留之间似乎存在关系,但有时甚至在第 1 个治疗周期就可能发生。停药后水肿持续存在的情况并不多见,但有时会发生继发性硬皮病样变化。

2. **硬皮病样皮肤变化(scleroderma-like skin changes)** 紫杉醇和多西他赛均有导致浸润性皮肤硬化的报道,并可能以皮肤炎症为标志。它可以在几个月内逐渐发展,可能直到很晚才表现出来,有时甚至在化疗结束后才出现。四肢最常受累,尤其是下肢,除了会导致营养性溃疡外,还会导致下肢关节活动能力严重受限。虽然躯干和颈部也可能受累,但没有系统性发现或实验室标志物提示进行性系统性硬化症(图 26-19、图 26-20)[28]。很少发现其与雷诺综合征相关。根据已报道病例的特征,水肿往往先于硬皮病样病变发生,在相同区域也可能出现 HFS。皮肤活检显示纤维化,真皮胶原束增生,偶尔伴有血管周围炎症细胞浸润(图 26-19、图 26-20)[28]。这些成纤维细胞增殖变化的机制目前尚不清楚。这种硬化变化并非紫杉烷类药物所独有,卡培他滨、博来霉素、羟基脲、拓扑替康、雷替曲塞、环磷酰胺、培美曲塞或吉西他滨也有报道。停止化疗有时可能使病变的临床症状消退,迄今为止报道的病例均一致。在水肿的治疗中,物理治疗很重要,因为它可以抵消继发性硬化症的发展。利尿剂可能没有帮助,而糖皮质激素在这种情况下的效用需要进一步研究来确定。

文献报道,一名 68 岁泰国女性患者因前臂和腿部进行性皮肤增厚 3 个月就诊于风湿病科。2 年前因耻骨上肿块和输尿管远端低分化癌而诊断为卵巢癌转移,行远端尿

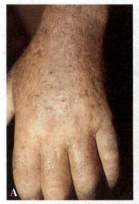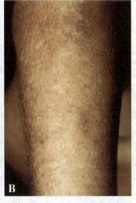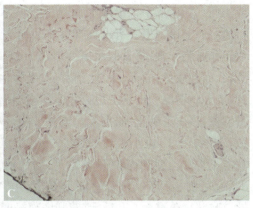

▲ 图 26-19　紫杉醇相关的硬皮病样皮肤表现（一）[28]

手背（A）和前臂（B）皮肤硬化。组织学表现（苏木精-伊红染色，200×），真皮纤维化，胶原束增厚，少有炎症浸润（C）。

66 岁男性，Ⅳ期乳腺癌患者，曾接受他莫昔芬新辅助治疗，然后是来曲唑和放疗。2 年后病情进展，然后开始使用紫杉醇。4 个月后，四肢开始出现水肿，皮肤硬化/增厚，从远端向近端进展（A、B）。组织学表现为真皮纤维化，胶原束增厚，少有炎性浸润（C），无黏蛋白沉积。实验室检查，抗核抗体（ANA）、抗 scl-70、类风湿因子均阴性，蛋白电泳、补体水平、促甲状腺激素（TSH）均在正常范围内。食管 X 线和甲襞毛细血管镜检查正常，胸部 CT 未提示系统性硬化症的改变。

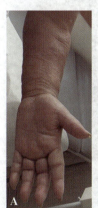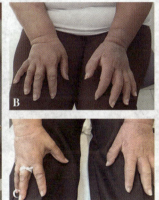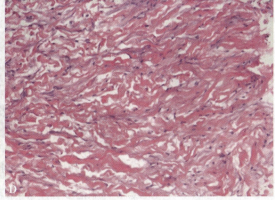

▲ 图 26-20　紫杉醇相关的硬皮病样皮肤表现（二）[28]

手和前臂（A、B）皮肤硬化和色素沉着。停止紫杉烷类药物治疗 2 个月后临床改善情况（C）。组织学表现为（HE 染色，200×），真皮纤维化伴胶原束增厚，附件萎缩，无炎症浸润（D）。

71 岁女性，Ⅳ期乳腺癌患者。参加白蛋白结合型紫杉醇＋/－阿替利珠单抗/安慰剂的临床试验。治疗开始后不久，患者左前臂出现水肿，4 个月后发展为四肢感觉障碍和皮肤色素沉着，随后四肢皮肤硬化/增厚，并从远端向近端进展（A、B）。组织学表现为真皮坏死，胶原束增厚，附件萎缩，存在树突细胞，缺乏炎性浸润，成纤维细胞和黏蛋白沉积（D）。实验室结果仅有低滴度抗 Ro 阳性，ANA、抗 RNP/Sm、Sm、La、Scl-70、Jo-1 阴性。TSH 水平和肾功能正常。由于疾病进展，以上方案暂停，开始使用卡培他滨，皮肤硬化得以改善（C）。

道切除术、子宫切除术和双侧输卵管卵巢切除术。术后腹部 CT 扫描显示，部分淋巴结残留病变，左侧髂总静脉侵犯。卡铂（AUC5）联合吉西他滨（1 000 mg/m²）治疗 8 个疗程。化疗结束后 1 个月和 6 个月，腹部复查 CT 显示疾病进展，淋巴结肿大。开始放疗，左髂淋巴结照射（400 cGray，5 次），然后每 3 周给予紫杉醇 175 mg/m²。紫杉醇治疗 3 个疗程后 2 个月复查腹部 CT，显示左髂淋巴结有所缩小。在此期间，患者双足肿胀，无疼痛或压痛。随后双手背出现水肿,发展为皮肤硬化和增厚。对患者可能的结缔组织疾病进行风湿病会诊。患者有胃食管反流病病史,无恶性肿瘤或自身免疫性疾病家族史,有高血压和血脂异常,每日服用氯沙坦(50 mg)和辛伐他汀(20 mg)。体格检查显示,脸中度苍白,面容疲惫;面部、手部、前臂、左上臂、双足、双腿和大腿皮肤增厚,Rodnan 皮肤评分为 27 分。增厚的皮肤上也有色素沉着(图 26-21)。有雷诺现象。无点状凹陷瘢痕、肌腱摩擦音、皮下钙化、肌肉无力或关节炎。实验室检查显示,血红蛋白 73 g/L,白细胞计数 $6.1×10^9$/L,血小板计数 $346×10^9$/L。尿液分析、肾功能和肝功能、电解质和甲状腺功能正常。乙型和丙型肝炎均为阴性。抗核抗体(ANA)1∶320 阳性,呈斑点状。抗 dsDNA、抗 Scl-70、抗着丝粒、抗 SSA、抗 SSB、抗 Sm、抗 RNP 抗体及补体均正常或阴性。胸部高分辨率 CT 显示,双肺底部轻度非特异性间质性肺炎。超声心动图检查正常。计划进行皮肤活检,但因特殊情况而未进行。诊断为紫杉醇所致弥漫性硬皮病[29]。

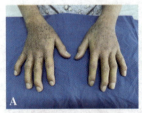
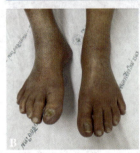
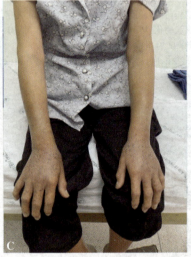
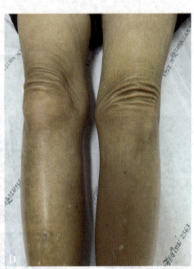

▲ 图 26-21 紫杉醇相关的硬皮病样皮肤表现(三)[29]

双手(A)、双足(B)、前臂和手臂(C)及双腿(D)皮肤增厚。

(十四) 化疗性脱发

化疗导致的脱发分为以下 5 个等级。

0 级:无脱发;

1 级:轻度脱发,<25%;

2 级:中度脱发,斑片状脱发,25%~50%;

3 级:完全脱发,可再生,50%~75%;

4 级:完全脱发,不可再生,75%~100%。

1. 化疗引起的急性可逆性脱发(chemotherapy-induced acute reversible alopecia, CIARA) 紫杉醇和多西他赛在化疗性脱发(chemotherapy-induced alopecia,CIA)诱导药物中"名列前茅",其机制主要是诱导营养不良性生长期脱发[30]。脱发通常发生在第 1

个治疗周期后。CIA 是紫杉烷类药物最令人痛苦的不良事件之一,在至少 60% 的化疗患者中以弥漫性分布的方式影响头皮。当治疗时间较长,剂量较高或多次暴露时,也可能影响其他部位的毛发(如睫毛、眉毛、胡须、腋毛、阴毛和体毛)。通常,在最后一个化疗周期后的 3~6 个月,脱落的头发会逐渐重新长出来,并逐渐恢复到基线水平。其中超过 1/3 患者的再生头发会发生一些变化,如头发变得更卷曲,颜色变得更灰白,少数人的发色甚至变得更深。

CIARA 的处理:在化疗开始之前,可建议患者剪短头发,甚至剃光头,以抵消头皮刺激和任何即将产生的社会心理压力(脱发的尴尬)。同样,也可建议戴假发或其他头部覆盖物(如头巾)。化疗开始时局部使用米诺地尔(2%),虽然对预防化疗性脱发没有帮助,但可能会加速头发再生,这对许多患者来说是很重要的。头皮冷却并不是预防化疗性脱发的普遍方法,但往往具有保护作用,在 50%~75% 的病例中可以减少一半的脱发量。头皮冷却的方法是在静脉化疗前至少 30 分钟开始,将冷却帽戴在患者头上,保持头皮温度在 16~20℃ 之间。在整个化疗过程中保持冷却,并在停止输注细胞毒性药物后 60~90 分钟停止冷却。实施头皮冷却者比不实施头皮冷却者的脱发量明显减少,而且这种保护作用在单纯接受紫杉烷类的患者中更显著[31]。头皮降温益处的潜在机制似乎是使血管收缩,更重要的是,化疗输注期间毛囊代谢减少,从而使它们不容易受到化疗毒性作用的影响。

2. 化疗引起的持续性脱发(chemotherapy-induced persistent alopecia, CIPA)

有些病例在停止化疗 6 个多月后,头发和体毛再生不佳和/或没有再生。对于紫杉烷类药物,Kluger 等估计多西他赛的 CIPA 发生率为 2%[32]。西班牙学者研究发现,在 358 例多西他赛累积剂量≥400 mg/m² 的患者中,2 级持续性脱发的比例为 10.06%[33]。CIPA 患者的脱发不是全部的,而是相对弥散性的,并且在容易发生雄激素性脱发的部位更加严重。CIPA 患者的头发变得更细、更短(通常<10 cm),但头皮看起来很健康,没有瘢痕性脱发或纤维化的特征(图 26 - 22)[33]。其他部位的毛发(如睫毛、眉毛、腋毛、阴毛和体毛)也会受到影响。CIPA 通常被认为是不可逆的,但缺乏长期的前瞻性研究来证实这一点。在组织学检查中,毛囊单位的数量似乎没有变化,但毛细血管密度的减少与毛发数量的减少有关,这对处于生长期的毛发是不利的。CIPA 的机制尚未被阐明,但已经假设基质细胞与真皮乳头分离,以及紫杉烷类对毛发基质角质形成细胞或毛囊干细胞有直接细胞毒性作用。

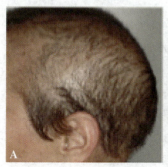
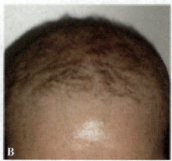
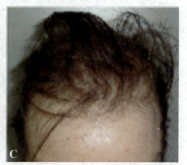

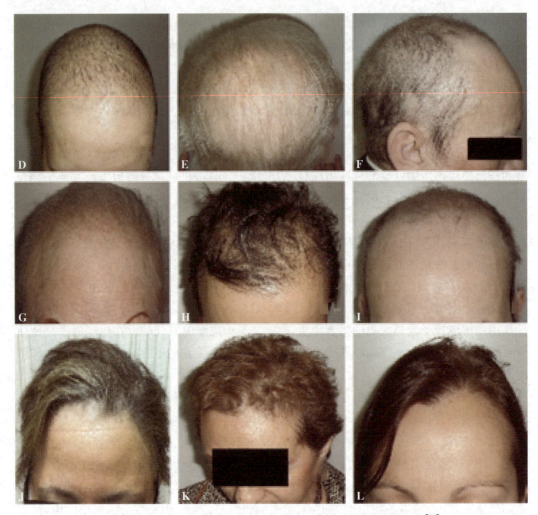

▲ 图26-22 多西他赛化疗结束后46~120个月的持续性脱发[33]

A~I.2级持续性脱发；J~L.1级持续性脱发。

CIPA 的处理：预先告知患者紫杉烷类药物可能导致 CIPA，特别是在女性患者中。在目前进行的有限研究中，米诺地尔、螺内酯和光疗并未显现出预防或减轻 CIPA 的效果[34]。外用米诺地尔（高达5%）可能会在一定程度上刺激头发再生。

（十五）指甲变化

紫杉烷类药物引起的指甲变化非常常见，3个化疗周期后的发生率高达89%。多西他赛似乎与指甲毒性密切相关，发生率高达30%~40%。多西他赛和紫杉醇是最常见的诱导指甲变化的化疗药物。白蛋白结合型紫杉醇对指甲的毒性仅偶有报道，全级别甲毒性的总发生率显著降低（19.4%），尤其是溶甲极少发生且易于控制。这些化疗药物可能会导致弥漫性色素沉着、博氏线、甲癣、米氏纹、甲沟炎、甲下角化过度、化脓性肉芽肿、甲下及裂状出血、溶甲/渗出性溶甲、指甲脆化等（图26-23A、B）[6]。由于甲板生长缓慢，在治疗数周后，指甲病变明显，并随着治疗周期的增加而增加。虽然它们在接受每周1

次治疗的患者中更为常见,但在每 3 周治疗 1 次的患者中也可以观察到。甲板与下位甲床脱离,可能最终导致指甲脱落(图 26-24)[6]。指甲比趾甲更常受到影响,受累的数量患者之间各不相等。指甲脱离显著影响患者的生活质量和日常生活活动,并导致治疗中断,影响取决于受累手指的数量、剥离的程度和疼痛的程度。甲下血肿、出血或脓肿伴脓性分泌物并不罕见(图 26-23C、D)[6]。根据病变类型的不同,分离区域可能呈现黑色、

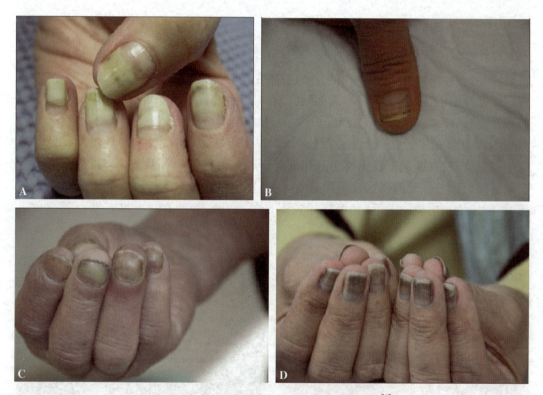

▲ 图 26-23　紫杉烷类药物引起的指甲变化[6]

A. 甲板与下甲床部分脱离;B. 博氏线和纵向黑甲与轻度甲剥离有关;C. 弥漫性指甲脱离伴甲下脓肿和甲沟炎;D. 由于紫杉醇的毒性作用导致的疼痛性指甲下血肿。

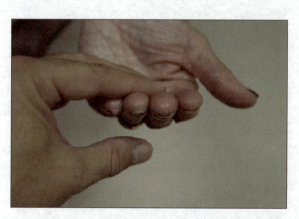

▲ 图 26-24　继发于甲下角化过度的持续性甲剥离[6]

白色或棕红色。甲沟炎也经常出现。慢性溶甲可导致甲床角化和甲下角化过度。在甲板中出现规则的横向博氏线也很常见。在绝大多数情况下,这些变化最终会在停止治疗后消退。指甲变化的处理取决于指甲疼痛的类型和对日常生活活动的影响。预防措施包括使用润肤剂(在指甲褶皱水化后)。所有创伤都必须避免。指甲应定期修剪,直到甲板重新附着。化疗期间戴上冷冻手套/袜子非常重要。很少需要停止化疗[34]。

(十六) 口腔黏膜炎

口腔黏膜炎是剂量依赖性毒性反应,已知紫杉醇和多西他赛均可发生,但后者更为常见,29%~63%的治疗患者会发生。口腔病变是非特异性的,影响未角质化的黏膜,通常以红斑开始,随后是局部溃疡,溃疡融合,有时被假膜覆盖。受累部位包括软腭、舌(腹侧和外侧)、口腔底和颊黏膜(图26-25)[6]。黏膜炎的严重程度通常不超过1级或2级,只有不到10%的患者会更严重。然而,功能损害可能很严重,且是剂量限制性的。治疗主要是支持性的,局部皮质类固醇和低剂量激光治疗可能有助于减轻疼痛及缩短病变的持续时间。味觉障碍通常是伴随的,主要发生在紫杉烷类药物治疗开始后的4~7天,可能成为最主要的主诉,并可能导致不良的饮食行为。有时也可观察到黏膜色素残留(图26-26)[6]。

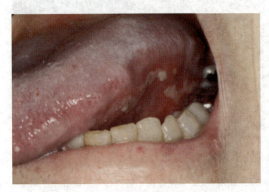

▲ 图26-25 有明显假膜的口腔黏膜炎[6]

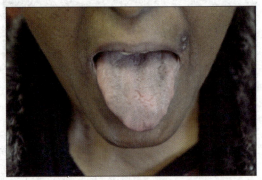

▲ 图26-26 舌背残留的色素沉着[6]

(梁晓华)

参考文献

[1] HOFSTRA L S, BOS A M E, DE VRIES E G E, et al. A phase I and pharmacokinetic study of intraperitoneal topotecan[J]. Br J Cancer, 2001,85(11):1627-1633.

[2] MOHAMMAD M M, SYRIGOS K N, SAIF M W. Association between rash and a positive drug response associated with vinorelbine in a patient with primary peritoneal carcinoma[J]. Case Rep Dermatol Med, 2013,825715.

[3] MURPHY C P, HARDEN E A, HERZIG R H. Dose-related cutaneous toxicities with etoposide [J]. Cancer, 1993,71(10):3153-3155.

[4] HOETELMANS R M, SCHORNAGEL J H, HUINK W W B, et al. Hypersensitivity reactions

to etoposide[J]. Ann Pharmacother, 1996, 30(4):367-371.

[5] MARIGNY K, AUBIN F, BURGOT G, et al. Particular cutaneous side effects with etoposide-containing courses: is VP16 or etoposide phosphate responsible[J]? Cancer Chemother Pharmacol, 2005, 55(3):244-250.

[6] SIBAUD V, LEBOEUF N R, ROCHE H, et al. Dermatological adverse events with taxane chemotherapy[J]. Eur J Dermatol, 2016, 26(5):427-443.

[7] CAIADO J, PICARD M. Diagnostic tools for hypersensitivity to platinum drugs and taxanes: skin testing, specific IgE, and mast cell/basophil mediators[J]. Curr Allergy Asthma Rep, 2014, 14(8):451-457.

[8] ROSEN A C, BALAGULA Y, RAISCH D W, et al. Life-threatening dermatologic adverse events in oncology[J]. Anticancer Drugs, 2014, 25(2):225-234.

[9] MOISIDIS C, MOBUS V. Erythema multiforme major following docetaxel[J]. Arch Gynecol Obstet, 2005, 271(3):267-269.

[10] DOURAKIS SP, SEVASTIANOS VA, ALEXOPOULOU A, et al. Treatment side effects. case 2. Toxic, epidermal, necrolysis-like reaction associated with docetaxel chemotherapy[J]. J Clin Oncol, 2002, 20(13):3030-3032.

[11] HIRAKI A, AOE K, MURAKAMI T, et al. Stevens-Johnson syndrome induced by paclitaxel in a patient with squamous cell carcinoma of the lung: a case report[J]. Anticancer Res, 2004, 24(2c):1135-1137.

[12] SAWADA Y, SUGITA K, KABASHIMA R, et al. Docetaxel-induced Stevens-Johnson syndrome with regenerating epidermis composed of atypical keratinocytes[J]. J Eur Acad Dermatol Venereol, 2009, 23(11):1333-1335.

[13] WONG N Y, PARSONS L M, TROTTER M J, et al. Drug-induced subacute cutaneous lupus erythematosus associated with docetaxel chemotherapy: a case report[J]. BMC Res Notes, 2014, 7:785-789.

[14] LAMOND N W D, YOUNIS T, PURDY K, et al. Drug-induced subacute cutaneous lupus erythematosus associated with nab-paclitaxel therapy. Current oncology[J], 2013, 20(5):e484-e487.

[15] JI Y Z, GENG L, QU H M, et al. Acute generalized exanthematous pustulosis induced by docetaxel[J]. Int J Dermatol, 2011, 50(6):763-765.

[16] KIM S W, LEE U H, JANG S J, et al. Acute localized exanthematous pustulosis induced by docetaxel[J]. J Am Acad Dermatol, 2010, 63(2):e44-e46.

[17] BURRIS H A III, HURTIG J. Radiation recall with anticancer agents[J]. Oncologist, 2010, 15(11):1227-1237.

[18] ZHU S, YUAN Y, XI Z. Radiation recall reaction: two case studies illustrating an uncommon phenomenon secondary to anti-cancer agents[J]. Cancer Biol Med, 2012, 9(3):202-204.

[19] MIZUMOTO M, HARADA H, ASAKURA H, et al. Frequency and characteristics of docetaxel-induced radiation recall phenomenon[J]. Int J Radiat Oncol Biol Phys, 2006, 66(4):1187-1191.

[20] BHANGOO R S, CHENG T W, PETERSEN M M, et al. Radiation recall dermatitis: a review of the literature[J]. Semin Oncol, 2022, 49(2):152-159.

[21] DROITCOURT C, LE HO H, ADAMSKI H, et al. Docetaxel-induced photo-recall phenomenon[J]. Photodermatol Photoimmunol Photomed, 2012, 28(4):222-223.

[22] JOHANSSON E K, KRYNITZ B, HOLMSTEN M, et al. Severe photo toxicity recalled by docetaxel[J]. Case Rep Oncol, 2018, 11(3):751-755.

[23] CHU C Y, YANG C H, YANG C Y, et al. Fixed erythrodysaesthesia plaque due to intravenous

injection of docetaxel[J]. Br J Dermatol, 2000,142(4):808-811.

[24] DAS A, KUMAR D, MOHANTY S, et al. Serpentine supravenous hyperpigmentation induced by docetaxel[J]. Indian J Dermatol Venereol Leprol, 2015,81(4):434-436.

[25] REGNEAULT M M, GADAUD N, BOULINGUEZ S, et al. Chemotherapy-related reticulate hyperpigmentation: a case series and review of the literature[J]. Dermatology, 2015, 231(4): 312-318.

[26] COHEN P R. Paclitaxel-associated reticulate hyperpigmentation: report and review of chemotherapy-induced reticulate hyperpigmentation[J]. World J Clin Cases, 2016, 4(12):390-400.

[27] SEMB K A, AAMDAL S, OIAN P. Capillary protein leak syndrome appears to explain fluid retention in cancer patients who receive docetaxel treatment[J]. J Clin Oncol, 1998,16(10):3426-3432.

[28] CURY-MARTINS J, GIESEN L, GONZÁLEZ S, et al. Taxane-induced scleroderma. Report of two cases[J]. Rev Med Chil, 2021,149(5):807-809.

[29] KETPUEAK T, CHANLOUNG W, NAN KN, et al. Paclitaxel-induced diffuse scleroderma with possible scleroderma-renal crisis: a case report and literature review of taxanes-induced scleroderma[J]. Clin Rheumatol, 2022,41(12):3887-3896.

[30] WU C, LI C, SHIAO Y, et al. The effect of a helmet type, home-use low-level light therapy device for chemotherapy-induced alopecia: study protocol for a randomized controlled trial[J]. Trials, 2023,24(1):789-798.

[31] BRUNNER C, EMMELHEINZ M, KOFLER R, et al. Hair safe study: effects of scalp cooling on hair preservation and hair regrowth in breast cancer patients receiving chemotherapy — a prospective interventional study[J]. The Breast, 2022,64:50-55.

[32] MARTÍN M, DE LA TORRE-MONTERO J C, LÓPEZ-TARRUELA S. Persistent major alopecia following adjuvant docetaxel for breast cancer: incidence, characteristics, and prevention with scalp cooling[J]. Breast Cancer Res Treat, 2018,171(3):627-634.

[33] KLUGER N, JACOT W, FROUIN E, et al. Permanent scalp alopecia related to breast cancer chemotherapy by sequential fluorouracil/epirubicin/cyclophosphamide (FEC) and docetaxel: a prospective study of 20 patients[J]. Ann Oncol, 2012,23(11):2879-2884.

[34] EMVALOMATI A, OFLIDOU V, PAPAGEORGIOU C, et al. Narrative review of drug-associated nail toxicities in oncologic patients[J]. Dermatol Pract Concept, 2023,13(1):e2023064.

第二十七章

抗生素类抗肿瘤药物所致皮肤损害

第一节 药物简介

一、博来霉素

博来霉素属于碱性糖肽类抗肿瘤抗生素,作用于增殖细胞周期的 S 期,主要抑制胸腺嘧啶核苷掺入 DNA,与 DNA 结合并导致 DNA 链断裂,抑制肿瘤细胞的 DNA 合成和增殖,从而抑制肿瘤的生长和扩散。它还能引发肿瘤细胞凋亡,进一步抑制肿瘤的生长。临床主要用于治疗淋巴瘤、皮肤鳞癌、生殖细胞肿瘤、头颈部癌等。

二、蒽环类抗肿瘤抗生素

1. **多柔比星** 多柔比星是一种细胞周期非特异性化疗药物,主要通过嵌入 DNA 而抑制 DNA、RNA 和蛋白质的合成,并破坏肿瘤细胞的细胞壁,从而发挥抗肿瘤作用。主要用于治疗急性白血病、恶性淋巴瘤、乳腺癌、骨肉瘤及软组织肉瘤、睾丸肿瘤、胃癌、多发性骨髓瘤等。

2. **表柔比星** 表柔比星属于抗生素类抗肿瘤药,是细胞周期非特异性药物。作用机制是直接嵌入 DNA 碱基对之间,干扰转录过程,阻止 mRNA 的形成,从而抑制 DNA 和 RNA 的合成。表柔比星对拓扑异构酶Ⅱ也有抑制作用。主要用于治疗恶性淋巴瘤、乳腺癌、软组织肉瘤、胃癌、肝癌、胰腺癌、黑色素瘤、卵巢癌、白血病等。

3. **脂质体多柔比星** 脂质体多柔比星是将盐酸多柔比星包封于表面含甲氧基聚乙二醇的脂质体中制成的。这一过程被称为聚乙二醇化,它可以保护脂质体免受单核-巨噬细胞系统识别,从而延长其在血液循环中的停留时间。

4. **米托蒽醌** 米托蒽醌为蒽醌类抗肿瘤药物,其结构及抗癌作用与多柔比星相近,因其无氨基糖结构,不产生自由基,且有抑制脂质过氧化作用,故对心脏毒性较低。米托蒽醌为细胞周期非特异性药物,可杀灭任何细胞周期的癌细胞,增殖与非增殖细胞均受到抑制,分裂细胞比休止细胞更敏感,对 S 后期细胞最敏感。主要用于治疗白血病和淋巴瘤。

第二节 药物所致皮肤损害

一、博来霉素

博来霉素在大多数组织中被水解酶迅速灭活。因为这种酶在肺和皮肤组织中的浓度较低,所以博来霉素的两大毒性是肺毒性和皮肤毒性。肺毒性相对常见,而典型的皮肤毒性非常罕见。博来霉素的皮肤毒性包括指甲改变、脱发和口炎。更特征性的皮肤毒性病变是膝关节和肘部各种色素沉着变化、浸润性紫斑、硬皮样病变、多形性红斑和疣状角化过度病变。与博来霉素相关的色素沉着病变可呈弥漫性、斑片状或线状。线状病变的特征是躯干和四肢的鞭笞状皮肤色素沉着(图 27-1)[1]。鞭笞状红斑通常在累积剂量 90~285 mg 后发生,它可在给予博来霉素 24 小时至 2 个月内出现。皮肤病变也可能不是典型的鞭笞状皮疹,而是颈部、躯干和四肢近端出现瘙痒性色素沉着、斑片状皮肤病变(图 27-2)[2]。其他皮肤毒性包括浸润性紫斑、硬皮样病变、多形性红斑和疣状膝关节和肘部角化过度病变。指甲变化、脱发和口炎是其他罕见的表现。轻微的非进行性病变可以等待观察,并继续进行化疗,而严重的和进行性病变则需要停止化疗。通常在停止博来霉素化疗后皮损会消退。皮质类固醇治疗未被证实有效。

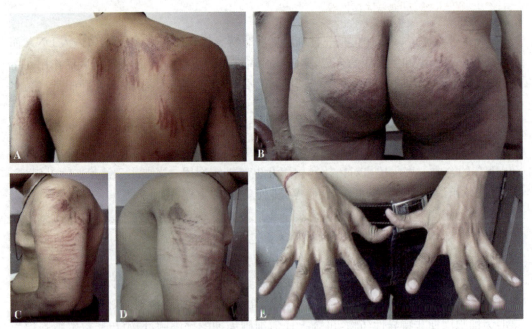

▲ 图 27-1 博来霉素引发的鞭笞状皮炎伴线状红斑条纹[1]

累及上背部(A)、臀部(B)、左臂(C)、右臂(D)、指间裂和双手背(E)的多发红斑丘疹。

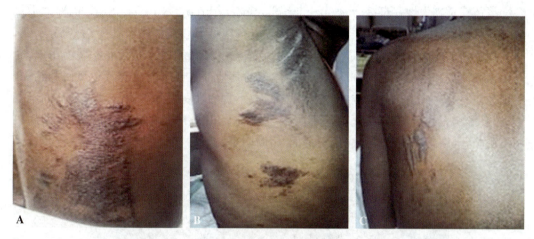

▲ 图 27-2 博来霉素引发的各种形状和大小的色素沉着、斑片状及轻度隆起的皮损[2]

背部(A)、下腋窝(B)、上胸部及左侧上背部(C)皮损。

二、蒽环类抗肿瘤抗生素

蒽环类抗肿瘤抗生素的皮损主要是丘疹、斑疹等,比较严重的是手足综合征,特别是脂质体多柔比星比较容易发生。多柔比星可以引发全身广泛性斑丘疹(图 27-3)[3]。

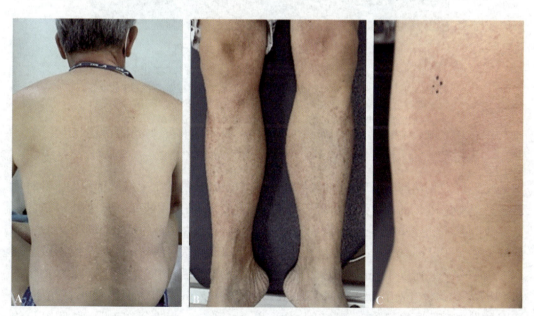

▲ 图 27-3 多柔比星引发的全身广泛性斑丘疹[3]

64 岁男性,肝癌伴肝硬化。肝右动脉分支碘油栓塞及灌注多柔比星后第 2 天,患者主诉全身皮疹,四肢出现多个大小不等的紫癜斑和斑块,并迅速扩散到躯干和颈部(A)。无疼痛、发热或瘙痒。下肢以瘀点样斑最为明显,左大腿及膝部多见红色斑块(B、C)。除经肝动脉化疗栓塞术(TACE)外,没有其他特殊药物或已知的过敏史。血管造影使用的造影剂与既往 CT 扫描使用的造影剂相同,患者未出现过敏反应等不良事件。TACE 后 4 天,躯干和颈部的皮疹似乎消退,但四肢的病变没有改善。

掌跖感觉丧失性红斑综合征(palmar-plantar erythrodysesthesia, PPE)也称为手足综合征(HFS),可以在使用多柔比星后产生,更多地见于脂质体多柔比星给药后。PPE是一种独特的皮肤毒性反应,通常表现为手足感觉不良和刺痛。症状可发展为水疱、脱屑、结痂、溃疡和表皮坏死(图27-4)[4]。体表的其他部位也可能出现感觉障碍和红斑,特别是在有压力或发热的部位,如臀部、腹股沟、下垂的乳房下和腋窝。PPE会让人不舒服,还会影响正常活动的进行。由于脂质体多柔比星相关PPE的皮肤表现延迟,发病机制不明确,且缺乏特定的组织病理学特征,诊断困难。

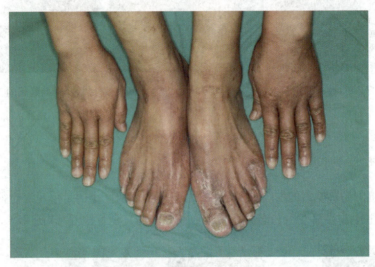

▲ 图27-4 脂质体多柔比星引发的PPE[4]

44岁女性,子宫平滑肌肉瘤。术后使用聚乙二醇化脂质体多柔比星(PLD)单药辅助化疗,剂量为50 mg/m²。到第4个周期时,患者双手瘙痒、发红和皮肤敏感性受损,双足的红斑、水肿和脱屑尤其明显。诊断为2级HFS或PPE,给予局部用药新可的松乳膏(1%氢化可的松、0.5%硫酸新霉素)和5%盐酸多塞平乳膏,3~4次/天,并避免极端温度和过度压迫或摩擦皮肤。PLD给药延迟2周,症状逐渐改善。没有调整PLD的剂量,已经完成了6个预期的化疗周期。

改变PLD的给药间隔和/或剂量强度可以降低PPE的发生率或严重程度。针对乳腺癌患者改变PLD的剂量强度和用药间隔的研究发现,缩短用药间隔会增加PLD的皮肤毒性,主要是由于单核-巨噬细胞系统的功能降低,导致在随后的每个周期中PLD的清除减少[5,6]。PLD 50 mg/m²每4周1次给药时,PPE的发生率为50%,3级及以上的PPE为20%[7]。而以20 mg/m²每2周1次的方式给药后,PPE的发生率降为34%,3级PPE为2%,没有发生4级的PPE[8]。PLD以35 mg/m²每3周1次的方式给予时,PPE的发生率降为21.6%,3级及以上PPE为10.8%[9]。以上研究表明,改变PLD给药的时间间隔和剂量强度可以降低PPE的发生率和严重程度。Nakayama等基于日本的卵巢癌治疗的真实数据,回顾性评估每4周1次PLD 40 mg/m²与50 mg/m²之间的风险-收益平衡关系,结果显示,PLD 40 mg/m²显著降低了PPE和口腔炎的发生率和严重程度,而PLD 50 mg/m²与40 mg/m²的中位生存期分别为383天和350天,两者相似[10]。基于以上数据,许多学者认为,有足够的临床证据支持每4周使用40 mg/m² PLD

治疗复发性卵巢癌。目前，欧洲和美国的专家以及日本卵巢癌治疗的最新指南推荐的PLD为40 mg/m²，每4周1次；中国临床肿瘤学会（Chinese Society of Clinical Oncology, CSCO）推荐的方案是联合卡铂时PLD的用法为40 mg/m²，每4周1次。

PLD偶尔也会导致中性粒细胞性小汗腺炎（neutrophilic eccrine hidradenitis, NEH）。这是一种良性中性粒细胞性皮肤病，病因不明。病理可见中性粒细胞围绕着内分泌腺，腺体和导管中可见汗腺上皮空泡变性和/或坏死及汗腺鳞状淋巴管化生，还可见非特异性汗管鳞状化生。NEH多见于急性髓系白血病，也可发生于其他非肿瘤性疾病，但与化疗的关系密切，因此被认为属于化疗毒性红斑，这是一种广泛的非过敏性皮疹。好发于眶周区、四肢和躯干，腹股沟和腋窝通常不受影响。常表现为柔软的红斑或紫癜斑，无症状或疼痛的红斑丘疹、斑块、结节、脓疱，表面光滑，直径数厘米（图27-5）[11]。临床有时很难与Sweet综合征相鉴别。具有自限性，停止化疗后逐渐消退。

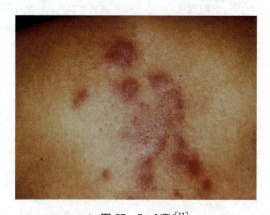

▲ 图27-5　NEH[11]

化疗患者的背部出现红斑/紫色和水肿丘疹及斑块。

蒽环类药物外渗进入血管周围的组织时，会引起明显的红肿、疼痛，发生皮肤水疱，甚至导致局部皮肤软组织坏死形成溃疡，最严重时会因此而截肢。因此，目前一般通过深静脉置管或经外周静脉置入中心静脉导管（peripherally inserted central catheter, PICC）给药，避免从外周浅静脉给药。

（庄颖洁）

参考文献

[1] BISWAS A, CHAUDHARI P B, SHARMA P, et al. Bleomycin induced flagellate erythema. Revisiting a unique complication[J]. J Cancer Res Ther, 2013,9(3):500-503.

[2] VERMA S P, SUBBIAH A, VISHWANATH V K, et al. Bleomycin-induced skin toxicity: is it always flagellate erythema[J]? BMJ Case Rep, 2016:bcr2014204575.

[3] LEE Y, CHO E, PARK C H, et al. First case of atypical, generalized skin rash after transarterial chemoembolization in a patient with hepatocellular carcinoma[J]. Korean J Gastroenterol, 2023,81(4):173-177.

[4] MOREIRA-BARROS J, HUANG K G, TSAI T H. Pegylated liposomal doxorubicin-induced palmar-plantar erythrodysesthesia[J]. Gynecol Minim Invasive Ther, 2018,7(1):44-45.

[5] LYASS O, UZIELY B, BEN-YOSEF R, et al. Correlation of toxicity with pharmacokinetics of pegylated liposomal doxorubicin (Doxil) in metastatic breast carcinoma[J]. Cancer, 2000,89(5):1037-1047.

[6] RANSON M R, CARMICHAEL J, O'BYRNE K, et al. Treatment of advanced breast cancer with sterically stabilized liposomal doxorubicin: results of a multicenter phase II trial[J]. J Clin Oncol, 1997,15(10):3185-3191.

[7] LORUSSO D, DI STEFANO A, CARONE V, et al. Pegylated liposomal doxorubicin-related palmar-plantar erythrodysesthesia ("hand-foot" syndrome)[J]. Ann Oncol, 2007, 18(7):1159-1164.

[8] STRAUSS H-G, HEMSEN A, KARBE I, et al. Phase II trial of biweekly pegylated liposomal doxorubicin in recurrent platinum-refractory ovarian and peritoneal cancer[J]. Anticancer Drugs, 2008, 19(5):541-545.

[9] LORUSSO D, NALDINI A, TESTA A, et al. Phase II study of pegylated liposomal doxorubicin in heavily pretreated epithelial ovarian cancer patients[J]. Oncology, 2004, 67(3-4):243-249.

[10] NAKAYAMA M, KOBAYASHI H, TAKAHARA T, et al. A comparison of overall survival with 40 and 50 mg/m^2 pegylated liposomal doxorubicin treatment in patients with recurrent epithelial ovarian cancer: propensity score-matched analysis of real-world data[J]. Gynecol Oncol, 2016, 143(2):246-251.

[11] SHAH N, ASDOURIAN MS, JACOBY TV, et al. Neutrophilic dermatosis and management strategies for the inpatient dermatologist[J]. Curr Dermatol Rep, 2022, 11(3):146-157.

第二十八章

烷化剂类细胞毒药物所致皮肤损害

第一节 药物简介

在各类抗肿瘤化学药物中,烷化剂的应用最早、最广泛,它属于细胞毒性药物。目前烷化剂类抗肿瘤药可分为:氮芥及其衍生物类(如氮芥、苯丁酸氮芥、苯丁酸氮芥、环磷酰胺、异环磷酰胺等)、乙撑亚胺类(如塞替派)、甲烷磺酸酯类(如达卡巴嗪、六甲嘧胺和甲基苄肼等)、亚硝脲类(如卡莫司汀、尼莫司汀、洛莫司汀、司莫司汀、苯达莫司汀、替莫唑胺等)、环氧化物类(如二溴甘露醇、二溴卫矛醇和去水卫矛醇等)及其他。其中常用的烷化剂类抗肿瘤药有环磷酰胺、异环磷酰胺、氮芥、苯丙氨酸氮芥、苯丁酸氮芥、塞替派、白消安等。此类药物与其他抗肿瘤药相比,很少产生耐药,包括烷化剂之间或是烷化剂与非烷化剂之间均较少发生交叉耐药,且程度较轻。骨髓抑制和胃肠道反应为此类药物的常见不良反应。

第二节 药物所致皮肤损害

一、氮芥及其衍生物类

1. **环磷酰胺** 皮肤相关的不良反应包括脱发(5%～30%,可逆)、牙齿色素带(不可逆)、弥漫性色素沉着、甲横嵴及肢端红斑和少见的史蒂文斯-约翰逊综合征(SJS)。

2. **异环磷酰胺** 约83%的异环磷酰胺单药治疗的患者发生脱发,合并用药时脱发的发生率可达100%,取决于化疗方案中的其他药物。

3. **苯丙氨酸氮芥** 可有脱发和口腔溃疡。

4. **苯丁酸氮芥** 可有口腔溃疡,偶有皮肤过敏。

以上这些药物如果从浅静脉给药出现药物外渗,会造成局部皮肤红肿伴有疼痛,严重时可造成皮肤软组织坏死。

二、乙撑亚胺类

塞替派在部分患者中可能出现药物变态反应,严重者可出现 SJS、中毒性表皮坏死松解症(TEN)等。

塞替派引起的化疗毒性红斑通常表现为局部皮肤红斑、色素沉着或口咽黏膜炎和口炎,尤其是在皮肤皱褶处,形成恶性间擦疹(malignant intertrigo)(图 28-1)[1]。在全身皮肤皱褶广泛发生红斑时,需与 SJS 或 TEN 的早期表现鉴别。

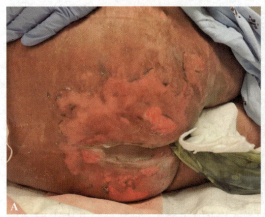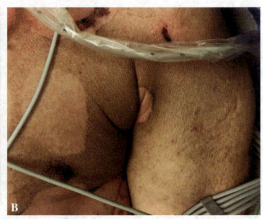

▲ 图 28-1 塞替派引发的恶性间擦疹[1]

可见暗色红斑和脱屑部位周围色素沉着。臀部(A)和左腋窝(B)。

71 岁男性,弥漫性大 B 细胞淋巴瘤。接受化疗和自体干细胞移植(ASCT)。患者完成了 2 个初始周期的阿糖胞苷和塞替派、TBC(塞替派、白消安和环磷酰胺)预处理和随后的 ASCT。移植后 11 天在颈部、双侧腋窝、背部、臀部和大腿上覆盖浅表糜烂,涉及约 25%的体表面积。在口腔硬腭发现分散的斑点,沿上唇黏膜结痂。背部和大腿的 2 次穿刺活检显示轻度浅表血管周围混合性炎症浸润,明显缺乏嗜酸性粒细胞。分散的凋亡灶、角质细胞和汗液腺体坏死伴有一致的表皮发育异常。未见细胞内包涵体。基于临床和组织病理学评估,诊断为塞替派诱导的恶性间擦疹。鉴于病情的自愈性,不建议进一步治疗。在接下来的 3 周内,皮肤脱落,然后重新上皮化。

三、甲烷磺酸酯类

这一类抗肿瘤药物的皮肤不良反应较少。曾有达卡巴嗪引起放射回忆性皮炎的报道。一位 44 岁的恶性黑色素瘤女性患者,在以前放疗恶性黑色素瘤的部位时,由于使用达卡巴嗪后发生了回忆性皮炎,口服皮质类固醇治疗后皮肤红斑迅速消退。达卡巴嗪被认为是放射回忆性皮炎的潜在原因[2]。

四、亚硝脲类

皮肤接触卡莫司汀可能会导致皮肤棕色变色和疼痛。洛莫司汀偶见全身皮疹。苯达莫司汀的皮疹发生率在 10%左右。在苯达莫司汀治疗 2 周内可能出现皮疹或输注相关反应,并且在苯达莫司汀治疗后 2 个月左右可能发生带状疱疹[3]。苯达莫司汀还可能与 SJS 或 TEN 有关。

替莫唑胺的耐受性良好,很少有报道描述皮肤不良反应。曾有研究者报道了一例由替莫唑胺引起的荨麻疹过敏反应[4]。另有学者报道了一位37岁女性患者在替莫唑胺治疗转移性黑色素瘤6周后，出现不明原因发热，停用该药2天后发热消退。2个月后重新使用替莫唑胺，患者再次发热，伴有弥漫性红斑性皮疹，并发展为广泛的全身脱屑性皮疹。用保湿霜治疗，同时静脉注射和局部使用皮质类固醇和抗生素。永久停用替莫唑胺。患者仍长期出现皮疹，并伴有周期性恶化，但都没有首次发作时那么严重[5]。替莫唑胺的使用很广泛，因此需要注意到它可能引起的红斑和剥脱性皮疹及荨麻疹过敏等皮肤不良反应。

（庄颖洁）

参考文献

［1］CHOATE E A, SARANTOPOULOS G P, WORSWICK S D, et al. Thiotepa hyperpigmentation preceding epidermal necrosis: malignant intertrigo misdiagnosed as Stevens-Johnson syndrome-toxic epidermal necrolysis overlap[J]. Dermatol Online J, 2020, 26(2): 13030/qt1dq125z2.
［2］KENNEDY R D, MCALEER J J. Radiation recall dermatitis in a patient treated with dacarbazine[J]. Clin Oncol (R Coll Radiol), 2001, 13(6): 470-472.
［3］KASHIWAGI M, SHIMIZU T, KAWAI R, et al. Time to onset of bendamustine-associated skin damage using the spontaneous reporting system[J]. Anticancer Res, 2022, 42(5): 2737-2741.
［4］POTHIAWALA S, HSU M, YANG C, et al. Urticarial hypersensitivity reaction caused by temozolomide[J]. J Drugs Dermatol, 2010, 9(9): 1142-1144.
［5］PICK A M, NEFF W J, NYSTROM K K. Temozolomide-induced desquamative skin rash in a patient with metastatic melanoma[J]. Pharmacotherapy, 2008, 28(3): 406-409.

第二十九章

三氧化二砷所致皮肤损害

第一节 药物简介

三氧化二砷治疗急性早幼粒细胞白血病（acute promyelocytic leukemia，APL）的主要原理是通过与 PML-RARα 融合蛋白中的硫醇基团结合，形成一种稳定的复合物，这种复合物无法进入细胞核，从而无法激活下游的信号通路，阻止异常早幼粒细胞的增殖。三氧化二砷还能诱导正常细胞产生一种名为 TRAIL 的蛋白质，这种蛋白质可诱导异常早幼粒细胞发生凋亡。因此，三氧化二砷通过多种途径抑制 APL 细胞的生长和增殖，从而达到治疗的目的。

第二节 药物所致皮肤损害

三氧化二砷可致皮肤色素沉着，还可发生皮肤干燥、瘙痒、皮疹、面部潮红、手掌角质化、皮炎、皮下瘀斑及脱发等。

（梁晓华）

第三十章 化疗药物外渗

第一节 化疗药物外渗简介

药物外渗是指由于输液管理疏忽造成的腐蚀性药物或溶液渗出到正常血管通路以外的周围组织。药物渗出是指由于输液管理疏忽造成的非腐蚀性药物或溶液渗出到正常血管通路以外的周围组织。

化疗药物外渗是指在静脉输注化疗药物过程中,药物渗漏至静脉管腔以外的周围组织,引起组织炎症、糜烂、溃疡等严重后果,若不及时处理,可能导致组织坏死、功能受损,形成永久性损伤。

化疗药物按照药物的刺激性可以分为 3 类。

一、发疱性药物

发疱性药物是指一类外渗后可引起局部组织坏死的药物,在静脉输注时必须特别注意。

1. **烷化剂** 这类药物有氮芥、苯达莫司汀等。
2. **抗生素类** 这类药物有蒽环类(多柔比星、表柔比星、柔红霉素)、丝裂霉素、放线菌素 D 等。
3. **植物类** 常用的有长春碱、长春新碱、长春地辛、长春瑞滨等。
4. **紫杉烷类** 这类药物有多西他赛、紫杉醇、白蛋白结合型紫杉醇等。

二、刺激性药物

刺激性药物是指外渗后引起局部组织灼伤或轻度炎症但无坏死的药物。

1. **烷化剂** 这类药物有卡莫司汀、环磷酰胺、异环磷酰胺、美法仑、达卡巴嗪、塞替派等。
2. **抗生素类** 这类药物有博来霉素、米托蒽醌、脂质体多柔比星等。
3. **植物类** 这类药物有依托泊苷、伊立替康、托泊替康等。
4. **铂类** 这类药物有卡铂、奥沙利铂、顺铂。顺铂在分类上属于刺激性药物,但是如果>0.5 mg/mL 的高浓度顺铂外渗量>20 mL 时,仍然必须视为发疱性药物外渗来处理。

三、非发疱性药物

这类药物外渗后不对组织产生不良反应,主要有阿糖胞苷、甲氨蝶呤、左旋门冬酰胺酶、吉西他滨、平阳霉素等。

第二节　化疗药物外渗所致皮肤损害

化疗药物外渗后,局部皮肤红肿,伴有疼痛,可有水疱,数日后可能发展为皮肤破溃、组织溃烂(图 30-1)[1]。静脉输液港的坏死性抗癌药物外渗发生率为 0.1‰~6.5‰[2]。同时,化疗药物外渗可能导致组织损伤和持续性器官功能障碍。

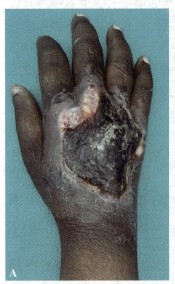
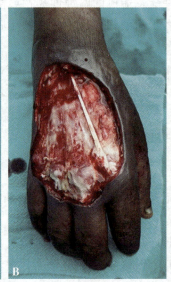
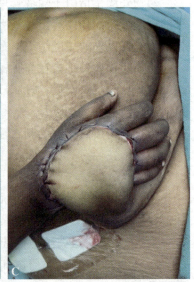

▲ 图 30-1　化疗药物外渗后的皮损[1]

A. 右手背表柔比星外渗;B. 清创术;C. 插入带蒂腹股沟皮瓣。

第三节　药物外渗损害的分级

2021 年美国静脉输液护理学会制定的第 8 版《输液治疗实践标准》将药物外渗损害分为 5 级(表 30-1)[3]。

表 30-1 药物外渗损害分级标准

级别	临床标准
0 级	没有症状
1 级	皮肤发白,水肿范围最大直径<2.5 cm,皮肤发凉,伴或不伴疼痛
2 级	皮肤发白,水肿范围最大直径 2.5~15 cm,皮肤发凉,伴或不伴疼痛
3 级	皮肤发白,半透明状水肿范围最大直径>15 cm,皮肤发凉,轻到中度疼痛
4 级	皮肤发白,半透明状皮肤紧绷,有渗出;可有凹陷性水肿,皮肤变色,有瘀伤,肿胀水肿范围最小直径>15 cm,循环障碍;中到重度疼痛;任何容量的血制品、刺激性、腐蚀性液体的渗出

第四节 药物外渗的处理

一、渗出处理

立即停止此静脉输液;局部湿敷(50%硫酸镁或 75%乙醇);芒硝或芦荟外敷(注意保护穿刺伤口);水胶体敷料或痊愈妥薄片敷料局部涂抹多磺酸粘多糖乳膏(商品名喜辽妥)。

二、外渗的处理

1. **冰敷** 用 4~6℃冰袋敷,每次 20~30 分钟,每 6 小时 1 次。适用于蒽环类药物如柔红霉素、比柔比星、表柔比星、紫杉醇、多西他赛等药物外渗。

2. **热敷** 39~41℃热敷,每次 20~30 分钟,每 6 小时 1 次。适用于长春碱类、草酸铂类药物外渗。只能改善早期缺血情况,不能用于已经发生严重缺血的外渗。

3. **封闭治疗** 0.5%利多卡因或 1%普鲁卡因,用于抗肿瘤药或刺激性药外渗时的封闭治疗。

4. **霜剂** 涂抹霜剂,如多磺酸粘多糖乳膏、复方醋酸地塞米松乳膏(商品名皮炎平)或烧伤膏等。

5. **其他** 新鲜马铃薯片、新鲜仙人掌捣烂外敷。

(梁晓华)

参考文献

[1] YELLINEDI R, DAMALACHERVU M R, NUVVULA R, et al. Management of epirubicin extravasation injuries of the hand with debridement and flap cover — a case series[J]. Indian J Plast Surg, 2023,56(5):439-442.

[2] NAKAMURA T, SASAKI J, ASARI Y, et al. Complications after implantation of subcutaneous central venous ports (PowerPort®)[J]. Ann Med Surg (Lond),2017,17:1-6.

[3] GORSKI L A, HADAWAY L, HAGLE M E, et al. Infusion therapy standards of practice, 8th edition[J]. J Infus Nurs, 2021,44(1S Suppl1):S1-S224.

第三十一章

抗肿瘤激素类药物所致皮肤损害

第一节 药物简介

抗肿瘤激素类药物主要包括芳香化酶抑制剂（aromatase inhibitor，AI）、选择性雌激素受体调节剂（selective estrogen receptor modulator，SERM）、促性腺激素释放激素（gonadotropin-releasing hormone，GnRH）类似物、抗雄激素类药物等。

一、芳香化酶抑制剂

激素受体阳性乳腺癌细胞的生长增殖受雌激素的影响。乳腺癌的内分泌治疗，又称为抗雌激素治疗，可以通过降低雌激素水平或者雌激素受体（estrogen receptor，ER）活性，抑制肿瘤细胞生长，从而达到治疗乳腺癌的目的。绝经后女性的卵巢功能衰退，雌激素主要由外周组织中肾上腺内的雄激素经芳香化酶作用转化而来。芳香化酶是雄烯二酮转化为雌激素的限速酶，它可以催化雄烯二酮和睾酮等雄激素转化为雌酮和雌二醇，后两者即为绝经后女性雌激素的主要来源。芳香化酶抑制剂能特异性导致芳香化酶失活，抑制雌激素生成，降低绝经后女性血液中雌激素水平，达到治疗乳腺癌的目的，主要针对绝经后激素受体阳性乳腺癌人群。未绝经患者的卵巢能正常分泌雌激素，芳香化酶抑制剂不能抑制卵巢的雌激素分泌，所以未绝经的患者如果应用芳香化酶抑制剂，需要联合去势治疗（androgen deprivation therapy，ADT），即在使用醋酸戈舍瑞林缓释植入剂、注射用醋酸亮丙瑞林微球之后，再使用芳香化酶抑制剂，达到内分泌治疗的目的。

芳香化酶抑制剂又可分为甾体类和非甾体类两类。甾体类芳香化酶抑制剂不可逆地抑制芳香化酶，降低雌激素水平，代表药物为依西美坦。非甾体类芳香化酶抑制剂可逆性结合芳香化酶的活性位点，从而阻断通过芳香化酶路径合成雌激素来发挥抗肿瘤作用，代表药物为阿那曲唑、来曲唑。依西美坦与非甾体类芳香化酶抑制剂的酶作用部位不同，因此不会产生因为作用部位导致的交叉耐药性，对使用非甾体类芳香化酶抑制剂无效的患者甾体类芳香化酶抑制剂仍可能有效。此外，依西美坦在血脂和骨代谢影响方面也较非甾体类芳香化酶抑制剂更小，因而这方面的不良反应更少些。

芳香化酶抑制剂主要用于治疗绝经后的激素受体阳性乳腺癌患者。

二、选择性雌激素受体调节剂

选择性雌激素受体调节剂(SERM)是一种合成的非甾体类药物，它会根据不同靶组织表现出雌激素激动剂或拮抗剂作用，并且几乎仅通过 ERα 或 β 发挥作用。SERM 既能表达 ER 激动剂活性，又能表达 ER 拮抗剂活性。

他莫昔芬(tamoxifen, TAM)是选择性 ER 调节剂的代表性药物，可竞争性与 ER 结合，具有拮抗雌激素的作用，同时有部分雌激素激动作用；其他 SERM 类药物有托瑞米芬(toreminfen)、雷洛昔芬。他莫昔芬是一种三苯乙烯化合物，托瑞米芬是一种三苯乙烯 SERM。他莫昔芬和托瑞米芬的结构类似雌激素，能与雌二醇竞争 ER，与 ER 形成稳定的复合物，从而使癌细胞的生长受到抑制。两者主要用于绝经前及绝经后的激素受体阳性乳腺癌患者。托瑞米芬与 ER 有更高的亲和力，具有更强的抗雌激素作用，类雌激素样作用较轻微，常被用于替代他莫昔芬。

氟维司群是选择性雌激素受体下调剂(selective estrogen receptor downregulation, SERD)，是甾体类 ER 拮抗剂，无激动剂效应，通过与 ER 结合，导致受体主要功能基团失活，同时引起 ER 降解及信号通路的阻断，使雌激素、孕激素受体在细胞水平的表达急剧减少，阻止或延缓内分泌治疗的耐药。用于治疗激素受体阳性的晚期乳腺癌患者。

三、促性腺激素释放激素类似物

促性腺激素释放激素(GnRH)，又称为促黄体生成素释放激素(luteinizing hormone-releasing hormone, LHRH)，包括 GnRH 激动剂(gonadotropin releasing hormone agonist, GnRHa)和 GnRH 拮抗剂(gonadotropin releasing hormone antagonist, GnRHA)。

GnRHa 是人工合成的促性腺激素释放激素激动剂，能激活受体的配体，对相应的受体有较强的亲和力。正常情况下，下丘脑分泌的 GnRH 可刺激垂体分泌卵泡刺激素(follicle-stimulating hormone, FSH)和黄体生成素(luteinizing hormone, LH)，进而刺激卵巢分泌性激素，构成下丘脑-垂体-卵巢调节系统。当外源性 GnRHa 占据了垂体的 GnRH 受体后，由于 GnRHa 受体的亲和性远高于 GnRH，且不易被降解，导致形成的复合物不易解构，阻断受体回到细胞膜表面的自循环，造成受体位点显著减少，发生受体降调节作用。当细胞表面受体减少时，则发生垂体脱敏，垂体就不再对正常 GnRH 起反应，垂体分泌 FSH 和 LH 减少，性腺激素分泌减少。常用的 GnRHa 有戈舍瑞林、曲普瑞林和亮丙瑞林，它们是目前用于前列腺癌药物去势治疗的主要药物，也用于绝经前期及围绝经期乳腺癌患者。

GnRHA 是一种人工合成的促性腺激素释放激素拮抗剂，能阻断受体活性的配体，有较强的亲和力而无内在活性，包括多种药物如阿巴瑞克、西曲瑞克、加尼瑞克与地加瑞克，主要用于需要进行雄激素去势治疗的前列腺癌患者。GnRHA 与 GnRH 受体有高度亲和力，为可逆性竞争性结合，但不激活 GnRH 受体，从而阻止内源性 GnRH 与受体结合,数小时内即可引起 LH 分泌下降,抑制对前列腺癌持续生长至关重要的雄激素睾酮的释放,因此 GnRHA 能直接、快速抑制垂体性腺轴,抑制睾酮的生成及肿瘤细胞的生长,而不需经过激动剂那样最初的垂体刺激阶段。停药后垂体功能即可恢复。与 GnRHa 不同,GnRHA 在治疗初期不会刺激睾酮分泌,因此可以避免睾酮水平突然升高而导致疾病加重的现象。然而,使用 GnRHA 时,有较高比例的患者可能会出现皮肤注射反应。

四、周期蛋白依赖性激酶 4/6(CDK4/6)抑制剂

CDK4/6 抑制剂可以调控细胞周期,选择性地抑制 CDK4/6 激酶活性,阻滞细胞周期从 G_1 期到 S 期的转化,从而抑制肿瘤细胞的无限增殖。同时,CDK4/6 抑制剂能够抑制 ER 信号通路的表达,与内分泌治疗之间存在协同增效的作用,延缓和逆转内分泌治疗的耐药性。用于治疗激素受体阳性乳腺癌的 CDK4/6 抑制剂共有 4 个,分别为哌柏西利、瑞波西利、阿贝西利及达尔西利。

五、抗雄激素类药物

主要是羟孕酮的合成衍生物,通过阻断雄激素受体和抑制雄激素合成而产生作用。代表药物有醋酸环丙孕酮、醋酸甲地孕酮、醋酸甲羟孕酮等。此类药物是治疗子宫内膜癌、激素相关卵巢肿瘤及前列腺癌的选择之一。

六、雄激素合成抑制剂

雄激素合成抑制剂通过抑制雄激素合成过程中关键限速酶的活性,在阻断睾丸合成雄激素的同时,对肾上腺及前列腺癌细胞合成的雄激素也有同样的抑制效果。但这类药物在起作用的同时,可能会导致药物性醛固酮增多症,从而造成体内水钠潴留、排钾增多、肾素-血管紧张素系统活性受到抑制等不良反应,因此需配合泼尼松或泼尼松龙治疗。代表药物为醋酸阿比特龙(abiraterone acetate)。

七、雄激素受体拮抗剂

雄激素受体拮抗剂(androgen receptor inhibitor,ARi)属于抗雄激素类药物。ARi 通过竞争雄激素受体结合点来拮抗其主要内源性配体睾酮和二氢睾酮对雄激素受体的激活。第 1 代选择性 ARi 包括氟他胺、比卡鲁胺和尼鲁米特等非甾体类药物;第 2 代非甾体类 ARi 包括恩扎卢胺、阿帕他胺和达罗他胺。用于治疗晚期前列腺癌。

八、生长激素抑制剂

长效奥曲肽是一种生长抑素类似物(somatostatin analogue,SSA),常用于 Ki-67 指数≤10%的晚期神经内分泌肿瘤(neuroendocrine tumor,NET)的治疗。

第二节 药物所致皮肤损害

一、芳香化酶抑制剂

芳香化酶抑制剂的皮肤反应较少,在这些药物的临床研究中有皮肤干燥、脱发、瘙痒、过敏反应、皮疹、痤疮等的报道,比较重要的是结节性红斑、亚急性皮肤红斑狼疮、血管炎,其中皮肤血管炎与依西美坦密切相关。

日本学者曾报道使用芳香化酶抑制剂和他莫昔芬后发生皮肤结节病。这是一位40多岁的乳腺癌患者($cT_2N_0M_0$,ⅡA期),术前化疗后行左侧乳房部分切除术,术后用芳香化酶抑制剂和他莫昔芬联合放疗。芳香化酶抑制剂开始使用依西美坦,然后改为来曲唑,最后改为阿那曲唑。在开始术后治疗1个月后,患者双眉出现结节,双膝有红斑结节伴鳞屑(图31-1A~C),在后续的6个月中病变稳定。右膝结节皮肤活检显示非干酪化上皮样细胞肉芽肿伴朗格汉斯巨细胞和淋巴细胞(图31-1D~E)。术后内分泌治疗和放疗前的胸片肺野未见明显浸润或肿块影(图31-1F)。皮肤活检后胸片显示双侧肺门淋巴结病(图31-1G)。未发现眼部、心脏或神经病变。基于这些发现,患者被诊断为结节病,可能是由术后治疗引起的,故终止该方案。在接下来的6个月使用局部皮质类固醇治疗,皮肤症状逐渐改善。双侧肺门淋巴结病在未经任何处理的情况下逐渐改善(图31-1H)[1]。

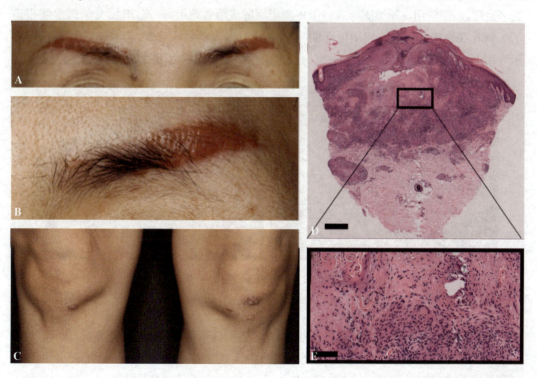

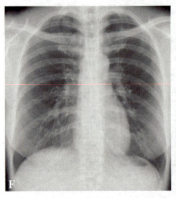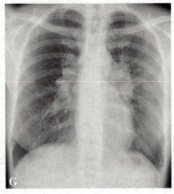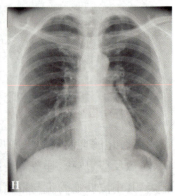

▲ 图 31-1　使用芳香酶抑制剂和他莫昔芬期间出现的皮肤结节[1]

双眉可触及结节,有艺术化妆样痕迹(A、B);双膝红斑结节伴鳞屑(C);右膝结节皮肤活检组织病理学检查显示非干酪化上皮样细胞肉芽肿,由上皮细胞、朗格汉斯巨细胞和淋巴细胞组成(D、E)(苏木精-伊红染色;比例尺分别为 500 μm、100 μm);术后激素治疗和放疗前的胸片未见明显肺部病变(F);在皮肤活检后的胸片上观察到双侧肺门淋巴结病变(G);双侧肺门淋巴结病变在停止术后辅助治疗后逐渐减轻(H)。

芳香化酶抑制剂相关的皮肤相关不良事件并不常见,可能延迟出现,发病时间从用药后 5 天到 6 个月(中位时间 2 个月),表现为血管炎、结节性红斑、亚急性皮肤红斑狼疮或其他皮肤病。有些患者在乳腺恶性肿瘤的原发部位或先前接受过手术或放疗的部位出现皮肤病变,如紫癜斑块或大疱性皮肤病。再次使用相同药物或同一药物类别的不同芳香酶抑制剂治疗时,最初的皮肤反应可能会复发或加重,也有患者使用另一种不同药物类别的芳香化酶抑制剂后,并没有皮肤反应的复发。皮肤反应的治疗措施通常包括停止芳香化酶抑制剂治疗,局部使用皮质类固醇或口服皮质类固醇或两者兼用[2]。斯坦福大学医学院报道了一例乳腺癌患者在开始使用阿那曲唑 2 个月后出现药物不良反应(图 31-2),在口服和外用皮质类固醇治疗 1 个疗程后有所改善。在切换到依西美坦后皮肤反应没有复发[2]。

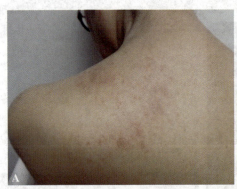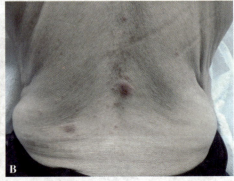

▲ 图 31-2　阿那曲唑引起的皮炎[2]

上背部的红斑斑块和丘疹(A),下背部在使用阿那曲唑 2 个月后也出现瘙痒性红斑、丘疹和斑块(B)。

日本学者也报道了一例阿那曲唑引起的皮肤不良事件,皮损局限于乳房切除术后的瘢痕周围区域。这是一位 72 岁的绝经后乳腺癌 ⅠA 期患者,在术后开始每天服用 1 mg 阿那曲唑作为辅助治疗,未接受放疗。6 个月后,左乳房术后瘢痕周围出现了 1 个形状不规则硬红斑,皮肤活检结果显示没有乳腺癌皮肤转移的证据。红斑逐渐扩大变成硬化的紫癜斑,在紫癜中出现了几个紫癜性丘疹(图31-3A),局部皮质类固醇和抗过敏药物治疗并没有改善症状。对新丘疹再次皮肤活检,结果显示真皮表层毛细血管增生、扩张并出血(图31-3C~D)。没有明显的提示药疹、血管炎或乳腺癌皮肤转移的证据。停用阿那曲唑数日后,紫癜斑迅速消失(图31-3B)。由于皮肤变化的程度不严重,中断1个月后再次给予阿那曲唑。重新给药18个月后,没有再次发生与阿那曲唑治疗或乳腺癌复发或转移相关的皮肤不良事件[3]。

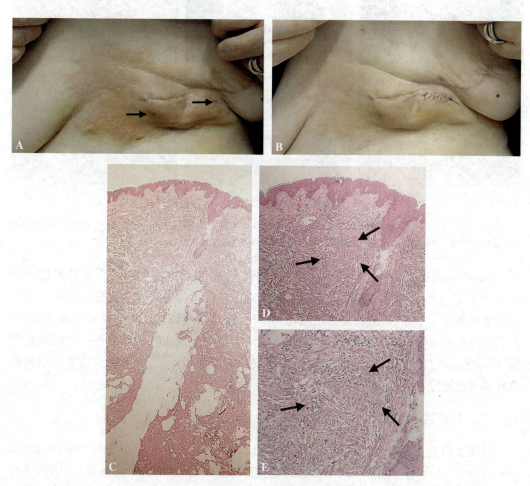

▲ 图31-3 阿那曲唑引起的皮损[3]

A.阿那曲唑使用6个月后,左乳术后瘢痕周围的硬化性紫癜斑伴几个紫癜丘疹(↑);B.停用阿那曲唑数日后,紫癜斑消失;C~E.组织学显示,真皮浅层毛细血管增生扩张并出血(箭头表示有明显改变的区域),无乳腺癌皮肤转移的证据(苏木精-伊红染色。C.40×;D.100×;E.200×)。

曾有报道阿那曲唑发生节段性多形性红斑样药疹(segmental erythema multiforme-like drug eruption)。一名64岁女性,浸润性小叶性乳腺癌伴胸肌弥漫性浸润患者,接受芳香化酶抑制剂阿那曲唑治疗后5个月首次出现皮肤反应,乳房水肿,轻度红斑,有较大的出血性水疱,最大直径为5 cm(图31-4A~C)。皮肤活检病理见大量表皮下水肿伴浅表血管周围和间质性淋巴细胞炎性浸润(图 31-4D、E)。免疫组化(CD31 和 CD34)排除了非典型血管增生(图 31-4F)。最终确诊为阿那曲唑所致的多形性红斑样皮疹。患者最初每天使用 100 mg 泼尼松龙和 20 mg 泮托拉唑。泼尼松龙的药量逐渐减少。外用贝他米松/夫西地酸软膏治疗。后水疱愈合,水肿消退[4]。

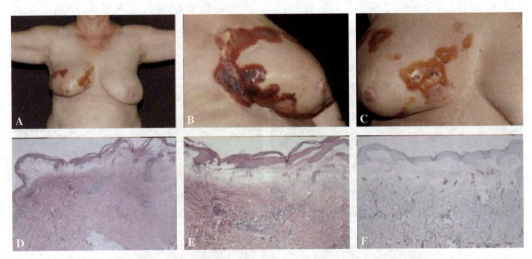

▲ 图 31-4 阿那曲唑引起的节段性多形性红斑样药疹[4]

A. 阿那曲唑引起的节段性多形性红斑;B 和 C. 出血性大疱;D. 苏木精-伊红染色,2×;E. 大量表皮下水肿和炎性浸润表现(苏木精-伊红染色,4×);F. 无非典型血管增生(CD34,免疫过氧化物酶,2×)。

Sweet 综合征极少出现在芳香化酶抑制剂治疗的患者中。葡萄牙学者曾报道一例 69 岁的早期乳腺癌患者,她接受了保乳手术,随后进行了辅助放疗和内分泌治疗。在开始使用来曲唑 3 个月后,患者突然发热,上半身出现大量疼痛性红斑性皮肤丘疹和斑块。在全面检查并排除其他潜在原因后,皮肤活检证实存在真皮水肿和弥漫性中性粒细胞浸润,提示 Sweet 综合征。停用来曲唑,并给予皮质类固醇治疗后,患者完全康复。后用他莫昔芬辅助治疗,上述症状未再复发[5]。

二、选择性雌激素受体调节剂

对称性药物相关性间擦部和屈侧疹(symmetrical drug-related intertriginous and flexural exanthema, SDRIFE)(旧称狒狒综合征)是一种罕见的Ⅳ型超敏反应,引起斑丘疹。他莫昔芬引起的 SDRIFE 似乎是可逆的,停药可以改善临床状况。使用他莫昔芬后还有各种皮疹的报道。一名 44 岁乳腺癌女性患者,他莫昔芬治疗 8 年后出现丘疹疱状疹、面部红斑,持续 6 个月,没有眼部或黏膜受累的证据。对臀部和大腿病变部位进行了皮肤活检,病理显示广泛的角化过度,轻微角化不全,颗粒过多,不规则棘层表皮的苔藓样界面皮炎,支持诊断为固定药疹(图 31-5)。经过多学科讨论,患者被诊断为与他莫昔芬相关的 SDRIFE。停用他莫昔芬并口服皮质类固醇和外用药物治疗数日后临床症状有所改善[6]。

雷洛昔芬偶尔会发生多形性红斑。据报道,一位 74 岁女性,在用雷洛昔芬治疗骨质疏松症后发生了轻微的多形性红斑。皮肤活检显示可疑的湿疹性药物反应。患者在使用抗组胺药物和局部皮质类固醇后症状消失(图 31-6)[7]。

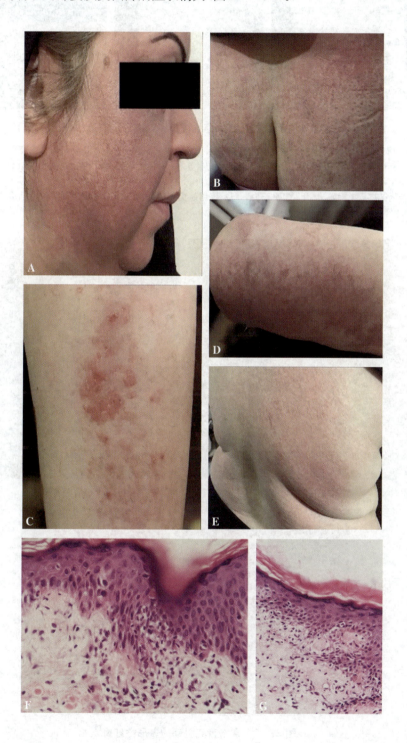

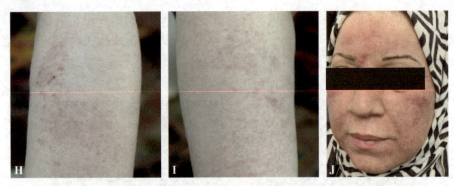

▲ 图31-5 他莫昔芬引起的丘疹水疱性皮疹和红斑固定药疹（未累及黏膜）[6]

面部（A）、臀部（B）、前臂前侧（C）、手臂（D）、背部（E）皮疹。皮肤活检光镜下可见明显的真皮表皮连接处局灶性水肿变性（F），伴少量淋巴细胞外渗和1个坏死的角质细胞（苏木精-伊红染色，400×）。基底层局灶性苔藓样变，淋巴细胞胞外增生（G），可见轻度真皮血管周淋巴细胞浸润和上覆表皮下的水肿（苏木精-伊红染色，400×）；停用他莫昔芬并给予局部皮质类固醇治疗后的固定药疹（H）；停用他莫昔芬并给予局部皮质类固醇治疗后2周的SDRIFE（I）；他莫昔芬停药后10周的SDRIFE（J）。

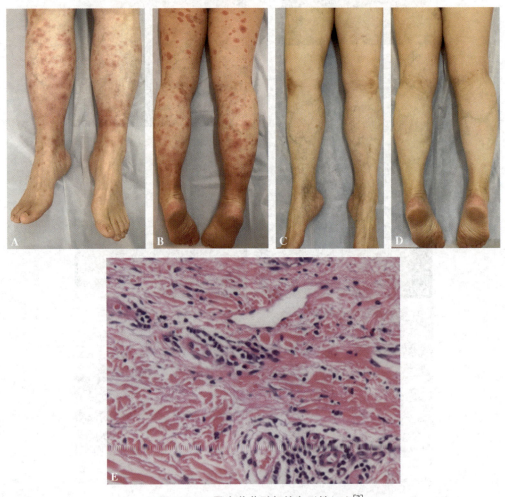

▲ 图31-6 雷洛昔芬引起的多形性红斑[7]

A. 第1次就诊时的下肢前部；B. 第1次就诊时的下肢后部；C. 6个月随访时的下肢前部；D. 6个月随访时的下肢后部；E. 镜下所见（苏木精-伊红染色，200×）。

三、促性腺激素释放激素类似物

过敏反应是这类药物的主要不良反应。1.1%(15/1397)前列腺癌患者(主要为无晚期症状的患者)在接受阿巴瑞克治疗后出现了即发性全身过敏反应[8]。这些反应的累积风险随着治疗时间的延长而增加。在一项涉及晚期症状性前列腺癌患者的试验中，3.7%的患者出现了即发性全身过敏反应。注射阿巴瑞克后可能发生过敏反应，包括但不限于第1次给药。每次给药后，患者均应至少观察30分钟，以便在需要时立即治疗过敏反应。

四、周期蛋白依赖性激酶4/6(CDK4/6)抑制剂

CDK4/6抑制剂的皮肤反应主要是脱发，其他包括大疱性皮疹、史蒂文斯-约翰逊综合征(SJS)、中毒性表皮坏死松解症(TEN)、辐射相关皮疹、白癜风样病变、持续性红斑异常、各种类型的血管炎和风湿病等病变[9]。欧美的一项多中心回顾性研究，评估了阿尔巴尼亚、阿根廷、法国、希腊、意大利和西班牙的11个肿瘤皮肤科诊治的在CDK4/6抑制剂治疗期间出现皮肤病变的晚期乳腺癌患者。79例患者总共记录了165例皮肤不良事件。最常见的皮肤反应是瘙痒(49/79)、脱发(25/79)和湿疹(24/79)(图31-7)。皮肤毒

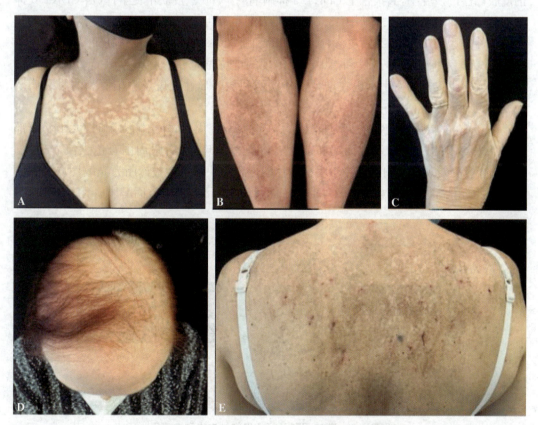

▲ 图31-7 CDK4/6抑制剂引起的皮肤不良事件[10]

A. 白癜风样病变，由患者暴露在阳光下的胸部多个低色素斑点组成，边缘不清晰；B. 双侧胫前区黄斑丘疹红斑；C. 白癜风样病变位于左手背部；D. 头皮中部的秃发；E. 患者背部湿疹反应，炎症后色素沉着区可见少量搔抓的丘疹病变。

性的严重程度通常较轻(>65%),中位时间为 6.5 个月(图 31-8)。只有 4 名患者(5%)由于严重的皮肤病变需要停止治疗。大多数皮肤反应通过局部治疗得到控制[10]。

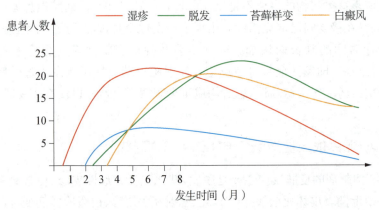

▲ 图 31-8 自开始使用 CDK4/6 抑制剂治疗以来皮肤不良事件的发生时间[10]

在一项根据美国食品药品监督管理局(Food and Drug Administration, FDA)不良事件报告系统(adverse event reporting system, FAERS)分析真实世界中 CDK4/6 抑制剂皮肤毒性的研究中,共报告了 CDK4/6 抑制剂的 7986 例皮肤不良事件(占 CDK4/6 抑制剂总不良事件的 15%),其中 43.5% 归类为严重事件,25% 需要停药。最常见的皮肤不良事件是脱发(N=3528)、皮疹(N=1493)和瘙痒(N=1211)。皮疹在第 1 个月(中位发病 28 天)就可观察到,脱发和指甲改变出现的中位时间分别是 67 天和 112 天[11]。白癜风和大疱性皮炎的发生率也在增高。阿贝西利的多形性红斑及哌柏西利的甲裂病及脆发症也有增多。

一名 50 岁转移性乳腺癌女性患者使用瑞波西利 2 周后,外出晒太阳时,太阳暴露部位开始发红、脱皮,检查发现面部和前臂有红斑鳞状斑块,右眼周围有色素沉着斑块。Wood 灯检查发现右眼周围有一个明显褪色的白色斑块。患者被诊断为光敏性皮炎和白癜风,可能由瑞波西利引发(图 31-9)[12]。治疗采用局部皮质类固醇乳膏用于皮疹,每

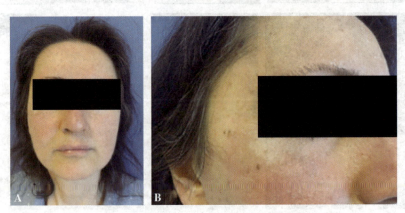

▲ 图 31-9 瑞波西利引起的光敏性皮炎和白癜风[12]

A. 脸上有鳞状红斑斑块;B. 右眼周围白色、边界分明的斑块。

天 2 次,持续 5 天;局部他克莫司软膏用于白癜风,每天 2 次。使用防晒霜和物理防晒。治疗后皮疹完全愈合,随后出现白癜风样病变。

意大利学者报道了一例转移性乳腺癌患者接受 CDK4/6 抑制剂瑞波西利 600 mg/d 联合来曲唑 2.5 mg/d 的治疗。3 个月后,患者出现瘙痒,随后在有些区域出现弥漫性红斑-水疱性皮疹,并演变为白皮病(躯干、腿部和双臂)(图 31-10A)。在使用减量的 400 mg/d 瑞波西利 3 周并联合口服地塞米松和外用氯倍他索后,皮肤毒性并没有消失。继续该剂量 3 周仍然没有改善,最终停止使用全身抗肿瘤药物,仅保留来曲唑。停止使用 CDK4/6 抑制剂 3 个月后,皮疹和瘙痒消失,但色素脱色区域仍然存在(图 31-10B~D)。皮肤活检病理显示,基底膜层有轻度淋巴细胞浸润(CD8$^+$)(图 31-11A)。Fontana Masson 染色试验阴性,真皮中未见单个黑色素细胞和少量噬黑素细胞(图 31-11B)。P53 在脱色皮肤的基底层和上基底层有很强的免疫染色(图 31-11C~D)。换用哌柏西利 125 mg/d 和来曲唑几天后,患者再次出现红斑性皮疹,因此立即停止治疗。患者接受抗组胺药(依巴斯汀)和局部皮质类固醇(氯倍他索)治疗,从而控制了皮疹[13]。

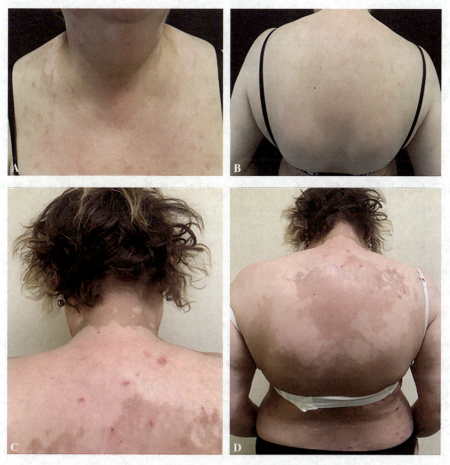

▲ 图 31-10　瑞波西利引起的弥漫性红斑-水疱性皮疹[13]

A.瑞波西利治疗 3 个月后出现红斑-水疱性皮疹;B~D.背部残留脱色区域。

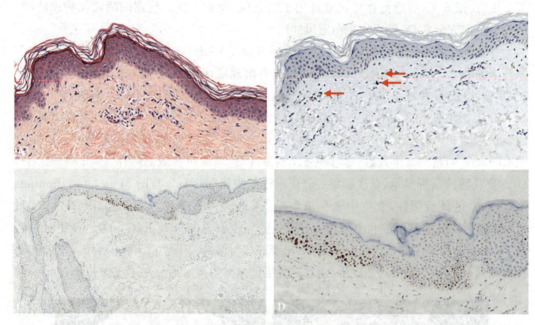

▲ 图 31-11 瑞波西利引起的弥漫性红斑-水疱性皮疹的皮肤组织病理及免疫组化检查[13]

A. 真皮浅层轻度血管周围淋巴细胞浸润,沿基底层延伸(苏木精-伊红染色,100×);B. 在少数真皮噬黑素细胞(黑色素-a 单克隆抗体,A103,Invitrogen)中局部检测到黑色素(红箭头,100×);C、D. 原始放大 50×(C)和 100×(D)下,脱色皮肤基底和上基底层强 P53 表达(小鼠单克隆抗 P53 抗体 MS-738-R7-LabVision/Neomarkers,USA)。

五、抗雄激素类药物

环丙孕酮偶见过敏反应和皮疹。部分服用甲羟孕酮的患者会发生瘙痒、血管神经性水肿、全身性皮疹等。少数患者有痤疮、脱发或多毛。

六、雄激素合成抑制剂

阿比特龙偶可引起超敏反应。

七、雄激素受体拮抗剂

氟他胺的皮肤反应极少,偶见光过敏反应,包括红斑、溃疡、大疱疹和表皮坏死等。比卡鲁胺可致面色潮红、瘙痒,其他皮肤毒性很少。

恩扎鲁胺的皮肤反应可能表现为红斑和脓疱等。一位 62 岁的男性患者,于 2014 年 4 月确诊为转移性前列腺腺癌。2015 年 4 月,患者接受了恩扎鲁胺 160 mg/d 的二线治疗,皮下植入 10.8 mg 戈舍瑞林,同时给予泼尼松龙 40 mg/d,连续 3 个月。在开始恩扎鲁胺治疗 10 天后和首次皮下植入戈舍雷林 4 天后,患者出现急性皮肤反应,背部、胸部和上肢有大面积水肿和红斑斑块(图 31-12A)。斑块被广泛的几毫米大小的非滤泡性脓疱覆盖,主要分布于腋窝、腹股沟和躯干。4 天内,皮疹发展为背部和手臂弥漫性脱屑(图 31-12B),下肢出现多发红斑靶样丘疹,伴有轻微疼痛。患者无黏膜病变,无发热。

皮肤活检显示,海绵状角膜内和角膜下脓疱,乳头状真皮水肿,真皮上部和中部有中性粒细胞和嗜酸性粒细胞浸润(图31-12C)。脓疱涂片检查结果是无菌的,怀疑为急性泛发性发疹性脓疱病(acute generalized exanthematous pustulosis,AGEP),停止恩扎鲁胺治疗。支持性治疗包括口服抗组胺药、湿敷料和外用皮质类固醇(戊酸倍他米松)。泼尼松龙继续使用相同剂量。在18天内,皮肤病变轻度发作(图31-12D),随后出现广泛的浅表脱屑。皮肤病变在4周内完全消退。根据药物不良反应评估标准的Naranjo评分(不良反应与药物有关的概率)为7分,确定是恩扎鲁胺而不是戈舍瑞林导致了AGEP。与典型的AGEP病例相比,由于恩扎鲁胺的半衰期较长,皮疹发生可能需要更长的时间才能愈合,完全解决皮疹所需的4周时间对应于恩扎鲁胺的5个半衰期[14]。

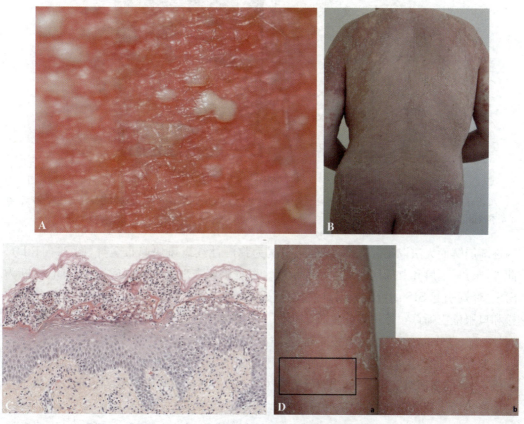

▲ 图31-12 恩扎鲁胺引起的急性泛发性脓疱病[14]

A.非滤泡性脓疱的特写;B.背部和手臂出现弥漫性红斑和脱屑;C.组织学检查(苏木精-伊红染色,20×)表现为皮肤角层和角层下脓疱,棘细胞层水肿,皮肤中性粒细胞和嗜酸性粒细胞炎性浸润;D.右臂皮肤出现轻微脓疱(左:弥漫性红斑、非滤泡性脓疱和脱屑;右:非滤泡性脓疱的特写)。

恩扎鲁胺还有引起SJS的报道。一例92岁男性前列腺癌患者接受恩扎鲁胺(每日口服160 mg)和戈舍瑞林皮下植入(每4周10.8 mg)治疗10天后,出现会阴红斑、眼睛周围红肿及面部水肿(图31-13A~C)。恩扎鲁胺是该患者唯一有效的治疗转移性去势抵抗性前列腺癌(metastatic castration-resistant prostate cancer, mCRPC)的药物,因此没有停药,当时也没有怀疑它会导致患者的皮肤状况。戈舍瑞林皮下植入物在过去4天内

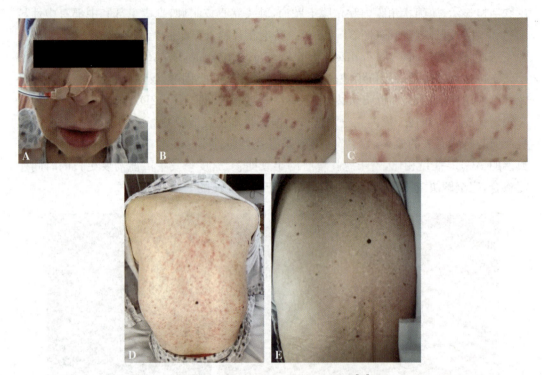

▲ 图 31-13　恩扎鲁胺引起的 SJS[15]

A. 眼睛周围红肿；B. 弥漫性红斑斑块累及肛周区；C. 局部皮损的特写；D. 治疗前，背部弥漫性红斑；E. 治疗后，红斑基本消退。

因逐渐崩解而无法取出。2 天后，病变发展为弥漫性红斑斑块遍布全身（图 31-13D）。此外，眼角、下唇和肛周区出现糜烂和结痂。根据临床表现及不良反应发生时间，诊断为 SJS。怀疑引起 SJS 的可能原因是恩扎鲁胺。停用恩扎鲁胺，并给予静脉注射氢化可的松和口服依巴斯汀。停用恩扎鲁胺 12 天后，患者的全身红斑明显减轻，皮肤表面出现脱屑（图 31-13E）。停用恩扎鲁胺 3 周后，皮肤病变完全消退[15]。

此外，美国的医生还报道过恩扎鲁胺引起 SJS/TEN 重叠的转移性前列腺癌病例。一例 66 岁的非洲裔美国男性，患转移性前列腺癌，1 个月前开始恩扎鲁胺治疗。胸部皮疹瘙痒持续 1 周，开始时在前胸和后背出现瘙痒性弥漫性红斑斑疹，中心呈紫癜性皮疹。立即停止恩扎鲁胺治疗。5 天后，注意到患者皮疹进展到整个胸部、腹部和四肢，对称分布，面部最初出现皮肤脱落。他否认有任何合并疾病或流感样症状。在被诊断为 SJS/TEN 重叠综合征后不久，患者被转移到烧伤科。数小时内，患者出现大面积皮肤脱离，累及体表面积（body surface area, BSA）的 25%，主要位于上胸和背部（图 31-14A）。腹部和上肢出现散在的融合性皮肤脱落区。伴有水疱和大疱的黄斑疹扩展至躯干和四肢。龟头和口腔黏膜出现出血性糜烂（图 31-14B）。尼氏征阳性。该患者的 TEN 严重程度评分（score of toxic epidermal necrolysis, SCORTEN）评分为 3 分（年龄≥40 岁，存在活动性/进展性恶性肿瘤，受影响的 BSA≥10%），相应的病死率为 35%。患者病情迅速恶化，需要呼吸机支持，给予其静脉输液，适当的伤口护理和环孢素 4mg/(kg·d) 作为辅助治疗。住院期间并发感染性休克、呼吸机相关性肺炎、艰难梭菌感染和需要血液透析的急性肾损伤。患者因前列腺癌引起的难治性出血,继发于膀胱穿孔,需要多次介入治疗。这导致了一个未愈合的腹部伤口。随着时间的推移,患者的皮肤病变有所改善,但不幸的是,他的整体临床状况没有改善,家人决定在初次住院2个月后放弃治疗[16]。

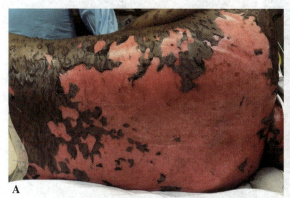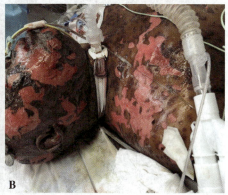

▲ 图 31-14 恩扎鲁胺引起 SJS/TEN[16]

A. 背部几乎完全脱皮和皮肤脱离;B. 面部和口腔黏膜附近可见出血性糜烂,上胸部皮肤脱离。

阿帕他胺引起的皮疹在临床试验中很常见,23.8%~27.1%的患者出现任何级别的皮疹,5.2%~6.3%的患者出现3级或更高级别的皮疹。临床试验中未见 SJS、TEN 等严重皮肤不良反应的报道。然而,文献中有罕见的病例报告,大多数发生在亚洲患者身上。对 68 例接受阿帕他胺 240 mg/d 口服治疗的患者数据进行分析,皮疹(13 例,19.1%)和斑疹丘疹(11 例,16.2%)是最常见的皮疹。大多数(85.7%)皮疹发生在阿帕他胺开始治疗的 4 个月内,在使用抗组胺药、局部或全身皮质类固醇(有/没有阿帕他胺剂量中断/减少)后中位数为 1 个月的时间内缓解。首次发生的皮疹和最高级别皮疹的中位缓解时间均为 1 个月。在血浆阿帕他胺浓度稳定状态下,有皮疹患者的曲线下面积(0~24 h)数值上略高于无皮疹的患者[17]。

一名 83 岁的白种人男性开始使用阿帕他胺联合地加瑞克治疗转移性去势敏感前列腺癌(castration-sensitive prostate cancer, CSPC),在阿帕他胺治疗的第 5 周,患者出现了广泛的水疱带状疱疹样皮疹。随后 3 天,患者出现了累及躯干的红斑丘疹,并继续发展到双侧上肢和下肢。在就诊时,皮疹覆盖了患者 80% BSA,诊断为严重皮肤药疹。患者开始接受甲泼尼龙治疗。甲泼尼龙治疗 5 天,皮疹继续恶化,扩大到 95% BSA。皮肤活检诊断为重叠 SJS/TEN。经过静脉注射免疫球蛋白(IVIG)后,皮疹开始稳定下来(图 31-15)[18]。

日本学者报道了与阿帕他胺有关的皮疹病例。一例 71 岁男性患者,患 CSPC,无过敏史。阿帕他胺口服(240 mg/d)和促性腺激素释放激素激动剂作为一线治疗。服用阿帕他胺 70 天后,患者出现轻度渗出性红斑,双前臂、双腿和胸部瘙痒,无高热,无黏膜糜烂,无无菌脓疱,无棘层松解征(图 31-16)[19]。红斑轻度隆起,占 30% BSA,不良事件通

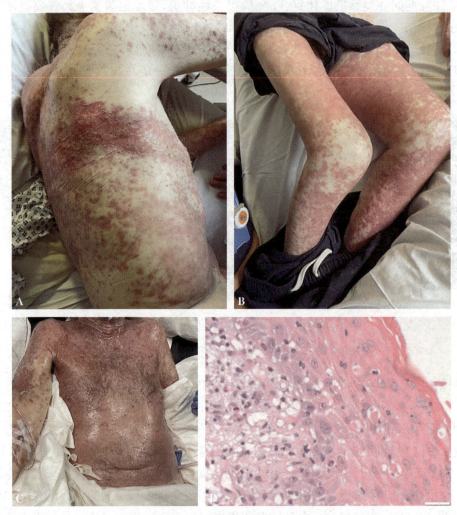

▲ 图 31-15 阿帕他胺引起的皮疹[18]

A. 背部出现带状疱疹样皮疹,影响右侧 T4 皮区,并伴有广泛红斑丘疹;B. 下肢显示广泛红斑和紫癜斑;C. 静脉注射甲泼尼龙,皮疹仍有进展;D. 皮肤活检显示明显的界面改变,基底空泡化和明显的角化异常,角化细胞分散在整个表皮,真皮内有浅表血管周围炎症浸润。

用术语标准(common terminology criteria for adverse event, CTCAE)5.0 分级为 2 级。Naranjo 评分为 9 分。因此,强烈怀疑皮疹与阿帕他胺之间存在因果关系。阿帕他胺停用 3 周后以 180 mg/d 重新开始。重新给药后 35 天,患者出现 2 级红斑(图 31-17A~C)。前臂皮肤活检显示表皮海绵状病变,无坏死角化细胞,血管周围和间质浸润淋巴细胞,真皮上部有少量嗜酸性粒细胞(图 31-17D、E)。真皮-表皮界面的液泡变化不明显。再次停用阿帕他胺,并给予局部皮质类固醇和口服抗组胺药以减少皮疹。在第 2 次停药后 3 周,阿帕他胺以 120 mg/d 的剂量与口服抗组胺药联合重新开始。第 3 次给药后 6 周,患者出现 1 级红斑。在 8 周内,皮疹的出现被控制在可耐受的水平内,无需停用阿帕他胺。阿帕他胺相关皮疹的机制尚不清楚。皮疹与较高剂量的阿帕他胺或其活性代谢

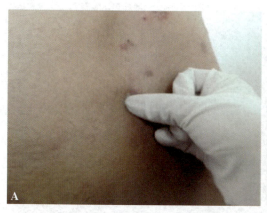 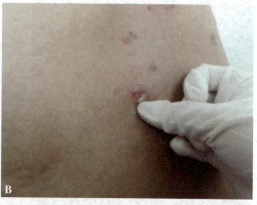

▲ 图 31-16　棘层松解征[19]

又称为尼氏征(Nikolsky sign)或棘层细胞松解现象检查法,是皮肤科常用的体检方法之一,用于检查水疱和大疱的位置在表皮内还是在表皮下。在天疱疮、TEN 等皮肤病中,尼氏征是一种非常有用的诊断工具。当在完整的水疱边缘施加侧压时,会导致正常表皮的脱位和水疱扩大。此征包括以下几方面含义:①牵扯患者破损的水疱壁,尼氏征阳性者可将角质层剥离相当长的一段距离,甚至包括看来是正常的皮肤。②推压两个水疱中间外观正常的皮肤时,尼氏征阳性者角质层很容易被擦掉,而露出糜烂面。③推压患者从未发生过皮疹的完全健康的皮肤时,尼氏征阳性者很多部位的角质层也可被剥离。④以手指加压在水疱上,尼氏征阳性者可见到水疱内容物随表皮隆起而向周围扩散。⑤在口腔内,用舌头舔及黏膜,可使外观正常的黏膜表层脱落或撕去。临床上尼氏征阳性的皮肤病有:大疱性表皮松解萎缩型药疹、金黄色葡萄球菌性烫伤样皮肤综合征、天疱疮、大疱性表皮松解症、家族性慢性良性天疱疮等。尼氏征阴性的皮肤病有:类天疱疮、疱疹样皮炎、大疱性多形性红斑等。

物暴露有统计学上的显著关联,阿帕他胺治疗期间皮疹的发生率远高于其他抗雄激素治疗药物。阿帕他胺相关的皮疹可能不是由于过敏反应,而是一种结构特异性的脱靶药理反应[20]。

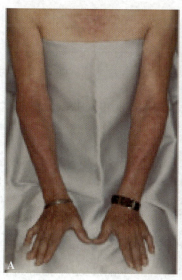 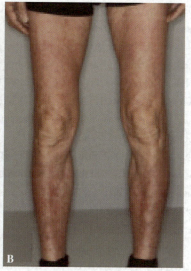

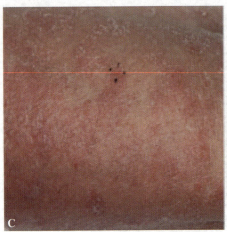 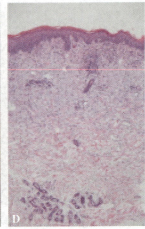 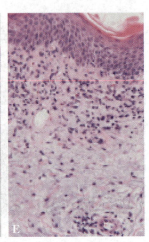

▲ 图 31-17　阿帕他胺引起的皮疹[20]

双前臂(A)和腿部(B)皮肤出疹。红斑表现为斑疹样,轻度浸润。从前臂被黑点包围的皮肤中获得活检标本(C)。活检的组织学检查显示,真皮上部有浅表和血管周围淋巴细胞浸润(苏木精-伊红染色,10×)(D)。高倍镜显示真皮上部有嗜酸性粒细胞浸润(苏木精-伊红染色,40×)(E)。

八、生长激素抑制剂

长效奥曲肽的不良反应较少,主要皮肤不良反应是瘙痒、皮疹和脱发。

（梁晓华）

参考文献

[1] SAWADA T, NAKAJIMA A, KABASHIMA K. Cutaneous sarcoidosis possibly associated with aromatase inhibitors and tamoxifen[J]. JAAD Case Rep, 2023, 36:21-23.

[2] KIM Y J, COHEN P R. Anastrozole-induced dermatitis: report of a woman with an anastrozole-associated dermatosis and a review of aromatase inhibitor-related cutaneous adverse events[J]. Dermatol Ther (Heidelb), 2020, 10(1):221-229.

[3] TANAKA A, YAMASHITA C, HINOGAMI H, et al. Localized cutaneous adverse event induced by anastrozole as adjuvant treatment for breast cancer: a case report[J]. Case Rep Dermatol, 2019, 11(1):57-63.

[4] WOLLINA U, SCHÖNLEBE J, HEINIG B, et al. Segmental erythema multiforme-like drug eruption by aromatase inhibitor anastrozole-first case report and another example of an immunocompromised district[J]. Open Access Maced J Med Sci, 2018, 6(1):79-81.

[5] CARDOSO D, COELHO A, FERNANDES L, et al. Sweet's syndrome induced by aromatase inhibitor in the treatment of early breast cancer[J]. Eur J Case Rep Intern Med, 2020, 7(3):001435.

[6] MOFARRAH R, MOFARRAH R, KRÄNKE B, et al. First report of tamoxifen-induced baboon syndrome[J]. J Cosmet Dermatol, 2021, 20(8):2574-2578.

[7] NORIMATSU Y, NORIMATSU Y. First report of erythema multiforme minor caused by raloxifene hydrochloride[J]. Case Rep Dermatol, 2021, 13(3):445-449.

[8] MONGIAT-ARTUS P, TEILLAC P. Abarelix: the first gonadotrophin-releasing hormone antagonist for the treatment of prostate cancer[J]. Expert Opin Pharmacother, 2004, 5(10): 2171-2179.

[9] SILVESTRI M, CRISTAUDO A, MORRONE A, et al. Emerging skin toxicities in patients with breast cancer treated with new cyclin-dependent kinase 4/6 inhibitors: a systematic review[J]. Drug Saf, 2021, 44(7): 725-32.

[10] SOLLENA P, VASILIKI N, KOTTEAS E, et al. Cyclin-dependent kinase 4/6 inhibitors and dermatologic adverse events: results from the EADV Task Force "dermatology for cancer patients" international study[J]. Cancers (Basel), 2023, 15(14): 3658.

[11] RASCHI E, FUSAROLI M, LA PLACA M, et al. Skin toxicities with cyclin-dependent kinase 4/6 inhibitors in breast cancer: signals from disproportionality analysis of the FDA adverse event reporting system[J]. Am J Clin Dermatol, 2022, 23(2): 247-55.

[12] MENTESOGLU D, ATAKAN N. Photoallergic dermatitis and vitiligo-like lesion in a patient with metastatic breast cancer using ribociclib[J]. Indian J Pharmacol, 2023, 55(3): 190-191.

[13] PASQUALONI M, ORLANDI A, PALAZZO A, et al. Case report: vitiligo-like toxicity due to ribociclib during first-line treatment of metastatic breast cancer: two cases of premature interruption of therapy and exceptional response[J]. Front Oncol, 2023, 13: 1067624.

[14] ALBERTO C, KONSTANTINOU M P, MARTINAGE C, et al. Enzalutamide induced acute generalized exanthematous pustulosis[J]. J Dermatol Case Rep, 2016, 10(2): 35-38.

[15] DENG M, CHAI H, YANG M, et al. Stevens-Johnson syndrome caused by enzalutamide: a case report and literature review[J]. Front Oncol, 2021, 11: 736975.

[16] GALLEGOS J A O, AMAR S. Stevens-Johnson syndrome/toxic epidermal necrolysis overlap caused by enzalutamide in patient with metastatic prostate cancer[J]. BMJ Case Rep, 2021, 14(11): e242319.

[17] UEMURA H, KOROKI Y, IWAKI Y, et al. Skin rash following administration of apalutamide in Japanese patients with advanced prostate cancer: an integrated analysis of the phase 3 SPARTAN and TITAN studies and a phase 1 open-label study[J]. BMC Urol, 2020, 20(1): 139-150.

[18] FLYNN C R, LIU S C, BYRNE B, et al. Apalutamide-induced toxic epidermal necrolysis in a Caucasian patient with metastatic castration-sensitive prostate cancer: a case report and review of the literature[J]. Case Rep Oncol, 2023, 16(1): 652-661.

[19] MAITY S, BANERJEE I, SINHA R, et al. Nikolsky's sign: a pathognomic boon[J]. J Family Med Prim Care, 2020, 9(2): 526-530.

[20] TOHI Y, KATAOKA K, MIYAI Y, et al. Apalutamide-associated skin rash in patients with prostate cancer: histological evaluation by skin biopsy[J]. IJU Case Rep, 2021, 4(5): 299-302.

第三十二章
靶向药物所致皮肤损害

第一节 抗HER2药物

目前，针对人表皮生长因子受体（human epidermal growth factor receptor，HER）2靶点的抗肿瘤药物主要包括3类：单克隆抗体（简称单抗）、酪氨酸激酶抑制剂（tyrosine kinase inhibitor，TKI）和抗体药物偶联物（antibody-drug conjugate，ADC）。它们广泛用于HER2蛋白表达阳性或HER2基因异常的瘤种，包括乳腺癌、胃癌、尿路上皮癌等。

曲妥珠单抗与帕妥珠单抗都属于抗HER2单抗，靶向作用于不同的HER2胞外结构域，两者联合用药可协同发挥抗肿瘤作用。它们的皮肤不良反应发生率比较低，但也有报道。说明书列出在临床试验中常见皮肤及皮下组织不良反应为红斑、皮疹、脱发、手足综合征、痤疮、皮肤干燥、多汗症、斑丘疹、甲病、瘙痒等。CLEOPATRA研究中，11%～17.6%的患者出现了瘙痒症状。患者平均在开始使用曲妥珠帕妥珠双靶后319天（8～3171天）出现瘙痒。上肢（67.4%）、背部（29.3%）、下肢（17.4%）和肩部（14.1%）是最常受影响的部位。大多数病例都出现了1级或2级瘙痒（97.6%）。在有瘙痒症状的患者中，4名患者（3.3%）需要中断或中止治疗。加巴喷丁类药物或抗组胺药是有效的治疗方法[1]。

一项对1726名参与帕妥珠单抗Ⅱ期和Ⅲ期临床试验的患者进行的荟萃分析表明，各种丘疹性脓疱（痤疮样）皮疹的发生率为24.6%[2]。曲妥珠单抗也会引起丘疹性脓疱，但仅是个案报道（图32-1）[3]。治疗给予外用克林霉素和过氧化苯甲酰，口服米诺环素等可好转。

文献报道，一名44岁女性转移性乳腺癌患者，首次使用帕妥珠单抗后出现弥漫性水疱性皮疹。在输注帕妥珠单抗12小时后，患者的皮肤开始出现疼痛和瘙痒性水疱，随后发展到手臂、胸部、腹股沟和大腿，尼氏征阳性。诊断为罕见的中毒性表皮坏死松解症（TEN）（图32-2）[4]。一例64岁乳腺癌患者，在曲妥珠单抗维持治疗阶段，静脉使用曲妥珠单抗3天后，手臂、胸部、腹部和下肢出现了明显且相互交错（呈花边状）的线状红斑（图32-3）[5]。临床病变的形态是鞭笞状红斑。腿部也出现了类似的线状条纹，既有红斑，也有出血性条纹，使用糖皮质激素后可快速缓解。

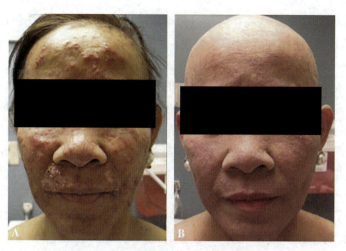

▲ 图32-1 曲妥珠单抗引起的丘疹性脓疱[3]

A. 治疗前；B. 治疗后明显消退。

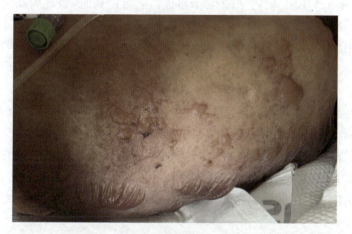

▲ 图32-2 TEN 特有的大疱、水疱和红斑[4]

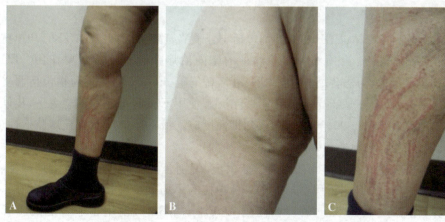

▲ 图32-3 曲妥珠单抗引起的下肢鞭答状红斑[5]

A~C. 表现为红斑和出血性线状条纹。

需要注意的是，这两种药物在输注过程中或输注后均可能引起超敏反应或过敏性反应，皮肤会出现皮疹、瘙痒和荨麻疹等表现，并且伴随全身潮红、低血压、黏液分泌，甚至过敏性休克。

抗 HER2 靶向 TKI 已被研究证实对 HER2 阳性乳腺癌患者具有良好的治疗效果，目前已在临床实践中使用。主要药物包括拉帕替尼、吡咯替尼、图卡替尼、奈拉替尼等。皮肤、黏膜相关的常见不良反应包括口腔黏膜炎、皮疹和手足皮肤反应(hand-foot skin reaction，HFSR)。其他皮肤相关症状还包括皮肤瘙痒、皮肤干燥、皮肤溃疡、皮肤变色和毛发脱落或曲度改变等；口腔不良反应则包括口腔溃疡、口干、味觉改变、口唇麻木和口腔疼痛等。

一篇分析了 8 项拉帕替尼研究的综述显示，73%的联合治疗患者出现皮肤相关不良反应，其中 53%为 1 或 2 级，6%为 3 级，没有出现 4 级毒性反应；1%的不良事件导致治疗终止。对于 TKI，多数皮疹相关不良事件发生在治疗早期(第 1～14 天)，中位发病时间为 29 天。

HFSR 多见于 HER2 靶向 TKI 与卡培他滨联合用药时，表现为双侧掌趾受压部位出现过度角化、红斑和脱屑，伴疼痛和感觉迟钝。根据吡咯替尼 PHENIX 临床研究数据分析，单药使用出现 HFSR 的比例约 7.9%，联合卡培他滨治疗出现所有级别 HFSR 的比例为 59.5%(其中≥3 级占 15.7%)，可见大多为轻、中度，未观察到不可逆转的严重不良反应。

HER2 靶向 TKI 药物相关的口腔黏膜炎发生率为 15%～30%，严重程度可控，但较严重的口腔黏膜炎也可使患者口腔疼痛、吞咽困难、生活质量下降等。口腔黏膜炎的常见表现为不同程度的炎症改变、干燥、敏感、疼痛、溃疡等。口腔黏膜炎的发生机制主要因为口腔黏膜为上皮细胞，靶向药物能抑制上皮细胞更新，破坏口腔正常生理功能、微生物生态环境，进而引起口腔黏膜炎的发生。治疗方面以局部治疗为主。

第二节　抗 EGFR 药物

表皮生长因子受体(EGFR)抑制剂包括小分子酪氨酸激酶抑制剂(TKI)和单抗类药物，在肺癌、结直肠癌、头颈部肿瘤等癌种的靶向治疗中起着至关重要作用。EGFR-TKI 包括奥希替尼、阿法替尼、吉非替尼、厄洛替尼等，EGFR 单抗类药物包括西妥昔单抗和帕尼单抗(其中帕尼单抗尚未在国内上市)。使用 EGFR 抑制剂的患者中，皮肤不良反应的发生率为 50%～90%，包括一系列毒性反应。最常见的反应有丘疹脓疱性皮疹、干燥症、毛发变化、黏膜炎和甲沟炎[6]。

痤疮样皮疹是此类药物最常见的皮肤反应，特别是使用西妥昔单抗治疗的患者，发生率为 60%～90%，其严重程度与抗 EGFR 单抗的用药剂量有相关性，同时存在一定的个体差异(图 32-4、图 32-5)。在使用 EGFR-TKI 时，使用吉非替尼的患者中有 43%～54%报告出现皮疹，而使用厄洛替尼的患者中有 75%报告出现皮疹。主要出现在头面部、上胸部和背部。形态较单一，起初为无菌性毛囊性脓疱、丘疹，可伴有瘙痒或触痛,继发金黄色葡萄球菌感染并不少见(图32-6)。皮疹可在用药后2天至6周内出现,往往经过4个阶段:①第1周,感觉障碍,伴有红斑和水肿;②第2～3周,暴发性丘疹及脓疱;③第3～4周,结痂形成;④≥1个月,受累部位持续性红斑、干燥和毛细血管扩张。当面积较小,对生活影响不大时不必过分焦虑,对症处理的同时可以继续使用西妥昔单抗治疗。当面积累及较大时及时就诊。轻度皮疹可以在做好预防措施前提下予以密切观察,也可以局部外用2.5%氢化可的松软膏及1%克林霉素软膏;对中度皮疹需全身治疗,口服多西环素或米诺环素(100 mg,每天2次)并加用外用制剂,如薄荷脑软膏及氢化可的松乳膏,必要时口服抗组胺类药物予以止痒。3级及以上皮疹一般较少见,当发生时根据相关级别予以停药或减量,必要时行细菌培养,调整抗生素用量同时根据情况加用泼尼松治疗[0.5 mg/(kg·d),5天][7]。

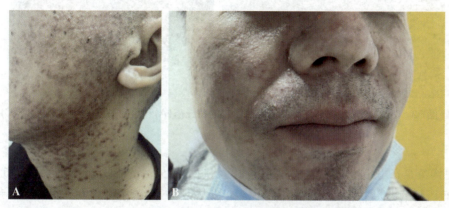

▲ 图32-4 西妥昔单抗引起的颜面部痤疮样皮疹

(姚蓉蓉供图)

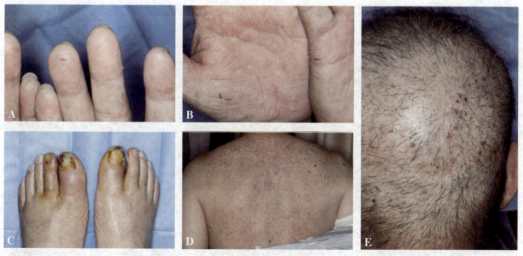

▲ 图32-5 西妥昔单抗引起的皮肤皲裂(A、B)、甲沟炎(C)、背部(D)及头皮(E)皮疹

(姚蓉蓉供图)

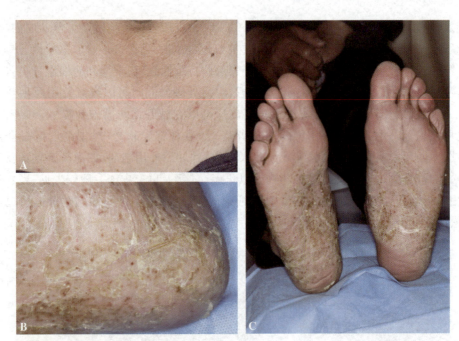

▲ 图32-6 肺腺癌患者阿美替尼治疗后引起的斑丘疹(A)和足底干燥、皲裂和脱屑(B、C)

(姚蓉蓉供图)

甲沟炎是在手指甲和足趾甲周围出现的软组织感染。约在16%的西妥昔单抗治疗患者和10%的EGFR-TKI患者中出现。主要表现为指/趾甲红肿和发炎,可能导致传染性肉芽肿或脓肿(图32-7)。严重时引起指/趾甲脱落。日常要避免摩擦指/趾甲,减轻对指/趾甲的压力,不要穿过紧的鞋子及袜子,可以用润肤霜加以预防。如若发生相关不良反应,可以外用抗生素及白醋浸泡,必要时每周外用1次硝酸银;在氯胺、醋酸铝或镁盐溶液中浸泡指/趾甲;用阿达帕林凝胶局部给药对于控制西妥昔单抗引起的甲周炎也有较好的疗效。

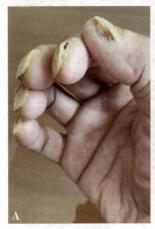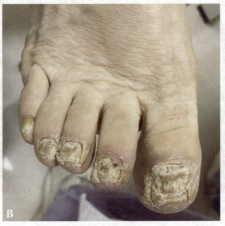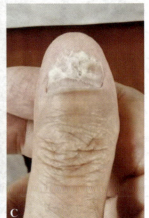

▲ 图32-7 甲沟炎(A、B)与甲脱落(C)

(姚蓉蓉供图)

多达33%的接受EGFR抑制剂治疗的患者会出现皮肤干燥,并且与药物剂量有显著的相关性。通常四肢最为严重,并且在治疗期间加剧。在使用EGFR-TKI的情况下,11%的吉非替尼治疗患者和12%的厄洛替尼治疗患者出现了皮肤干燥。其直接原因是角质形成细胞的增殖和分化受到抑制。皮肤干燥也导致受伤和裂隙的易感性增加,适当的皮肤护理可以显著缓解干燥症。

另外,一部分患者会有脱发和放射性皮肤反应;也有患者颜面部皮疹表现为红色斑丘疹;手和足底表面红斑,出现鳞屑角化型病变,此类不良反应较为罕见。

第三节 ALK、ROS1抑制剂

间变性淋巴瘤激酶(anaplastic lymphoma kinase,ALK)基因和c-ros原癌基因(c-ros oncogene,ROS)1均为非小细胞肺癌(non-small cell lung cancer, NSCLC)中重要的治疗靶点。研究显示,ROS1与ALK基因在激酶区域序列具有49%的同源性,在三磷酸腺苷(adenosine triphosphate,ATP)结合位点有高达77%的同源性,所以绝大多数ALK抑制剂也可以有效抑制ROS1基因。相关药物包括第1代的克唑替尼,第2代的塞瑞替尼、阿来替尼、恩沙替尼及布格替尼,第3代的洛拉替尼。

此类药物皮肤不良反应包括斑丘疹、痤疮样皮炎、红斑、丘疹样皮疹、瘙痒性皮疹和斑状皮疹等。在克唑替尼PROFILE 1014 Ⅲ期研究中,皮疹的发生率约为11%(图32-8)[8]。在塞瑞替尼ASCEND-5研究中,皮疹的发生率约为13%,且均为轻症。阿来替尼在其Ⅱ期临床试验(NP28761、NP28673)和Ⅲ期临床试验(ALEX)中接受阿来替尼治疗患者的皮疹发生率为20%,其中重症为0.7%。Ⅲ期ALEX研究中,有5%的患者发生光敏反应,其中3~4级为1%。在中国的Ⅱ期研究中,恩沙替尼所致的皮疹发生率最高,达56%,其中3~4级为6%[9]。

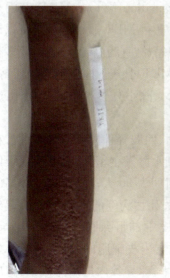
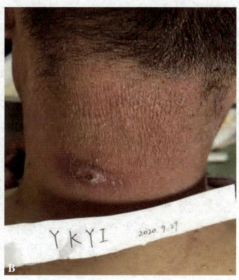

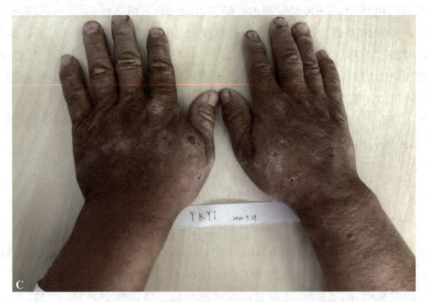

▲ 图 32-8 克唑替尼引起的多部位皮疹[8]

A. 手臂;B. 颈部;C. 手部。

此类药物所致皮疹大多是可防、可控、可逆的。对轻至中度不良反应,可采取综合防治措施,如生活方式调整及药物干预等措施,提高患者的生活质量,而无需调整靶向药物的剂量或中断治疗从而影响抗癌效果;对于重度不良反应,应考虑系统用药以改善症状,必要时减量或暂停抗肿瘤靶向治疗,待皮疹改善后考虑是否调整抗肿瘤治疗方案。

第四节 MET 抑制剂

间质上皮转化因子(mesenchymal-epithelial transition factor, MET)基因是一种原癌基因,编码上皮间充质转化因子(c-Met)。在肿瘤中,MET 通路的激活可以诱导肿瘤的发生、侵袭和转移,非小细胞肺癌(NSCLC)、乳腺癌、结直肠癌、脑胶质瘤等多种肿瘤中都常见 MET 通路的异常激活。目前已经上市的 MET 小分子抑制剂有赛沃替尼、谷美替尼、伯瑞替尼和特泊替尼及卡马替尼(国外上市)。除小分子激酶抑制剂外,还有双特异性抗体埃万妥单抗。

MET-TKI 可能导致外周水肿,可表现为颜面、四肢等外周组织的水肿。在接受赛沃替尼≥400 mg 剂量的患者中($n=338$),任意级别水肿发生率为 40.5%,3 级以上水肿发生率为 3.8%。从开始服药到水肿发生的中位时间为 50 天;发生率>1.5%的 3 级水肿事件仅包括外周水肿(2.4%),目前没有水肿相关死亡病例的报道[10]。引起外周水肿的确切机制尚不清楚。在生理条件下,血管内皮中的肝细胞生长因子(hepatocyte growth factor, HGF)有助于防止血管通透因子诱导内皮细胞的高通透性。MET 抑制剂作用于 HGF/MET 信号通路,可能会破坏这种平衡,导致内皮细胞渗漏,造成水肿发生。包括赛沃替尼在内的 MET 抑制剂引起的外周水肿很可能是由于血管内进入组织间隙的液体增多或组织间隙的液体回流至毛细血管或淋巴管减少所致。

在接受≥400 mg 赛沃替尼治疗的患者中($n=338$),任意级别过敏反应的发生率为 1.5%,3 级及以上严重过敏反应(包括严重速发型超敏反应)的发生率为 1.2%。从开始服药到发生一般过敏反应的中位时间为 15 天(10~90 天)。目前没有相关死亡病例的报道。值得注意的是,严重速发型超敏反应也有可能发生,往往出现于用药后的极短时间,一旦发生便有可能危及生命,必须立即干预[10]。

埃万妥单抗可靶向 EGFR 和 MET 受体,经常会出现 EGFR 抑制剂药物类似的皮肤不良反应,如痤疮样皮疹,发生于头面、腋下、腹股沟、生殖器等皮脂腺丰富的部位。甲沟炎发生概率也较高。其他不良事件包括多毛症、头皮擦伤、皮肤裂痕(图 32-9)[11]。

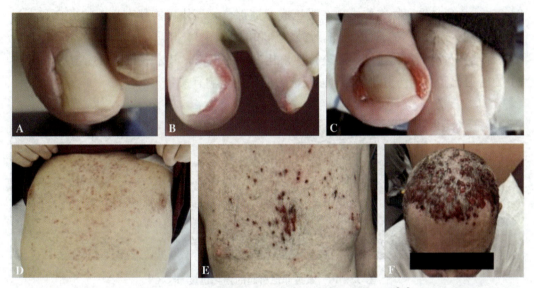

▲ 图 32-9 埃万妥单抗引起的甲沟炎和痤疮样皮疹[11]

A.1 级甲沟炎;B.2 级甲沟炎;C.3 级甲沟炎;D.1 级痤疮样皮疹;E.2 级痤疮样皮疹;F.3 级痤疮样皮疹伴头皮损害。

第五节 VEGF 抑制剂

血管内皮生长因子(vascular endothelial growth factor, VEGF)是最重要的促血管生成因子,可在体内诱导血管的新生,它们主要通过与 VEGF 受体(VEGFR)结合来发挥其生物学功能。靶向 VEGF/VEGFR 的抗肿瘤药物中,单抗类药物包括贝伐珠单抗(VEGF 抑制剂)和雷莫芦单抗(VEGFR2 抑制剂);TKI 类药物包括阿帕替尼、舒尼替尼、阿昔替尼、索拉非尼、凡德他尼、瑞戈非尼等。大部分抗血管生成类小分子药物的靶点比较宽泛,上述举例的药物中也只有阿帕替尼是单独的 VEGFR2 酪氨酸激酶抑制剂,其他抗血管生成 TKI 都是多靶点的。

由于 VEGF 抑制剂对血管通透性和增殖的影响,其使用可能导致黏膜出血和/或皮肤出血。轻度黏膜出血,最常见的表现是鼻出血,见于20%～40%使用贝伐珠单抗的患者。

索拉非尼、舒尼替尼、帕唑帕尼和凡德他尼是抑制VEGF受体胞内部分酪氨酸激酶活性的小分子抑制剂。除了对成纤维细胞生长因子受体(fibroblast growth factor receptor, FGFR)靶点具有抑制作用,它们还抑制其他酪氨酸激酶受体,如PDGFR、EGFR、KIT、RET、Flt3和RAF。因此,使用这些药物时观察到的许多皮肤不良反应与其他单一靶点的靶向药物的不良反应有重叠。

一、手足皮肤反应

最常见于使用索拉非尼的早期几周(所有级别,10%～63%;≥3级,2%～36%)、舒尼替尼(所有级别,10%～28%;≥3级,4%～12%)和帕唑帕尼(所有级别,11%;≥3级,2%)时。角化过度斑块主要出现在受压或摩擦部位。斑块可能伴有显著的炎症和干燥性角化过度,通常呈双侧对称分布,导致疼痛和虚弱(图32-10～图32-12)[12]。连续的活检标本显示局部角化过度伴随进行性角化过度的累积。其发病机制可能与VEGF抑制/血管退化和对创伤引起的血管修复能力的负面影响有关。

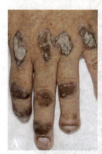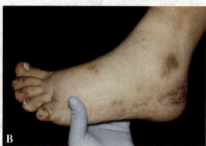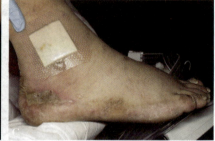

▲ 图32-10 索拉非尼引起的角化过度HFSR[12]

A. 手部;B、C. 足部。

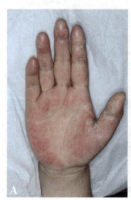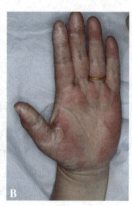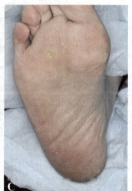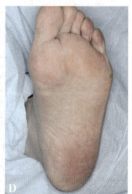

▲ 图32-11 仑伐替尼引起的HFSR

A、B. 手部;C、D. 足部。(姚蓉蓉供图)

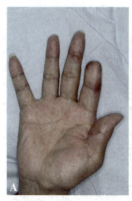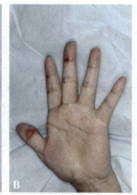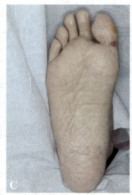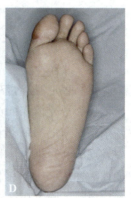

▲ 图 32-12 多纳替尼引起的 HFSR

A、B. 手部；C、D. 足部。（姚蓉蓉供图）

二、炎症性皮疹

在开始使用索拉非尼（所有级别，10%～60%）、舒尼替尼（所有级别，13%～24%）和帕唑帕尼（所有级别，6%～8%）后的早期几周内，可出现形态各异的皮疹。最常见的是从面部开始向心性扩散的麻疹样皮疹，但也有报道出现类似痤疮样皮疹、类似多形性红斑的皮疹、中毒性表皮坏死松解症（TEN）和药物过敏综合征。

三、毛发变化

多激酶抑制剂可引起毛发质地、密度和颜色的变化。索拉非尼治疗的患者中，脱发发生率高达 44%，但舒尼替尼（5%～21%）和帕唑帕尼（8%～10%）的脱发发生率较低。舒尼替尼（7%～14%）和帕唑帕尼（27%～44%）治疗期间可见可逆的毛发脱色。帕唑帕尼治疗期间也可见皮肤色素脱失。毛发和皮肤色素的变化被认为与 c-Kit 抑制有关，但可能并非直接作用于 KIT 受体。

四、生殖器累及

局限性皮疹可能累及阴囊或外阴并延伸至腹股沟皮肤，表现形式包括红斑型、银屑病型、扁平苔藓型和脱屑型。阴茎累及可能导致包茎。

五、其他

部分接受舒尼替尼治疗的患者会出现可逆的皮肤黄色变，可能是由于皮肤色素沉积所致。舒尼替尼可能会引起面部水肿和类化脓性肉芽肿的溃疡。使用舒尼替尼或索拉非尼可能会发生暴发性痣。索拉非尼可能会引起角化过度的鳞状增生性病变，类似于使用 BRAF 抑制剂时出现的病变。无症状的甲下线状出血更多见于使用索拉非尼和舒尼替尼的患者中。使用凡德他尼可能会出现急性毛囊炎、干燥症、光敏性皮炎以及蓝灰色色素异常斑块。通常情况下，这些病变都是可逆的，在停止使用相应药物后可恢复[12]。

第六节 KIT 和 BCR-ABL 抑制剂

伊马替尼、尼洛替尼和达沙替尼是抑制由 BCR-ABL 融合蛋白、c-Kit 和血小板衍生生长因子受体(platelet derived growth factor receptor, PDGFR)生成的酪氨酸激酶抑制剂。BCR-ABL 蛋白是在慢性粒细胞白血病(chronic myelogenous leukemia, CML)中发现的 9 号染色体和 22 号染色体易位的结果,而大多数胃肠道间质瘤(GIST)具有构成性活性的 c-Kit 受体。PDGFR 激酶参与某些类型的高嗜酸性综合征和慢性粒单核细胞白血病。除了在这些情况下常用的 KIT 和 BCR-ABL 抑制剂外,这类药物在皮肤纤维肉瘤、系统性肥大细胞增多症、艾滋病相关的卡波西肉瘤和 KIT 突变的黑色素瘤中也显示出疗效。皮肤不良反应是这一家族中最常见的非血液学毒性,通常不严重[13]。

大多数患者可能会出现面部水肿,有时伴随严重的体重增加,水肿的严重度与剂量相关。PDGFR 抑制引起的间质液体稳态调节改变可能是液体积聚的原因,若水肿严重,可能需要使用利尿剂。

大多数患者会在治疗约 9 周后出现伴有瘙痒的全身性麻疹样皮疹。很少情况下,这种皮疹可能会严重(3 级或 4 级)。使用伊马替尼相关的色素异常表现为局部、斑块状或弥漫性分布。这与 c-Kit 在黑色素细胞生理中调节黑色素生成、增殖、迁移和存活的作用一致。皮肤较深的患者通常受影响较重。皮肤的色素减退,包括毛发的色素减退,比色素增加更常见。已有报告显示,原有的白癜风可能会加重。发病时间平均为 4 周,停药后这些变化通常是可逆的。

脱发被列在尼洛替尼的药品说明书中,然而,其临床和组织学特征描述得并不完全。一份报道提到广泛性脱发,并伴有瘢痕形成过程的组织学发现。有报道将使用伊马替尼、尼洛替尼和达沙替尼与许多炎症性皮肤病的新发或已有病变的加重联系起来。这些病症包括:类扁平苔藓反应、银屑病、玫瑰糠疹样皮疹、急性全身性发疹性脓疱病、伴嗜酸性粒细胞增多和全身症状的药物反应(drug reaction with eosinophilia and systemic symptom, DRESS)综合征、史蒂文斯-约翰逊综合征(SJS)、荨麻疹等。

第七节 RAF/MEK 抑制剂

在各种实体瘤中,已检测出编码 RAS-RAF-MEK-ERK 通路蛋白的基因突变。因此,已经开发了许多抑制该通路的药物,其中 RAF 抑制剂及 MEK 抑制剂单独或联合已广泛用于恶性黑色素瘤、肺癌等癌种。BRAF 和 MEK 都是 EGFR 信号通路下游的主要介导因子,所以皮肤表现与 EGFR 抑制剂类似,包括痤疮样皮疹、皮肤干燥、甲沟炎和毛发营养不良。在 EGFR 水平或 MEK 水平上,抑制角质形成细胞的丝裂原活化蛋白激酶(mitogen-activated protein kinase, MAPK)通路,导致角质形成细胞死亡、细胞迁移减少和炎症,从而引起皮肤毒性[14]。

RAF抑制剂维莫非尼和达拉非尼与频发的皮肤不良反应相关,包括皮肤鳞癌、角化过度病变、格罗弗病、毛周角化样反应和光敏性。在接受BRAF抑制剂治疗的患者中,最常见的皮肤鳞癌类型是分化良好和角化棘皮瘤型皮肤鳞癌(图32-13)[14]。在维莫非尼的第Ⅰ、Ⅱ、Ⅲ期及扩展使用研究中,4%~31%的患者出现了这种类型的皮肤鳞癌。在达拉非尼的第Ⅰ、Ⅱ、Ⅲ期研究中,6%~11%的患者出现了这种病变。与光照诱导的皮肤鳞癌相比,这些病变总体分化良好,通常表现为角化过度的漏斗状丘疹。在维莫非尼的第Ⅱ期研究中,对所有报告为皮肤鳞癌的43处病变进行了中心病理复查,结果显示其中39处(90%)是角化棘皮瘤,剩下的4处是分化良好的皮肤鳞癌。出现病变的中位时间为8周。所有的皮肤鳞癌均通过简单切除治疗,在任何研究中均未因管理皮肤鳞癌而需要调整维莫非尼或达拉非尼的剂量。

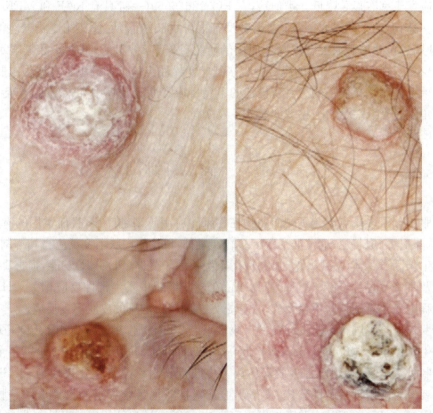

▲ 图32-13 维莫非尼和达拉非尼引起皮肤鳞癌的皮疹表现[14]

疣状角化病表现为类似角化棘皮瘤、疣或光滑角化性丘疹的过度角化性丘疹,具有以下组织学特征:乳头瘤样增生、过度角化、棘皮增生、保留的颗粒细胞层以及低至中度的表皮异型性,没有挖空细胞或大角蛋白透明颗粒。在一项针对澳大利亚患者的达拉非尼研究中,疣状角化病出现在高达49%的患者身上,常见于不同的解剖部位,出现的中位时间为11.6周。目前,这些病变尚未显示为恶性,但考虑到表皮异型性的显著变化,它们可能是皮肤鳞癌的潜在癌前病变。

在维莫非尼的Ⅰ期和Ⅱ期研究中(9%~10%的患者)以及达拉非尼的Ⅰ期、Ⅱ期和

Ⅲ期研究中(8%～21%)都报告了跖部角化过度。与HFSR不同,患者仅在受压或摩擦部位出现病变,水疱很少见,手部很少受累。3%～52%患者可能出现非特异性皮疹,这些试验报告中没有给出描述性术语,因此无法进一步分类这种皮疹,其中唯一正式确定的皮疹是格罗弗病。另外,还报道了维莫非尼引起播散性毛囊中心性红斑。RAF抑制剂与还与多种毛囊变化有关,包括脱发(29%)、毛发结构变化(17%)、毛囊炎(9%)和毛周角化病(41%)。此外,还描述了毛囊炎、表皮囊肿和痤疮样病变。在接受维莫非尼的患者中,29%报告了各级瘙痒,使用达拉非尼的患者中尚未单独报告瘙痒,但瘙痒是格罗弗病的常见症状。在接受BRAF抑制剂的患者中,新发黑色素细胞痣已被观察到,但尚未确立因果关系。

而当RAF抑制剂与MEK抑制剂联合使用时,相较于单独使用BRAF抑制剂,皮肤不良反应发生率有显著降低。类似地,在RO512676669(一种具有RAF和MEK抑制活性的单一药物)的Ⅰ期研究中,53名患者没有报告皮肤鳞癌,尽管其他皮肤毒性很常见。Ⅰ期/Ⅱ期达拉非尼和曲美替尼联合使用的研究(NCT01072175)的初步数据显示,皮肤毒性较少见。在13%～20%的患者中观察到非特异性皮疹,3%的患者发展为皮肤鳞癌。大多数单独使用达拉非尼的患者所描述的不良反应在联合治疗中并未出现,包括手掌和足底的角化过度、疣状角化、格罗弗病或毛发变化。

第八节 多靶点抑制剂

口服小分子多靶点类分子靶向药物在临床的应用越来越广泛,目前常用的有安罗替尼、索拉非尼、舒尼替尼、瑞戈非尼等。多靶点受体TKI的皮肤不良反应与其抑制血管内皮细胞生长因子受体(VEGFR)、血小板衍生生长因子受体(PDGFR)功能,损害真皮层血管功能及其修复过程,导致过量的药物残留在皮肤组织中发生毒性反应相关。HFSR为治疗过程中最常见的皮肤不良反应,皮疹是另一种较为常见的皮肤不良反应。

安罗替尼是我国自主研发的新型口服多靶点TKI,可作用于VEGFR、PDGFR、纤维母细胞生长因子受体(fibroblast growth factor receptor, FGFR)和c-Kit等多个靶点,发挥抑制肿瘤生长、肿瘤血管生成等作用。皮肤及其附件损害主要表现为HFSR,以及极少患者有可能出现过敏性紫癜、皮下出血。索拉非尼最常报道的不良事件是腹泻、恶心、疲劳和高血压,然而其皮肤毒性发生率高达93%。最常见的皮肤毒性报告包括35%的患者出现红斑性皮疹,高达77%的患者出现HFSR,27%的患者出现雄激素样脱发,另外还有甲下出血(60%～70%)和面部红斑(63%)。此外,有报道指出使用索拉非尼的患者中,有6%～7%可能增加皮肤鳞癌的发生率。部分舒尼替尼治疗的肾癌患者出现毛发褪色现象,此为舒尼替尼所特有的皮肤不良反应,一般在停用舒尼替尼2～3周后逐步恢复。对于使用多靶点受体TKI的患者,还可能出现皮肤干燥、瘙痒、水疱、蜕皮和皮肤角质局部增厚等不良反应。

出现HFSR的患者,建议自治疗开始后,穿舒适宽松的衣物和鞋子,防止足部受压,使用润肤霜或润滑剂,避免皮肤过冷或过热的刺激,避免局部外伤。对于皮肤干燥合并瘙痒的患者，温水沐浴后及时涂抹温和的润肤露，局部瘙痒严重者每晚口服 10 mg 氯雷他定可以改善症状，一般 1～2 周内患者自我感觉症状缓解。

（季笑宇）

参考文献

[1] GU S, DUSZA S, QUIGLEY E, et al. Pruritus related to trastuzumab and pertuzumab in HER2 + breast cancer patients[J]. Breast Cancer Res Treat, 2024, 203(2):271-280.

[2] DRUCKER A M, WU S, DANG C T, et al. Risk of rash with the anti-HER2 dimerization antibody pertuzumab: a meta-analysis[J]. Breast Cancer Res Treat, 2012, 135(2):347-54.

[3] SHEU J, HAWRYLUK E B, LITSAS G, et al. Papulopustular acneiform eruptions resulting from trastuzumab, a HER2 inhibitor[J]. Clin Breast Cancer, 2015, 15(1):e77-81.

[4] MOHAMED J M Z, CARMONA P F, PEROZO M A, et al. A rare case of pertuzumab-induced toxic epidermal necrolysis[J]. Cureus, 2023, 15(5):e39797.

[5] COHEN P R. Trastuzumab-associated flagellate erythema: report in a woman with metastatic breast cancer and review of antineoplastic therapy-induced flagellate dermatoses[J]. Dermatol Ther (Heidelb), 2015, 5(4):253-264.

[6] BEECH J, GERMETAKI T, JUDGE M, et al. Management and grading of EGFR inhibitor-induced cutaneous toxicity[J]. Future Oncol, 2018, 14(24):2531-2541.

[7] 王刚, 项蕾红, 袁瑛, 等. 抗EGFR单抗治疗相关皮肤不良反应临床处理专家共识[J]. 实用肿瘤杂志, 2021, 36(03):195-201.

[8] 赵凤雅, 文艳萍, 贾立群. 中药内服外用治疗克唑替尼相关皮肤不良反应1例[J]. 中日友好医院学报, 2023, 37(03):184-185.

[9] 王可, 李娟, 孙建国, 等. 间变性淋巴瘤激酶抑制剂不良反应管理西南专家建议（2021年版）[J]. 中国肺癌杂志, 2021, 24(12):815-828.

[10] ZHANG L, WANG Y, LIN L, et al. Chinese multidisciplinary expert consensus on the management of adverse drug reactions associated with savolitinib[J]. Ther Adv Med Oncol, 2023, 15:1-15.

[11] BASSE C, CHABANOL H, BONTE P E, et al. Management of cutaneous toxicities under amivantamab (anti MET and anti EGFR bispecific antibody) in patients with metastatic non-small cell lung cancer harboring EGFR Exon20ins: towards a proactive, multidisciplinary approach[J]. Lung Cancer, 2022, 173, 116-123.

[12] MACDONALD J B, MACDONALD B, GOLITZ L E, et al. Cutaneous adverse effects of targeted therapies: Part I: Inhibitors of the cellular membrane[J]. J Am Acad Dermatol, 2015, 72(2):203-18; quiz 19-20.

[13] WEI G, RAFIYATH S, LIU D. First-line treatment for chronic myeloid leukemia: dasatinib, nilotinib, or imatinib[J]. J Hematol Oncol, 2010, 3:47.

[14] ANFORTH R, FERNANDEZ-PEÑAS P, LONG G V. Cutaneous toxicities of RAF inhibitors[J]. Lancet Oncol, 2013, 14(1):e11-18.

第三十三章

免疫治疗所致皮肤损害

1893年美国纽约骨科医生William Coley发现化脓性链球菌感染使肉瘤患者的肿瘤消退,揭开了肿瘤免疫疗法的序幕。至今肿瘤免疫治疗已经有100多年历史,先后经历过发现肿瘤相关抗原(1940年)、发现干扰素(1957年)、第1个癌症疫苗(1959年)、Miller证实T细胞存在(1967年)、IL-2治疗(1976年)、FDA批准第1种免疫治疗剂IFN-α2(1986年)、免疫检查点抑制剂(ICI)兴起(1992年)、CAR-T疗法诞生(2002年)、第1个免疫检查点CTLA-4抑制剂上市(2011年)、Kymriah成为首个FDA批准的CAR-T(2017年)、ICI获诺贝尔奖(2018年)……,免疫疗法成为肿瘤治疗领域具有里程碑意义的崭新治疗模式。各类ICI、免疫细胞疗法相继进入临床,为肿瘤患者带来获益的同时,越来越多的免疫治疗相关不良反应也逐渐出现,给临床医生带来了诸多挑战。其中免疫治疗所致皮肤毒性反应因其较高的发生率也逐渐被大家重视。本章重点介绍单克隆抗体(简称单抗)类ICI、免疫细胞疗法及其所致的皮肤不良事件。

第一节 单克隆抗体类免疫治疗药物及其所致皮肤损害

以单抗类为代表的ICI已快速从临床研究走向临床实践,目前临床应用较多的单抗类药物主要是程序性死亡受体1(PD-1)单抗、程序性死亡配体1(PD-L1)单抗和细胞毒性T淋巴细胞相关抗原4(CTLA-4)单抗,部分新型靶点如T细胞免疫球蛋白域和黏蛋白域-3(Tim3,CD366)、T细胞免疫球蛋白和ITMI域蛋白(TIGIT)、V-集免疫调节受体(VISTA)、B和T淋巴细胞衰减因子(BTLA)仍在临床前阶段或临床研究阶段,其中Relatlimab成为第1个进入临床的LAG-3抑制剂,又称为抗淋巴细胞激活基因3(LAG-3,CD233)。本节重点介绍目前临床应用广泛的PD-1单抗、PD-L1单抗、CTLA-4单抗类免疫治疗药物及所致的皮损。

一、免疫检查点抑制剂相关皮肤不良反应发生机制

ICI相关的皮肤不良反应发生机制至今尚未完全明确,可能与人体免疫稳态的破坏有关。PD-1主要是与PD-L1相互作用,在免疫应答的较晚阶段抑制肿瘤组织中的T细胞活性。CTLA-4通过与B7相互作用,在免疫应答的早期阶段抑制T细胞活性。抑

制 CTLA-4 与 PD-1 均可提高 T 细胞活性,但同时对正常组织也会造成损伤,导致免疫治疗相关不良事件(immune-related adverse event,irAE)的发生。与 PD-1/PD-L1 抑制剂相比,CTLA-4 在免疫应答的早期阶段发挥作用。而且除了 T 细胞对正常组织的损伤外,体液免疫、细胞因子的异常在不良事件也起到一定作用。此外,CTLA-4 抑制剂还可以与正常组织表达的 CTLA-4 直接结合,增强补体介导的炎症,从而导致 irAE 的发生。因此,CTLA-4 的不良事件更加严重且具有剂量相关性。在皮肤 irAE 表现方面,接受 CTLA-4 抑制剂的患者更易发生皮疹、瘙痒症;接受 PD-1/PD-L1 抑制剂者更易发生白癜风[1]。

二、常用免疫检查点抑制剂及其所致的皮肤不良反应类型及发生率

(一) PD-1 单抗介绍

PD-1 全称是程序性死亡受体 1(又称 CD279),是位于细胞膜上的 Ⅰ 型跨膜糖蛋白,属于免疫球蛋白 B7-CD28 中的一员,是免疫应答负向调节因子。主要有 2 个配体 PD-L1(又称 CD274)和 PD-L2。PD-1 是在活化的 T 细胞中诱导表达的抑制性受体,PD-1 与其配体 PD-L1 和 PD-L2 的结合可维持外周耐受性,但也会抑制机体的抗肿瘤免疫力。PD-1 单抗通过特异性地结合 PD-1 分子以阻断 PD-1/PD-L1 信号通路,从而达到解除肿瘤细胞对免疫细胞的负调节作用(图 33-1)。国内已上市的常用几种 PD-1 单抗见表 33-1。

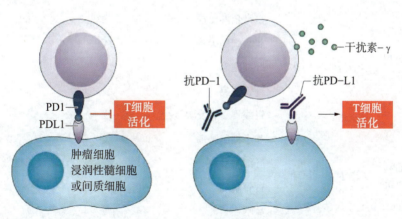

▲ 图 33-1　PD-1/PD-L1 单抗抗肿瘤治疗机制示意

表 33-1　国内已上市的 PD-1 单抗比较

序号	通用名	商品名	公司	适应证		半衰期(天)
				瘤种	治疗线数	
1	纳武利尤单抗	欧狄沃	百时美施贵宝	非小细胞肺癌	新辅助,≥二线	25
				头颈部鳞癌	≥二线	
				胃或胃食管交界处癌	辅助,一线,≥三线	

(续表)

序号	通用名	商品名	公司	适应证		半衰期（天）
				瘤种	治疗线数	
				食管鳞癌	一线	
				胸膜间皮瘤	一线（伊匹木单抗）	
				尿路上皮癌	辅助	
2	帕博利珠单抗	可瑞达	默沙东	恶性黑色素瘤	≥二线	22
				非小细胞肺癌	一线	
				食管癌	一线，二线	
				头颈部鳞癌	一线	
				dMMR 或 MSI-H 结直肠癌	一线	
				肝细胞癌	≥二线	
				三阴性乳腺癌	新辅助后辅助	
				dMMR 或 MSI-H 晚期实体瘤	≥二线	
				胃或胃食管交界处癌	二线	
				胆道癌	二线	
3	信迪利单抗	达伯舒	信达	霍奇金淋巴瘤	≥三线	19.6
				非小细胞肺癌	一线	
				肝细胞癌	一线	
				食管鳞癌	一线	
				胃或胃食管交界处癌	一线	
4	卡瑞利珠单抗	艾瑞卡	恒瑞	非小细胞肺癌	一线	5.5
				肝细胞肝癌	一线（阿帕替尼），≥二线	
				食管鳞癌	一线，二线	
				鼻咽癌	一线，≥三线	
5	特瑞普利单抗	拓益	君实	恶性黑色素瘤	≥二线	12.6
				尿路上皮癌	二线	
				鼻咽癌	一线，≥三线	
				食管癌	一线	
				非小细胞肺癌	辅助治疗，一线	
				小细胞肺癌	一线	
				肾细胞癌	一线	

(续表)

序号	通用名	商品名	公司	适应证		半衰期(天)
				瘤种	治疗线数	
6	替雷利珠单抗	百泽安	百济	霍奇金淋巴瘤	≥三线	13.3
				尿路上皮癌	≥二线	
				非小细胞肺癌	一线,≥二线	
				肝细胞肝癌	一线,≥二线	
				dMMR或MSI-H晚期实体瘤	≥二线	
				食管鳞癌	一线,二线	
				鼻咽癌	一线	
				胃或胃食管交界处癌	一线	
7	斯鲁利单抗	汉斯状	复星	dMMR或MSI-H晚期实体瘤	≥二线	19.0
				非小细胞肺癌	一线	
				小细胞肺癌	一线	
				食管鳞癌	一线	
8	派安普利单抗	安尼可	正大天晴	霍奇金淋巴瘤	≥三线	23.3
9	赛帕利单抗	誉妥	誉衡	宫颈癌	≥二线	16.6
				霍奇金淋巴瘤	≥二线	

(二) PD-L1 单抗介绍

PD-L1(又称 CD274)是 PD-1 的配体蛋白,为Ⅰ型跨膜蛋白,主要存在于免疫细胞和某些非免疫细胞表面。PD-L1 抑制剂通过抑制 PD-1 与 PD-L1 之间的结合,解除肿瘤免疫抑制状态,激活免疫细胞攻击肿瘤细胞,从而达到抗肿瘤的作用(图 33-1)。但 PD-1 和 PD-L1 的作用机制仍有不同(表 33-2)。国内已上市的常用几种 PD-L1 单抗见表 33-3。

表 33-2 PD-1 与 PD-L1 作用机制的区别

作用机制	PD-1	PD-L1
免疫抑制	主要存在免疫细胞表面,与配体 PD-L1 结合,抑制活化的 T 细胞功能	PD-L1 在肿瘤细胞、免疫细胞表达增加,与 PD-1 结合后抑制 T 细胞活化、增殖和细胞毒性功能
免疫耐受	生理状态下 PD-1 与 PD-L1 结合,阻止免疫细胞攻击自身组织,维持自身免疫平衡和免疫耐受	PD-L1 在某些炎症和自身免疫性疾病中表达增加,与 PD-1 结合抑制自身免疫细胞活化,维持自身免疫耐受

(续表)

作用机制	PD-1	PD-L1
免疫逃逸	PD-1对免疫记忆的形成和维持有作用,调节T细胞活化和记忆T细胞的形成	肿瘤细胞增加PD-L1表达,通过与PD-1结合降低T细胞的免疫攻击,实现免疫逃逸

表33-3 国内已上市的PD-L1单抗比较

序号	通用名	商品名	公司	适应证 瘤种	适应证 治疗线数	半衰期(天)
1	阿替利珠单抗	泰圣奇	罗氏	小细胞肺癌	一线	27.0
				非小细胞肺癌	早期辅助,一线	
				肝细胞肝癌	一线	
2	度伐利尤单抗	英飞凡	阿斯利康	非小细胞肺癌	二线	18.0
				小细胞肺癌	一线	
				胆道癌	一线	
3	舒格利单抗	择捷美	基石	非小细胞肺癌	一线	17.56
				NK/T细胞淋巴瘤	≥二线	
				食管鳞癌	一线	
				胃癌	一线	
4	恩沃利单抗	恩维达	康宁杰瑞	dMMR或MSI-H晚期实体瘤	≥二线	8.69

(三) CTLA-4单抗介绍

CTLA-4(又称CD152)与T细胞表达的共刺激分子CD28同源,均表达于活化的$CD4^+$和$CD8^+$T细胞表面。CD28与其配体B7-1/2结合后产生刺激性信号,激活TCR信号通路,是T细胞活化所必需的。CTLA-4可与CD28竞争性结合B7-1/2,阻止T细胞活化,形成免疫抑制状态。CTLA-4单抗通过结合CTLA-4,促进CD28与B7-1/2结合来诱导T细胞活化,解除免疫抑制状态,激活免疫细胞攻击肿瘤细胞,从而达到抗肿瘤的作用(图33-2)。表33-4介绍了国内上市的2种CTLA-4相关的单抗药物。

(四) 免疫检查点抑制剂所致皮肤相关不良反应的类型及发生率

随着单抗类免疫治疗药物在临床实践中的广泛应用,越来越多临床试验数据的公布以及相应适应证的获批,免疫治疗所致的皮肤相关不良反应有了更多的数据资料支撑。关于免疫治疗引起的皮肤不良反应的类型、管理以及处理原则也逐渐被大家重视及了解。

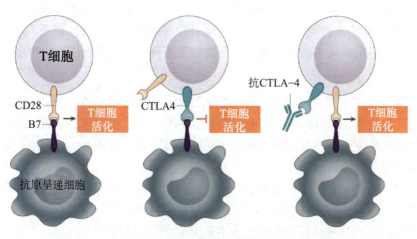

▲ 图33-2　CTLA-4单抗抗肿瘤治疗机制示意

表33-4　国内已上市的CTLA-4单抗比较

序号	靶点	通用名	商品名	厂家	适应证		半衰期（天）
					瘤种	治疗线数	
1	CTLA-4	伊匹木单抗	逸沃	百时美施贵宝	胸膜间皮瘤	一线	14.7
2	PD-1/CTLA-4	卡度尼利单抗	开坦尼	康方生物	胃或胃食管交界处癌	一线	4.76
					宫颈癌	≥二线	

　　结合现有的临床数据，常见的免疫治疗相关皮肤不良反应主要有瘙痒、皮疹及白癜风。其中瘙痒的总体发生率在PD-1抑制剂、CTLA-4抑制剂、联合应用时分别为13%～20%、25%～35%和33%[2-4]。皮肤色素脱失（白癜风）在PD-1抑制剂和CTLA-4抑制剂联合应用时总体发生率为8%[5,6]。皮疹发生率在25.1%～45%，在接受伊匹木单抗患者中为43%～45%，纳武利尤单抗和帕博利珠单抗患者中为34%～40%。CTLA-4抑制剂与PD-1抑制剂联合治疗时皮疹发生率显著上升，由25.1%升至36%。整体来看3～4级皮疹少见[3,4]。

　　关于免疫治疗相关皮肤不良反应中位发生以及消退时间，以CheckMate649临床研究为例，纳武利尤单抗相关的皮肤不良反应中位发生时间为9.6周（0.1～97.4周）[7]，CheckMate743研究中纳武利尤单抗联合伊匹木单抗相关的皮肤不良反应中位发生时间6.9周（0.1～97.1周）[8]。值得注意的是ICI相关毒性甚至可以在终止治疗后出现。关于皮肤不良反应的消退时间，以CheckMate649为例，纳武利尤单抗相关皮肤毒性经标准方法处理后中位缓解时间23.4周（0.1～153.6周）。在PD-1单抗和CTLA-4单抗联合用药方面，以CheckMate743研究中纳武利尤单抗联合伊匹木单抗的皮肤不良反应中位缓解时间为6.9周（0.4～146.4周）。

　　irAE的管理需早期诊断，做好预防、评估、检查、治疗及监测。需强调基线检查评估，在开始ICI治疗前，临床医生应关注皮肤、黏膜的基线检查，必要时进行实验室检验和特殊检查,以便在发生 irAE 后进行评估和诊断,尤其是针对自身免疫性皮肤病史患者。目前单抗类免疫治疗药物种类很多,不同的药物引起皮肤相关不良反应以及发生率仍有些许不同,以下列举出常见单抗类药物所致皮肤相关不良反应的表现以及发生率。

1. **纳武利尤单抗所致皮肤相关不良反应**

(1) 发生率≥10%的皮肤不良反应:皮疹、瘙痒。此处皮疹为一个统称,包含斑丘疹、红斑疹、瘙痒性皮疹、滤泡样皮疹、斑疹、麻疹样皮疹、丘疹、脓疱疹、丘疹鳞屑性皮疹、水疱性皮疹、泛发性皮疹、剥脱性皮疹、皮炎、痤疮样皮疹、过敏性皮炎、大疱性皮炎、剥脱性皮炎、银屑病样皮炎和药疹。

(2) 发生率 1%~10%的皮肤不良反应:白癜风、皮肤干燥、红斑、脱发、荨麻疹。

(3) 发生率 0.1~1%的皮肤不良反应:多形性红斑、银屑病、酒糟鼻。

(4) 发生率 0.01~0.1%的罕见皮肤不良反应:SJS/TEN。

接受纳武利尤单抗单药治疗的免疫相关性皮肤不良反应发生率为 28.4%(1278/4494),其中 G1 级 21.7%(975/4494)、G2 级 5.5%(246/4494)、G3 级 1.3%(57/4494),未见 G4 及 G5 级,中位发生时间 4 个月(1 天至 27.9 个月),缓解中位时间 18 周(0.1~192.7 周)。联合化疗方案中,免疫相关皮肤不良反应发生率为 22.2%(39/176)、24.5%(267/1092),主要为 G1~G3 级,发生的中位时间和缓解的中位时间分别为 1.3 周和 3.0 周(非小细胞肺癌)、9.1 周和 19.1 周(食管鳞癌及胃腺癌)。也有发生 SJS/TEN 重症病例导致的死亡病例。

2. **帕博利珠单抗所致皮肤相关不良反应**

(1) 发生率≥10%的皮肤不良反应:瘙痒、皮疹。

(2) 发生率 1%~10%的皮肤不良反应:重度皮肤反应、白癜风、红斑、皮炎、皮肤干燥、湿疹、脱发、痤疮样皮炎。

(3) 发生率 0.1%~1%的皮肤不良反应:苔藓样角化病、银屑病、丘疹、发色改变。

(4) 发生率 0.01%~0.1%的皮肤不良反应:SJS/TEN、结节性红斑。

接受帕博利珠单抗治疗的患者中约 1.7%(130/7647)的患者发生重度皮肤反应,其中 G2 级 0.1%(11 例)、G3 级 1.3%(103 例)、G4 级<0.1%(1 例)、G5 级<0.1%(1 例)。至皮肤反应发生的中位时间 2.8 个月(2 天至 22.5 个月),中位持续时间 1.9 个月(1 天至 47.1 个月)。重度皮肤不良反应导致 0.2%(18 例)患者停止帕博利珠单抗治疗。95 例患者重度皮肤反应痊愈,2 例患者治愈后存在后遗症,且存在 SJS/TEN 病例。

3. **信迪利单抗所致皮肤相关不良反应**

(1) 发生率≥10%的皮肤不良反应:皮疹。此处皮疹包含有丘疹、斑丘疹、斑状皮疹、斑疹、瘙痒、红斑性发疹、药疹。

(2) 发生率 1%~10%的皮肤不良反应:瘙痒症、白癜风、皮炎(银屑病样皮炎、痤疮样皮炎、过敏性皮炎)。

(3) 发生率 0.1%~1%的皮肤不良反应:大疱性皮炎。

(4) 未知的皮肤反应,无法从已有数据估算发生率:SJS/TEN。

在接受信迪利单抗单药治疗的患者中皮疹发生率为 12.5%(568 例),联合治疗中皮疹发生率为 14.9%(1893 例)。接受信迪利单抗治疗的患者中,5.5%(135 例)发生免疫相关性皮肤反应,其中 G1 级 2.3%(57 例)、G2 级 2.2%(55 例)、G3 级 0.9%(22 例)、G4 级<0.1%(1 例)、未发生 G5 级。发生皮肤反应的中位时间 61 天(1~601 天),中位缓解时间 29 天(1~617 天)。药物上市后接受该药物治疗的患者中有观察到 SJS/TEN 死亡的病例。

4. 卡瑞利珠单抗所致皮肤相关不良反应

(1) 发生率≥10%的皮肤不良反应:反应性皮肤毛细血管增生症。

(2) 发生率 1%~10%的皮肤不良反应:皮疹、瘙痒。此处皮疹包含有斑疹、丘疹、斑丘疹、带状疱疹、皮肤剥脱、脓疱疹、药疹、水疱、血疱、疱疹病毒感染、脂膜炎。瘙痒指瘙痒症、荨麻疹。

(3) 发生率 0.1%~1%的皮肤不良反应:皮炎、白癜风、脱发、皮下出血(瘀点、皮下出血)、掌跖红肿综合征、红斑(红斑、多形性红斑)。此处皮炎指痤疮样或过敏性或剥脱性皮炎、皮肤及黏膜溃疡。白癜风指白癜风、皮肤色素沉着障碍、皮肤色素减退及皮肤、黏膜溃疡。

(4) 发生率 0.01%~0.1%的皮肤不良反应:过敏性紫癜、毛细血管扩张症、银屑病、皮肤干燥。

(5) 未知的皮肤反应(无法从已有数据估算发生率):SJS/TEN、大疱性皮炎。

接受卡瑞利珠单抗发生免疫相关性皮肤不良反应的概率为 9.6%(193/2011),其中 G1 级 5.9%(118 例)、G2 级 2.6%(53 例)、G3 级 1.1%(22 例)。免疫相关皮肤不良反应发生的中位时间为 0.9 个月(0 天至 19.1 个月),缓解的中位时间为 0.7 个月(0 天至 10.9 个月)。在上市后接受本品治疗的患者中观察到 SJS/TEN,有病例结局为死亡。

针对卡瑞利珠单抗引起的皮肤不良反应,需特殊关注反应性毛细血管增生症(reactive cutaneous capillary endothelial proliferation, RCCEP)。根据既往临床实验数据,单药治疗所致的 RCCEP(78.3%);联合化疗,RCCEP(72.8%)、皮疹(14.3%)、瘙痒症(11.4%);联合阿帕替尼,RCCEP(27.1%);联合阿帕替尼,可明显减少 RCCEP 的发生率。接受治疗的全部患者中,RCCEP 的发病率为 76.0%(2011/1529),G1 级 61.7%(1240 例),G2 级 13.3%(267 例),G3 级 1.1%(22 例)。皮疹均发生在体表,4.6%(93 例)伴发口腔,1.4%(29 例)伴发鼻黏膜,1.5%(31 例)伴发眼部,22.5%(453)合并出血,1.8%合并感染(37 例)。RCCEP 发生的中位时间为 1.1 个月(0.0~17.6 个月),缓解的中位时间为 5.5 个月(0.3~32.3 个月)。

5. 特瑞普利单抗所致皮肤相关不良反应

(1) 发生率≥10%的皮肤不良反应:皮疹、瘙痒症。皮疹包含有斑丘疹、丘疹、湿疹、荨麻疹、水疱、天疱疮及皮肤斑块。

(2) 发生率 1%~10%的皮肤不良反应:皮肤色素脱失(白癜风、色素减退、白斑病、色素沉着障碍)、皮炎。皮炎是指痤疮样或过敏性或神经性或脂溢性皮炎、脂膜炎、光敏性反应、免疫介导性皮炎。

(3) 发生率 0.1%~1%的皮肤不良反应:毛发颜色改变、银屑病、皮肌炎。

联合化疗中可见皮肤干燥、多形性红斑。接受特瑞普利单抗单药治疗的943例患者中,发生率≥10%的皮肤不良反应为皮疹、瘙痒症。3.9%(37例)出现irAE,其中G1级2.1%(20例)、G2级1.4%(13例)、G3级0.4%(4例),无G4级及以上病例,发生的中位时间为1.5个月(0.1~12.2个月),缓解的中位时间为2.0个月(0.1~12.0个月)。在接受联合化疗的913例患者中,发生率≥2%的皮肤不良反应为皮疹。10.2%(93例)出现irAE,其中G1级4.6%(42例)、G2级3.1%(28例)、G3级2.5%(3例),无G4级及以上病例,发生的中位时间为1.2个月(0.1~23.1个月),缓解的中位时间为1.2个月(0.1~13.2个月)。在上市后接受本品治疗的患者中观察到SJS/TEN。

针对特瑞普利单抗引起的皮肤不良反应,需特别关注黑色素瘤患者的皮肤色素脱失,有15.7%(47/299)的患者出现皮肤色素脱失,其中G1~G2级15.8%(47例),无G3级及以上不良反应。发生的中位时间为3.3个月(0.5~10.2个月),所有患者的皮损持续存在。

6. 替雷利珠单抗所致皮肤相关不良反应

(1) 发生率≥10%的皮肤不良反应:皮疹。包含有斑丘疹、丘疹、红斑疹、药疹、斑状皮疹、脓疱疹、瘙疹、结节性皮疹、滤泡样皮疹、荨麻疹、皮肤剥脱及类天疱疮。

(2) 发生率1%~10%的皮肤不良反应:瘙痒症(包含眼睑及眼睛瘙痒)、皮炎、皮肤干燥。皮炎是指过敏性、痤疮样或肉芽肿性或免疫相关性皮炎;囊泡状湿疹、手部湿疹、湿疹;苔藓样角化病、急性发热性中性粒细胞增多性皮肤病(Sweet综合征)、一时性棘层松解性皮肤病及睑缘炎。

(3) 发生率0.1%~1%的皮肤不良反应:脱发、多汗(盗汗)、白癜风、红斑(多形性红斑、结节红斑)及掌跖红肿综合征。其中联合化疗中掌跖红肿综合征为常见皮肤反应。

接受单药治疗的2 390例患者中,发生率≥10%的皮肤相关不良反应为皮疹,共4.8%(115例)发生irAE,其中G1级2.5%(59例)、G2级1.3%(32例)、G3 0.8%(20例)、G4 0.2%(4例)。至发生的中位时间为1.9个月(0~27.6个月),至缓解的中位时间为1.7个月(0.0~29.6个月)。在接受联合化疗的1497例患者中,≥20%发生率的不良事件中未见皮疹,皮疹见于发生率≥2%的G3级及以上不良事件;共4.0%(60例)发生irAE,其中G1级0.5%(7例)、G2级0.9%(14例)、G3级2.5%(38例)、G4级0.1%(1例)。中位时间为1.3个月(0.1~13.0个月),缓解的中位时间为0.9个月(0~13.6个月)。在上市后接受此药治疗的患者中观察到SJS/TEN,包含致死病例报告。

7. 斯鲁利单抗所致皮肤相关不良反应

(1) 斯鲁利单抗引起的皮肤相关不良反应较其余PD-1单体发生率低,未见发生率≥10%的皮肤不良反应。

(2) 发生率1%~10%的皮肤不良反应:皮疹、瘙痒症、皮炎;联合化疗组可见脱发。皮疹包含痒疹、药疹、斑丘疹;皮炎包含过敏性或免疫介导性或脂溢性皮炎、湿疹、大疱性皮炎、叶状脂膜炎、皮肤血管炎。

(3) 发生率0.1%~1%的皮肤不良反应:红斑、痤疮样皮炎、皮肤干燥,联合化疗组还可见色素沉着障碍、银屑病、多汗、指甲变色、白癜风、表皮松解(包含SJS/TEN)。

接受单药治疗的214例以及联合化疗的1129例患者中,未见发生率≥1%的皮肤相关不良反应。在接受斯鲁利单抗治疗的所有1343例患者中,共7.7%(104例)发生免疫相关性皮肤不良反应,其中G1级3.6%(49例)、G2级3.0%(40例)、G3 1.0%(13例)、G4 0.1%(1例),发生的中位时间为2.14个月(0.03~18.92个月),缓解的中位时间为0.53个月(0.07~8.31个月)。上市后观察到的皮肤及皮下组织类疾病有SJS/TEN、类天疱疮、银屑病、多形性红斑、剥脱性皮炎。

8. 阿替利珠单抗所致皮肤相关不良反应

(1) 发生率≥10%的皮肤不良反应:皮疹、瘙痒症;联合治疗组为脱发(含睫毛脱落、毛发稀少)。皮疹包含斑丘疹、红斑、斑疹、丘疹、痒疹、药疹、脓疱疹、眼睑发疹、固定皮疹、丘疹鳞屑型皮疹、水疱疹、湿疹、痤疮、毛囊炎(疖)、痤疮样或脂溢性或过敏性皮炎、皮肤溃疡、皮肤剥脱掌跖红肿综合征、眼睑红斑、水疱、类天疱疮、口腔血疱及嘴唇起泡。

(2) 发生率1%~10%的皮肤不良反应:皮肤干燥。

(3) 发生率0.1%~1%的皮肤不良反应:银屑病、重度皮肤不良反应(SCAR)。SCAR包括大疱性皮炎、剥脱性皮疹、多形性红斑、全身剥脱性皮炎、SJS/TEN,其中联合治疗组还出现伴嗜酸性粒细胞增多和全身症状的药物反应(DRESS)及皮肤血管炎病例报告。

3178例接受阿替利珠单抗单药治疗的常见皮肤相关不良反应为皮疹19.3%(613例)、瘙痒症12.6%(400例),0.7%(22例)的患者出现SCAR,发生的中位时间5.9个月(0.1~15.5个月)。4371例联合治疗组患者最常见的不良反应是脱发26.4%(1154例)。在阿替利珠单抗联合贝伐珠单抗治疗肝细胞肝癌的IMbrave150研究中,任意级别皮疹的发生率为12.5%(41例),瘙痒19.5%(64例),脱发1.2%(4例),掌足红肿综合征0.9%(3例),均为G1~G2级。阿替利珠单抗联合化疗治疗非鳞非小细胞肺癌的IMpower132研究中,任意级别的皮疹25.8%(75例),G3~G4级3.1%(9例);SCAR任意级别的皮疹1.4%(4例),G3~G4级0.7%(2例)。

9. 度伐利尤单抗所致皮肤相关不良反应

(1) 发生率≥10%的皮肤不良反应:皮疹、瘙痒;联合治疗组为脱发、瘙痒。皮疹包含有红斑疹、斑疹、斑丘疹、丘疹、痒疹、脓疱疹、红斑及湿疹。

(2) 发生率1%~10%的皮肤不良反应:盗汗;联合治疗组为皮炎。

(3) 发生率0.1%~1%的皮肤不良反应:皮炎;联合治疗组类天疱疮(包含大疱性皮炎、天疱疮)、盗汗。

(4) 发生率0.01%~0.1%的皮肤不良反应:类天疱疮。

3006例接受度伐利尤单抗单药治疗的常见皮肤相关不良反应为皮疹16.0%(480例)、瘙痒10.8%(324例)。603例接受度伐利尤单抗和联合化疗的常见不良反应为脱发(18.4%)、皮疹(14.8%)、瘙痒(10.4%),未见>1%的G3~G4级皮肤相关的不良反应,免疫相关性皮疹的中位发生时间为43天(4~333天)。针对不可切除的3期非小细胞肺癌的PACIFIC-6临床试验显示,瘙痒发生率为17.9(21/117)、皮疹11.1%(13/117),未见G3级及以上不良反应。

10. 舒格利单抗所致皮肤相关不良反应

（1）发生率≥10%的皮肤不良反应：皮疹。皮疹包含有斑丘疹、荨麻疹、痒疹、红斑疹、皮炎、痤疮样或免疫介导性或自身免疫性皮炎。

（2）发生率1%～10%的皮肤不良反应：瘙痒症。

（3）发生率0.1%～1%的皮肤不良反应：丘疹、药疹；联合化疗时皮疹十分常见。

813例患者接受舒格利单抗单药（493例）及联合化疗（320例），单药和联合治疗中皮疹的发生率≥10%，其中单药治疗时的皮疹发生率>1%；联合治疗中未见G3级及以上不良反应。单药治疗中，5%（25/493）发生免疫相关性皮肤不良反应，其中G1级8%（14例）、G2级1.0%（5例）、G3级1.2%（6例），无G4及以上不良反应。G1～G2级中位发生时间为65.0天（7～358天），G3级发生的中位时间为13.0天（3～138天）。在联合治疗中，也有5%（16/320）发生irAE，其中G1级2.5%（8例）、G2级1.9%（6例）、G3级0.6%（2例），无G4及以上不良反应。G1～G2级中位发生时间为21.0天（6～284天），G3级中位发生时间为38.5天（19～58天）。舒格利单抗临床试验数据中皮肤相关不良反应中位缓解时间目前暂未公布。

11. 伊匹木单抗所致皮肤相关不良反应　伊匹木单抗主要与纳武利尤单抗联合使用治疗恶性胸膜间皮瘤。接受伊匹木单抗单药治疗组皮疹和瘙痒的发生率为26%，中位发生时间3周（0.9～16周），中位缓解时间5周（0.6～29周）。300例接受联合治疗患者中皮疹发生率25%，瘙痒16%。联合治疗组皮疹的中位发生时间为1.6个月（0～22.3个月），中位缓解时间为12.0周（0.4～146.7周）。皮疹包含有斑丘疹、红斑疹、瘙痒性皮疹、滤泡样皮疹、斑疹、麻疹样皮疹、丘疹、脓疱疹、丘疹鳞屑性皮疹、水疱性皮疹、泛发性皮疹、剥脱性皮疹、皮炎、痤疮样皮疹、过敏性皮炎、大疱性皮炎、剥脱性皮炎、银屑病样皮炎、药疹和类天疱疮。药物上市后有SJS、DRESS及类天疱疮的罕见病例报告。

12. 卡度尼利单抗所致皮肤相关不良反应　接受卡度尼利单抗单药治疗的458例实体瘤患者中，皮疹发生率为23.1%，瘙痒症10.9%。皮疹包含斑疹、丘疹、斑丘疹、痒疹、荨麻疹、粟疹、血管炎疹、阴茎皮疹、湿疹、脓疱疹及类天疱疮。共8.7%（40例）发生irAE，其中G1级4.8%（22例）、G2级3.3%（15例）、G3级0.7%（3例）。irAE中位发生时间为1.07个月（0.03～19.48个月），中位缓解时间为0.62个月（0.03～7.13个月）。其中针对宫颈癌的111例患者的AK104-201研究，皮疹的发生率为15.3%（17例）。

（注：以上数据除特别注明外，来自药品说明书以及相关临床试验。）

第二节　免疫细胞疗法及其所致皮肤不良反应

免疫细胞疗法（cellular immunotherapy）是指利用具有某些特定功能的细胞特性，采用生物工程方法获取和/或通过体外扩增、特殊培养等处理后，使这些细胞具有增强免疫、杀死病原体和肿瘤细胞、促进组织器官再生和机体康复等治疗功效，从而达到治疗疾病的目的。一项纳入 1 038 名受试者含 8 项随机对照研究的荟萃分析显示：与对照组相比，细胞因子诱导的杀伤细胞(cytokine-induced killer cell，CIK)治疗组可降低肝癌患者 1 年和 3 年复发率，提高 1～5 年总生存期[9]，预示着免疫细胞疗法开启了恶性肿瘤治疗的新时代。国家卫生健康委员会发布的《原发性肝癌诊疗指南 2022 年版》则将 CIK 细胞治疗纳入了肝癌术后辅助治疗方案(证据水平 2A 类)。表 33-5 展示了常见的免疫细胞疗法分类。

表 33-5 常见免疫细胞疗法的种类

分类	免疫细胞疗法种类
非特异性免疫疗法	NK 细胞(自然杀伤细胞)
	CAR-NK 细胞(嵌合抗原受体自然杀伤细胞)
	LAK 细胞(淋巴因子激活的杀伤细胞)
	CIK 细胞(细胞因子诱导的杀伤细胞)
特异性免疫疗法	CAR-T 细胞(嵌合抗原受体 T 细胞)
	TCR-T 细胞(T 细胞受体嵌合 T 细胞)
	DC-CIK 细胞(树突状细胞联合细胞因子诱导杀伤细胞)
	TIL 细胞(肿瘤浸润淋巴细胞)

一、自然杀伤细胞疗法

自然杀伤细胞(natural killer cell，NK 细胞)是先天性免疫细胞，可以直接杀死肿瘤细胞，也通过表达各种细胞因子及趋化因子，产生抗体依赖的细胞介导的细胞毒性作用(antibody-dependent cell-mediated cytotoxicity，ADCC)；同时，可以促进 T 细胞和 B 细胞的适应性免疫反应。全球范围内与 NK 细胞相关的临床研究正在广泛开展，截至 2023 年 ClinicalTrials.gov 的数据显示，与 NK 细胞治疗相关的临床研究多达 760 余项，适应证范围包括造血系统恶性肿瘤和实体瘤。

由于 NK 细胞介导同种异体反应可通过移植物抗白血病(graft versus leukemia，GVL)杀死瘤细胞，NK 细胞转移可作为转入异体造血干细胞移植(hematopoietic cell transplantation，HCT)的桥梁，减轻肿瘤负荷。一项针对 112 例高风险急性髓系白血病患者 HCT 研究，接受 NK 细胞治疗的患者复发率显著降低(3% vs. 47%)，复发期患者移植后无事件生存期延长(34% vs. 6%)，缓解期移植患者无事件生存期更长(67% vs. 18%)，未见明显不良事件，因此认为 NK 细胞在 HCT 输注前是安全可行的[10]。NK 细胞疗法也应用于临床治疗难治性和耐药的肿瘤。一项难治性神经母细胞瘤 I 期临床试验中，35 例患者接受 5 个剂量水平 NK 细胞治疗，10 例(29%)完全缓解(complete remission，CR)＋部分缓解(partial remission，PR)；17 例(47%)疾病稳定(stable disease，SD)；8 例(23%)疾病进展(progressive disease，PD)，安全性好，疗效与剂量存在一定的相关性。另一项同种异体 NK 细胞治疗复发性卵巢癌和乳腺癌的 II 期研究中，患者在回输 NK 细胞后 7 天检测到供体 DNA,未发现 NK 细胞治疗相关不良反应,证实了大剂量 NK 细胞治疗安全性,且 NK 细胞在患者体内增殖是临床预后关键因素[11]。此外,关于 NK 细胞联合治疗也显示出一定的疗效,一项入组了 109 例 PD-L1 高表达的非小细胞肺癌患者,随机分为 A 组 NK 细胞联合帕博利珠单抗($n=55$),B 组单药帕博利珠单抗($n=54$),结果表明客观缓解率(objective response rate,ORR)分别为 36.5% vs. 18.5%,联合用药组的总生存期(overall survival,OS)及无进展生存期(progression-free survival,PFS)显著延长[12],且安全性良好。目前临床上应用 NK 细胞治疗实体瘤的临床研究中包括难治性和转移性肺癌、肝癌、肾癌、结直肠癌,初步结果显示具有良好的安全性,未见皮肤相关不良反应,治疗效果可能与细胞剂量有关。

二、嵌合抗原受体自然杀伤细胞疗法

嵌合抗原受体自然杀伤细胞(chimeric antigen receptor natural killer cell,CAR-NK 细胞)疗法是一种新兴的免疫疗法,通过基因工程方法,NK 细胞被改造以表达特定的嵌合抗原受体 CAR(特异性针对癌细胞表面的抗原)。CAR-NK 细胞疗法包含了 CAR 介导的靶向杀伤能力以及 NK 细胞自身抗肿瘤的特性,改造后的 CAR-NK 细胞被输回患者体内,可以直接识别并杀死癌细胞,同时避免攻击正常细胞,效果优于 CAR-T。在 CAR-NK 疗法中,NK 细胞可以来自患者本身(自体)或来自健康捐献者(异体),多用于治疗传统疗法无效的晚期肿瘤患者。由于 CAR-NK 细胞为非主要组织相容性复合体(MHC)限制性,不会引起移植物抗宿主病、细胞因子风暴以及神经毒性等不良反应。目前基于 CAR-NK 的目标受体包括 NKG2D、HER2、CD19、CD20、CD7、CD3 等;CAR-NK 构建可不局限于患者自体细胞,脐带血、诱导型多能干细胞、永生化 NK 细胞系(NK-92)均可以作为细胞来源。

临床应用 CAR-NK 细胞免疫治疗的研究较少,一项纳入 11 名慢性淋巴细胞白血病(chronic lymphocytic leukemia,CLL)患者接受 CD19 CAR-NK 细胞的 I/II 期研究,临床应答率为 73%,且在输注 30 天内迅速出现控瘤反应,未见明显不良反应及皮肤病变[13]。目前 CAR-NK 在实体瘤中应用较少,病例报告显示 3 例转移性结肠癌患者接受 mRNA CAR-NK 细胞局部输注治疗(腹腔 2 例,肝脏 1 例)显示腹水减少。腹水细胞学显示肿瘤细胞数量显著减少,肝脏肿瘤迅速消退达 CR,未见皮肤相关不良事件。该研究也提示 CAR-NK 细胞在结直肠癌的治疗潜力[14]。

三、淋巴因子激活的杀伤细胞疗法

淋巴因子激活的杀伤细胞(lymphokine-activated killer cell,LAK 细胞)是淋巴因子(如 IL-2)激活的杀伤细胞。LAK 细胞疗法是一种自体细胞疗法,具有广谱抗癌作用,缺乏肿瘤特异性。1988 年 Rosenberg 团队总结了 IL-2 与 LAK 细胞治疗 214 例肿瘤患者的资料,16 例达 CR,26 例肿瘤缩小达 50% 以上。该疗法主要应用于转移性肾细胞癌、恶性黑色素瘤、结肠癌和非霍奇金淋巴瘤患者。LAK 疗法依赖大剂量的 IL-2,治疗不良反应较大,最常见和最严重的不良事件是毛细血管渗漏综合征,主要表现为全身性水肿和多器官功能失调,可引起胸腹腔积液、肺间质水肿和充血性心力衰竭。鉴于 LAK

疗法的缺陷较多，临床研究较少，且既往未见皮肤相关不良事件报道。目前肿瘤杀伤细胞研究的重心已从LAK细胞移向TIL细胞（肿瘤浸润淋巴细胞）和CIK细胞（细胞因子诱导的杀伤细胞），其抗肿瘤作用强，不良事件也少于LAK疗法。

四、肿瘤浸润淋巴细胞疗法

肿瘤浸润淋巴细胞（tumor-infiltrating lymphocyte, TIL）疗法是从肿瘤组织中分离出肿瘤浸润淋巴细胞，在体外用生长因子和或细胞因子选择性地刺激扩增抗原反应强烈的T细胞，扩增后的TIL再通过静脉回输至患者体内。由于肿瘤组织内T细胞已经对特定肿瘤抗原产生反应，TIL疗法优势在于利于自身免疫系统，具有较高的特异性和有效性。

目前，成熟的TIL免疫细胞制剂是由$CD8^+$和$CD4^+$ T细胞与少量的$\gamma\delta$T细胞组成。TIL治疗肿瘤类型主要是恶性黑色素瘤，其次是非小细胞肺癌、卵巢癌和头颈癌，部分结直肠癌和乳腺癌也显示出初步疗效。针对晚期皮肤恶性黑色素瘤患者，TIL联合大剂量IL-2治疗方案的ORR和完全缓解率（complete remission rate, CR）分别为43%和14%。2017年报道的TIL+大剂量IL-2疗法治疗罕见和难治性葡萄膜黑色素瘤患者的CR和PR分别为4.5%和31.8%。2021年，一项针对免疫检查点抑制剂（ICI）治疗后进展的晚期黑色素瘤患者的TIL治疗的Ⅱ期临床试验表明，疾病控制率80%，ORR36%。针对其他实体瘤的TIL治疗，美国NIH正在针对各种消化道肿瘤、乳腺癌、尿路上皮癌、卵巢癌和子宫内膜癌转移性患者进行"篮子"式Ⅱ期临床研究（NCT01174121）。TIL的联合疗法也在持续开展中，如TIL联合ICI，TIL联合BRAF抑制剂、TIL联合树突状细胞疫苗、TIL联合溶瘤病毒或腺病毒等。

通常情况下，与TIL给药相关的毒性不太常见，主要是一些短暂症状，如呼吸困难、发热、寒战、窦性心动过速、高血压，一般通过对症处理可控制。长期及严重不良反应主要有自身免疫毒性、细胞因子释放综合征、大剂量IL-2的相关毒性。其中自身免疫毒性是注入TIL细胞靶向了正常组织中的抗原，发生宿主免疫反应。例如，黑色素瘤患者TIL治疗后，如果靶向了正常皮肤细胞和葡萄膜细胞，部分患者会出现由于自身免疫性黑色素细胞破坏引起的白癜风或葡萄膜炎。大部分患者无需特殊处理，严重者停用TIL疗法，同时使用激素治疗。

五、细胞因子诱导杀伤细胞疗法

细胞因子诱导的杀伤细胞（cytokine-induced killer cell, CIK）是一类具有NK和T细胞特性的免疫细胞，通过提取患者外周血单核细胞，在体外用特定细胞因子（如IL-2以及IFN-γ等）诱导和扩增成为CIK再回输至患者体内。由于CIK疗法使用的是患者自身细胞，具有良好的生物相容性和较低的副作用，可直接杀伤肿瘤细胞、释放细胞因子诱导效应T细胞间接杀伤，表达凋亡抑制基因诱导细胞凋亡。

CIK细胞治疗因其易于获得和强大的控瘤活性，逐渐成为一项有潜力的肿瘤免疫治疗方法，常与其他治疗方案联用，如化疗、放疗及ICI。目前适应证主要有复发和难治性血液系统肿瘤和各种实体瘤。当全身系统治疗和骨髓移植不能治愈白血病时，CIK疗法可作为一种替代疗法取得一定的疗效。一项Ⅱ期研究评估了CIK作为白血病患者移植后巩固治疗的疗效,结果显示与以往研究相比,完全供体嵌合发生率并不高,累积复发率相似,作为移植后巩固治疗相对安全。一例复发难治性滤泡性淋巴瘤患者接受异体 CIK 细胞输注治疗后获得较长时间的完全缓解。在实体瘤方面,2015 年一项韩国的多中心、开放标签、随机对照Ⅲ期临床试验评估了 CIK 疗法作为肝癌根治术后患者的有效率和安全性。该研究共纳入 230 例肝癌患者,CIK 疗法组与对照组相比,中位无复发生存时间延长(44.0 个月 $vs.$ 30.0 个月),复发率降低(37%),病死率降低(79%),不良事件发生率增加(62% $vs.$ 41%),严重不良事件发生率无明显差异。联合治疗方面,一项 CIK 细胞联合一线化疗治疗转移性结直肠癌疗效的回顾性研究显示,联合疗法可显著提高患者的 OS 和 PFS[15]。另一项 CIK 联合 PD-1 单抗治疗难治性转移性肾透明细胞癌的临床试验中,共入组 29 例患者,ORR 为 41.4%,中位 PFS 15 个月[16]。针对晚期肺鳞癌患者国内开展的多中心 CIK 细胞联合 GP 方案结果显示,联合组和单独化疗组的 ORR、疾病控制率(disease control rate,DCR)分别为 62.2% $vs.$ 31.1%和 91.1% $vs.$ 64.4%;中位 PFS 时间为 8.7 个月 $vs.$ 4.0 个月;不良反应方面,总体不良反应和 G3~G4 级不良反应无明显差异[17]。

CIK 疗法最常见的不良反应是发热、寒战、疲乏、头痛和皮疹,通常是由 CIK 细胞释放炎症细胞因子引起。2020 年 6 月德国 CIK 细胞国际注册中心(International Registry on CIK Cells,IRCC)在《临床病理学杂志》(*Journal of Clinical Pathology*)发表关于 2010—2020 年间 CIK 细胞试验结果,包含 4 889 名患者 30 多个不同的实体瘤结果,显示不良反应主要为 G1~G2 级,其中皮疹发生率为 11.3%[18]。

六、树突状细胞联合细胞因子诱导杀伤细胞疗法

树突状细胞(dendritic cell,DC)是体内抗原呈递能力最强的细胞,可诱导细胞免疫、增强体液免疫,分泌多种因子和趋化因子、直接抑制肿瘤细胞等机制发挥抗肿瘤免疫作用。DC-CIK 免疫治疗是利用 DC 与 CIK 体外共培养扩增活化为 DC-CIK 回输至患者体内,运用 DC 和 CIK 的优势起到"1+1>2"的抗肿瘤作用。

DC-CIK 疗法不受 MHC 等因素限制,增殖能力强,具有广谱抗肿瘤作用。临床上可应用于不同肿瘤、不同阶段的治疗,如除 T 细胞淋巴瘤外的血液系统肿瘤、肺癌、肝癌、胃肠、肾癌、恶性黑色素瘤以及恶性胸腔积液和腹水等。截止 2023 年 6 月,ClinicalTrials.gov 网站的数据显示,与 CIK/DC-CIK 治疗相关的临床研究有 108 项,涉及多种疾病。DC-CIK 疗法由于其特异靶向作用,对正常组织细胞几乎无杀伤作用,安全性高。最常见的不良反应有发热、疲乏、失眠、肌肉酸痛等。

目前 DC-CIK 疗法多用于联合治疗。有研究表明,化疗后应用 DC-CIK 治疗可有效抑制肿瘤细胞生长,甚至达到肿瘤消失,且对机体免疫系统功能几乎不产生影响。因此,应用 DC-CIK 作为肿瘤放、化疗和术后辅助治疗有重要意义[19]。在实体瘤领域,一项老年患者食管癌应用 DC-CIK 细胞疗法联合调强放疗可显著提高患者临床有效率、生活质量和免疫功能;不良事件方面,细胞治疗组发热率较高,骨髓抑制发病率较低,消化道反应无明显差距[20]。另一项汇总 11 项研究的荟萃分析表明,DC-CIK 联合化疗能显著提高乳腺癌患者的 CRR、PR 率和 ORR,不良事件方面在骨髓抑制、脱发、恶心呕吐

及其他皮肤相关不良反应等方面无差异[21]。2013年的一项研究,纳入121名接受DC-CIK治疗的实体瘤患者,皮疹的发生率约6.8%[22]。

七、嵌合抗原受体T细胞疗法

CAR-T疗法通过反转录病毒或其他载体将嵌合抗原受体(chimeric antigen receptor, CAR)基因导入T细胞中,该受体不依赖MHC就能特异性识别肿瘤细胞表面抗原,激活T细胞启动免疫反应,发挥抗肿瘤作用。CRA-T细胞治疗的T细胞常包含自体和同种异体细胞。靶向CD19 CAR-T细胞在复发难治B细胞急性淋巴细胞白血病(ALL)临床试验中取得显著疗效,是CAR-T疗法走向临床的重要标志事件,后续扩展到淋巴瘤及其他实体瘤的相关临床试验。

CAR-T疗法主要应用于血液系统肿瘤,针对ALL治疗的靶点主要有B-ALL的CD19和CD22,T-ALL的CD7、CD5等。针对复发难治急性髓细胞白血病(AML)的主要有CD33、CD123、CD44v6、CD70、CLL1、FLT3、FRβ、NKG2D、IL-10R及PR1/HLA-A2等单靶点或双靶点CAR-T细胞临床试验。在淋巴瘤应用领域,目前国内有2种CAR-T产品,即阿基仑塞注射液和瑞基奥仑塞,主要适用人群是既往接受二线或以上系统治疗后复发或难治性大B细胞淋巴瘤的成人患者[23,24]。2022年10月根据RELIANCE临床试验结果新增了瑞基奥仑塞治疗复发/难治性滤泡性淋巴瘤的适应证,其ORR和CRR分别为100%和92.5%。目前霍奇金淋巴瘤相关的CRA-T治疗主要的靶点是CD30,多为研究者发起的探索阶段的临床试验数据,总体的ORR为30%~40%。T细胞淋巴瘤相关的CAR-T研究主要涉及靶点有CD7、CD30、CD5及EBV,大部分均属于Ⅰ期临床研究阶段,有效性和安全性待后续验证。

随着CAR-T疗法的不断发展,截止2023年4月在clinicalTrials.gov有约800项的实体瘤CAR-T相关临床研究,常见涉及靶点有间皮素(MSLN)、Claudin18.2、鸟苷酸环化酶C(GUCY2C)、上皮细胞黏附分子(EpCAM)、磷脂酰肌醇蛋白聚糖3(GPC3)、KRAS、肿瘤相关抗原(TAA)、HER2。以MSLN为靶点的实体瘤CAR-T疗法主要集中在Ⅰ/Ⅱ期,临床适应证以间皮瘤、胰腺癌、卵巢癌为主。2021年MSKCC的一项Ⅰ期研究(NCT02414269)显示入组的25例恶性胸膜间皮瘤、1例肺癌及1例乳腺癌患者中,应用MSLN CAR-T治疗中位OS为23.9个月,1年OS率为83%。Claudin18.2靶点的CAR-T疗法适应证主要是晚期消化系统肿瘤如胃癌及胰腺癌;一项CT041的Ⅰ期研究数据显示ORR和DCR分别为48.6%和73.0%。以GUCY2C为靶点的实体瘤CAR-T疗法研究也在Ⅰ/Ⅱ期,临床适应证以结直肠癌为主;其中GCC19 CAR-T临床研究共入组的21例结直肠癌患者中,高剂量组ORR为50%,DCR为100%。以EpCAM为靶点的CAR-T疗法研究多在临床前阶段,目前临床阶段主要探索的适应证是晚期消化道肿瘤,如胃癌及结直肠癌。2022的IMC001研究是针对EpCAM为靶点的晚期胃癌和结直肠癌的Ⅰ期研究,共入组8例患者,DCR为75%。2023年6月,国内靶向GPC3(Glypican-3)治疗晚期肝癌的CAR-T免疫细胞创新药物IND获批,主要适应证以肝细胞肝癌为主,其余有肉瘤、merkel细胞癌、胆管癌、肺癌等。目前针对GCP3 CAR-T疗法的临床数据有CT011和OriC101研究,入组例数13例和10例肝细胞肝癌患者，ORR 为 15.4% 和 60%[25]。

CRA-T 疗法常见的不良反应有细胞因子释放综合征、免疫效应细胞相关神经毒性综合征、输注相关性过敏反应。与皮肤不良事件相关的有细胞因子释放综合征引起的皮疹，在急性细胞因子释放综合征(cytokine release syndrome, CRS)期间应关注患者的皮肤和黏膜。如存在皮肤、肌肉、结缔组织受累，CAR-T 治疗前应减少或清除皮肤、软组织病灶；加强皮肤局部感染预防；CAR-T 细胞回输后早期进行经验性抗感染治疗。CAR-T 细胞输注相关性过敏反应引起的皮疹，多发生于细胞输注后 2 周内，压之褪色，3~5 天可自行消退。高敏体质患者为过敏反应的高危人群。为预防相关不良事件，在 CAR-T 细胞输注前可选择使用对乙酰氨基酚和苯海拉明或其他 H1-抗组胺药进行预处理，避免发生超敏反应(建议提前 0.5~1 小时使用抗过敏药)，不推荐给予糖皮质激素。

结合目前 CAR-T 临床试验相关安全性数据，其中淋巴瘤相关的 ZUMA-7 研究显示，主要不良反应为 CRS 和神经系统毒性，阿基仑塞的毒性更明显。RELIANCE 研究结果显示，主要不良反应是感染和骨髓抑制。以 MSLN 为靶点的 MSKCC 研究显示，不良事件是骨髓抑制、便秘、电解质异常，未见皮肤相关不良反应。以 Claudin18.2 为靶点的 CT041 研究显示，最常见的不良事件是血液系统毒性，94.6%(35/37)受试者发生 G1~G2 级 CRS，未发生 G3 级及以上 CRS，未发生免疫效应细胞相关神经毒性综合征(immune effector cell-associated neurotoxicity syndrome, ICANS)。以 GUCY2C 为靶点的 GCC19 研究显示，最常见不良反应是 CRS(95.2%)和腹泻(95.2%)，其中有因 CRS 出现皮疹的患者。以 EpCAM 为靶点的 IMC001 研究显示，主要不良反应是 CRS(50%)，未见 ICANS。以 GCP3 为靶点的 CT011 和 OriC101 研究显示，CRS 的发生率分别为 61.5% 和 100%[25]。

> **注释**
>
> CRS 是因细胞因子大量释放引起的以发热、皮疹、头痛、呼吸急促、心动过速、低血压、缺氧为表现的临床综合征。
>
> ICANS 是指 CAR-T 细胞回输后因 T 细胞或内源性免疫效应细胞激活导致的一系列中枢神经系统病理过程和脑功能障碍。主要临床表现：头痛、谵妄、认知障碍、肌震颤、共济失调、语言障碍、嗜睡、癫痫发作等。如处理不及时可能继发脑水肿，病死率较高。病理机制尚不明，目前认为细胞因子过度释放，高肿瘤负荷，血脑屏障功能异常、CAR-T 细胞结构和脑血管组织 CD19 表达均是危险因素。淋巴瘤患者的发生率为 20%~60%，多在回输后 8 周内发生，中位持续时间 4~6 天。

八、T 细胞受体嵌合 T 细胞疗法

T 细胞受体嵌合 T 细胞(T cell receptor-engineered T cells, TCR-T)疗法是将高度识别肿瘤抗原的 T 细胞受体(TCR)基因使用病毒载体或其他方法转导入患者 T 细胞

中,回输改造后的 T 细胞可以识别并攻击带有目标抗原的肿瘤细胞。TCR-T 疗法的关键优势是可以针对肿瘤细胞内部及表面抗原,而 CAR-T 疗法只针对细胞表面抗原。因此,TCR-T 疗法有潜力治疗更多类型的癌症,尤其是实体瘤。

常见 TCR-T 细胞治疗不良反应包括血液毒性、皮肤毒性、胃肠道毒性等。其中皮肤不良反应与靶点选择相关,如多见于靶向恶性黑色素瘤抗原 TCR-T 细胞治疗中。TCR-T 回输后部分患者可出现皮肤毒性,包括皮疹、瘙痒、白癜风等,另外也可能出现一些罕见皮肤不良反应,如重症银屑病、皮肤表皮松解综合征、大疱性多形性红斑。

针对 TCR-T 细胞治疗皮肤相关不良反应的处理:轻至中度皮肤不良反应,可不做特殊处理,可继续用药观察皮肤不良反应变化情况,必要时外用糖皮质激素药膏;如继续加重,可考虑口服糖皮质激素联合抗组胺药物,4 周内逐渐减量至停药。严重皮肤不良反应,需暂停 TCR-T 细胞治疗,同时甲泼尼龙 1～2 mg/(kg·d)治疗,皮肤科急会诊行活检以及住院治疗[26]。

综上所述,免疫细胞疗法仍在起步发展阶段,后续仍会有更多的免疫细胞疗法进入临床阶段,CAR-NKT、CAR-巨噬细胞、CAR-调节性 T 细胞(Treg)等以 CAR 技术为核心的新型细胞疗法的出现有望逆转肿瘤抑制性微环境,以此突破免疫细胞疗法在实体瘤中的障碍。随着各种免疫细胞疗法的应用,治疗相关的皮肤不良反应报道也会逐渐增多,并引起重视。

第三节 免疫治疗所致的皮肤毒性反应及管理

一、概述

目前临床上应用的单克隆抗体类免疫治疗药物主要包括 PD-1 单抗、PD-L1 单抗、CTLA-4 单抗。皮肤相关不良事件是其最常见的免疫相关性不良事件,主要表现有瘙痒、皮疹和白癜风。免疫细胞疗法最常见的皮肤相关不良事件是指因免疫细胞输注引起的相关性过敏反应,如瘙痒及皮疹、细胞因子释放引起的皮疹、自身免疫性黑色素细胞破坏引起的白癜风或葡萄膜炎。另外,也可能出现一些罕见皮肤不良反应,如重症银屑病、中毒性表皮坏死松解综合征(TEN)、大疱性多形性红斑等。

免疫相关性皮肤不良事件(irAE)是 ICI 治疗最常见的不良反应,大多数皮肤 irAE 是低级别、可控的,少数可能会出现危及生命的皮肤反应。irAE 的早期识别至关重要,当出现瘙痒、皮疹、丘疹、皮炎、大疱等要格外注意,以瘙痒或皮疹表现的 irAE 可能是其他 irAE 的早期预警。每次查房均应行皮肤、黏膜检查,尤其对有自身免疫性皮肤病病史的患者,要及时记录病变类型和程度,根据异常结果给予相应的处理。

在应用免疫治疗全程中,重症及难治性皮肤相关不良事件的管理尤为重要。主要的重症及难治性皮肤不良事件包含:大疱性皮炎、SJS/TEN、伴嗜酸性粒细胞增多和全身症状的药物反应(DRESS)、重症银屑病、血管炎伴紫癜性皮疹等。管理总体原则:住院治疗;多学科团队(MDT)管理(含皮肤科、皮肤病理科),侧重皮肤科相关的管理与治疗;暂时或永久停止 ICI 治疗。药物治疗方面可首选抗组胺类药物、炉甘石洗剂、皮质类固醇激素局部用药或全身用药,必要时加用免疫调节剂(如丙种球蛋白)、免疫抑制剂(如麦考酚酯、新型抗体类药物、IL-6 抑制剂)、非激素类局部用药(如克林霉素软膏、3% 硼酸溶液、氧化锌油或氧化锌糊剂外敷等)、激光及光谱治疗等。其中麦考酚酯、甲氨蝶呤、硫唑嘌呤、四环素、达普松或烟酰胺可以作为激素替代药物或联合使用药物。针对急性期重症银屑病,可以考虑使用英夫利西单抗、IL-12/23 单抗、IL-17A 单抗、IL-1 阻断剂。对于合并关节疼痛的银屑病患者,联合使用激素治疗。皮肤血管炎、大疱性皮炎可考虑使用利妥昔单抗。

在免疫相关性皮肤不良事件治疗中,皮质类固醇激素是最主要及常用的治疗方式,表 33-6 汇总了常用皮质类固醇激素的用法及皮肤相关 irAE 的适应证。

表 33-6 常用皮质类固醇激素及其适应证

药物类别	药物	用法	初始剂量	适应证
全身使用皮质类固醇	甲泼尼龙	静脉输注	1~2 mg/(kg·d)	皮肤 irAE 的主要治疗方式
	地塞米松	口服/静脉输注	1~2 mg/(kg·d)	
	泼尼松	口服/静脉输注	0.5~1 mg/(kg·d)	
局部使用皮质类固醇	氢化可的松	局部	1%,2.5%	皮肤 irAE(低强度)
	布地奈德	局部	0.05%	
	曲安奈德	局部	0.1%	皮肤 irAE(中等强度)
	戊酸倍他米松	局部	0.1%	
	氟轻松	局部	0.05%	皮肤 irAE(高强度)
	二丙酸倍他米松	局部	0.05%	皮肤 irAE(最高强度)
	氯倍他索	局部	0.05%	

关于全身皮质类固醇激素的减量:皮质类固醇激素应使用至症状改善至毒性等级≤1 级,4~6 周后逐渐减量,有时需要 6~8 周或更长,以预防 irAE 复发,建议根据皮肤不良事件缓解情况及炎性标志物的变化逐渐调整剂量。对于使用≥20 mg 泼尼松(或等效剂量)超过 4 周的患者,应考虑予以使用抗生素预防肺孢子菌肺炎,同时补充钙剂、维生素 D、氯化钾以及质子泵抑制剂。

免疫相关性皮肤毒性患者的 ICI 重启治疗:由于 ICI 治疗的最佳持续时间并无一致性建议,在皮肤 irAE 缓解后何时重启 ICI 治疗并无定论。患者肿瘤应答状态是决定是否重启 ICI 治疗的重要因素,同时也需考虑既往发生皮肤 irAE 的严重程度、替代 ICI 治疗的可行性。总体建议:重启 ICI 前进行 MDT 会诊;斑丘疹和/或瘙痒或 RCCEP 等症状,待症状消退至 G1 级后,可以重启 ICI 治疗。出现严重或危及生命的 G3~G4 大疱性疾病,包括 SJS 或 TEN 等,永不考虑重启 ICI 治疗。重启 ICI 治疗时尽量选择不同类型的 ICI 治疗药物。针对部分不能完全停止服用糖皮质激素的患者,如泼尼松使用剂量≤10 mg(或等效剂量)且未使用其他免疫抑制剂,可考虑开始重启 ICI 治疗[27]。

针对不同皮肤表现的皮肤 irAE 在总体管理原则下仍有些许不同,以下根据免疫治疗相关皮肤不良事件的不同皮损表现、特点以及治疗方式进行逐个详细介绍。表 33-7～表 33-9 汇总了复旦大学附属华山医院自制皮肤病治疗药膏的特点及适应证。

表 33-7 复旦大学附属华山医院自制软膏类药膏

图片	药膏名称	主要成分	适应证	性状	规格
	尿囊素维 E 乳膏	尿素囊、维生素 E	皮肤干燥、手足皲裂、鱼鳞病、老年性瘙痒症、冷性红斑、慢性湿疹、冻疮等	乳白色乳膏	20 g
	樟脑乳膏	樟脑	瘙痒症	白色乳膏	20 g
	硫樟乳膏	升华硫、樟脑	痤疮、脂溢性皮炎、酒糟鼻等	微黄色乳膏	20 g
	乳膏基质一号	单硬脂酸甘油酯、硬脂酸、白凡士林	润肤及用作 O/W 型乳膏基质	白色乳膏	20 g
	复方克林霉素凝胶	盐酸克林霉素、尿素囊	脂溢性皮炎、痤疮等	黄色半透明凝胶	20 g
	克林甲螺乳膏	盐酸克林霉素、甲硝唑、螺内酯	痤疮、酒糟鼻、溢脂性皮炎等	乳白色乳膏	20 g

(续表)

图片	药膏名称	主要成分	适应证	性状	规格
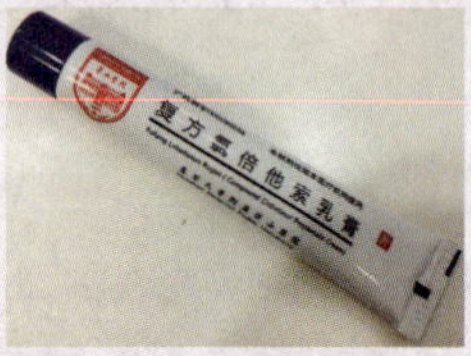	复方氯倍他索乳膏	丙酸氯倍他索、尿素囊	皮肤淀粉样变	乳白色乳膏	20 g
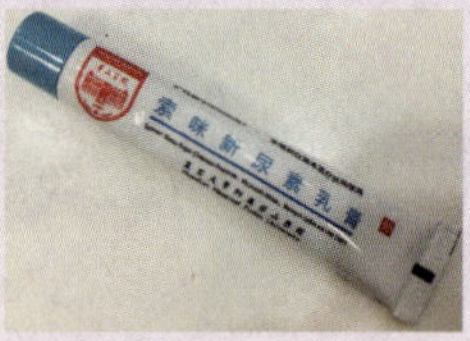	索咪新尿素乳膏	丙酸氯倍他索、硝酸咪康唑、硫酸新霉素、尿素	慢性湿疹、银屑病、扁平苔藓、神经性皮炎	白色乳膏	20 g
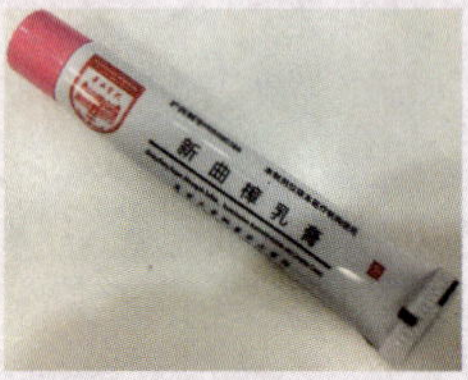	新曲樟乳膏	硫酸新霉素、醋酸曲安奈德、樟脑	各种湿疹、接触性皮炎、神经性皮炎、异位性皮炎、银屑病	白色乳膏	20 g
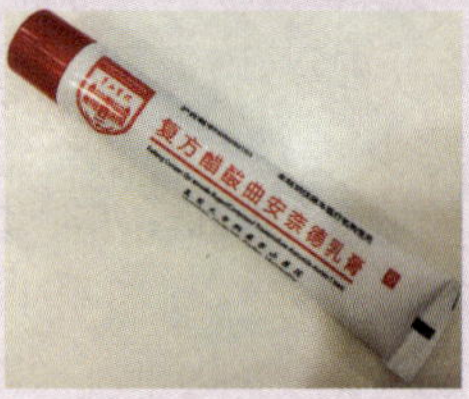	复方醋酸曲安奈德乳膏	醋酸曲安奈德、樟脑	湿疹、过敏性皮炎、神经性皮炎、脂溢性皮炎、手足皲裂等	白色乳膏	20 g

表33-8 复旦大学附属华山医院自制白色罐装类膏剂

图片	药膏名称	主要成分	适应证	性状	规格
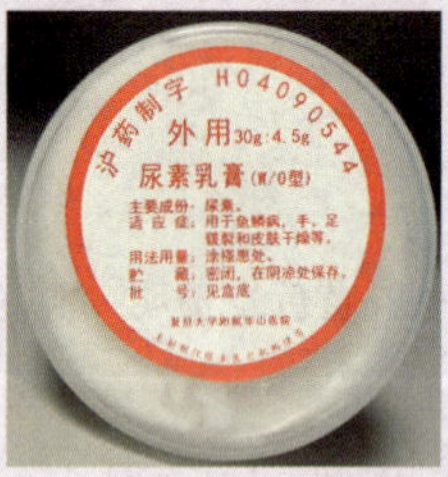	尿素乳膏	尿素	鱼鳞病、手足皲裂和皮肤干燥等	白色固体膏状	30 g：4.5 g
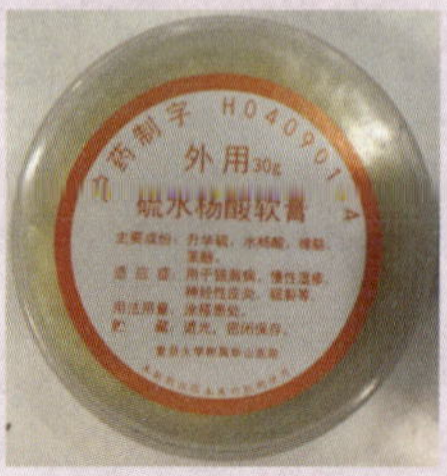	硫水杨酸软膏	升华硫、水杨酸、樟脑、苯酚	银屑病、慢性湿疹、神经性皮炎、皲裂	淡黄色软膏状	30 g

(续表)

图片	药膏名称	主要成分	适应证	性状	规格
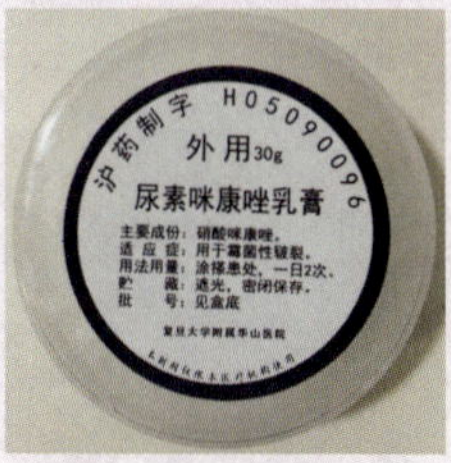	尿素咪康唑乳膏	硝酸咪康唑	霉菌性皲裂	白色固体膏状	30 g
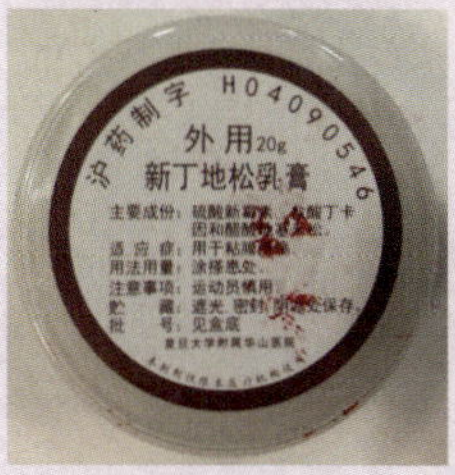	新丁地松乳膏	硫酸新霉素、盐酸丁卡因和醋酸地塞米松	黏膜溃疡	白色固体膏状	20 g

表 33-9 复旦大学附属华山医院自制液体类搽剂

图片	搽剂名称	主要成分	适应证	性状	规格
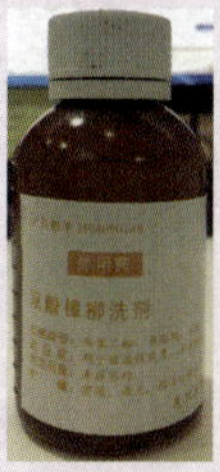	双酚樟柳洗剂	间苯二酚、水杨酸、苯酚	脂溢性皮炎、头皮瘙痒症及石绵状癣等	透明液体	100 mL
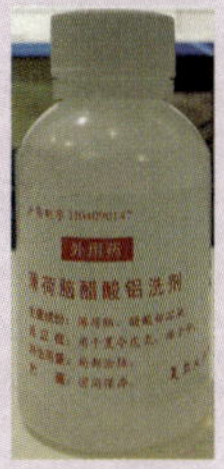	薄荷脑醋酸铝洗剂	薄荷脑、醋酸铝溶液	夏令皮炎、痱子等	透明液体	100 mL
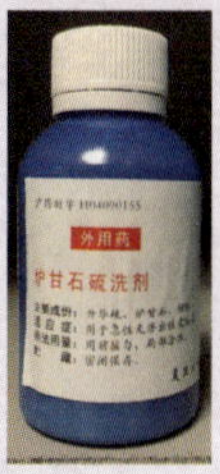	炉甘石硫洗剂	升华硫、炉甘石、樟脑	瘙痒、用于急性无渗出性皮肤病	粉红色液体	100 mL

(续表)

图片	搽剂名称	主要成分	适应证	性状	规格
	氧化锌滑石粉洗剂	氧化锌、滑石粉	亚急性湿疹、接触性皮炎及结节性痒疹	乳白色液体	100 mL
	冰醋酸涂剂	冰醋酸	指甲和趾甲霉菌病	透明液体	60 mL：18 g
	铝薄地松搽剂	醋酸地塞米松、醋酸铝	神经性皮炎、夏季皮炎	透明液体	100 mL
	醋酸曲安奈德搽剂	醋酸曲安奈德	白癜风	透明液体	30 mL：30 mg
	醋酸地塞米松搽剂	醋酸地塞米松	神经性皮炎、银屑病、慢性湿疹	透明液体	60 mL：18 mg

二、免疫治疗相关皮肤不良反应的分类及处理原则

(一) 斑丘疹/皮疹

斑丘疹/皮疹是 ICI 的常见皮肤不良反应。斑丘疹/皮疹的表现多种多样,缺乏特

异性,可能是其他免疫相关皮肤不良反应的早期表现,如苔藓样反应、银屑病、大疱性类天疱疮等。可表现为麻疹样或猩红热样,粉色至红色斑疹、丘疹,多发生在躯干及四肢,呈对称分布,发展迅速者可融合成片,黏膜一般不受累,部分患者伴有瘙痒和低热(图33-3)。若出现斑丘疹/皮疹类表现需要询问有无过敏性皮肤病病史。对于不典型的、严重的、持续反复的皮疹,需要做进一步的检查,尤其是皮肤活检。当症状恢复至≤G1级时,可以考虑再次使用ICI。笔者依据欧洲肿瘤内科学会(European Society for Medical Oncology, ESMO)、美国国家综合癌症网络(National Comprehensive Cancer Network, NCCN)和中国临床肿瘤学会(CSCO)等相关指南以及临床实践归纳了免疫治疗所致的斑丘疹/皮疹的处理方法(表33-10)。

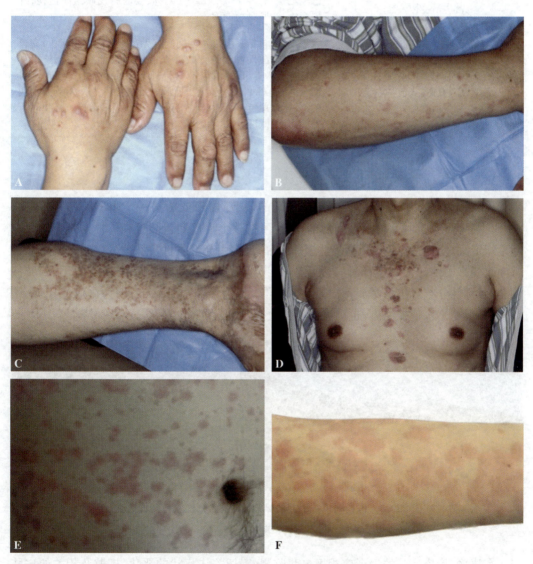

▲ 图33-3 免疫治疗所致斑丘疹/皮疹

纳武利尤单抗引起的丘疹(A)、红斑疹(B)和成片斑丘疹(C);特瑞普利单抗引起的红斑疹(D);替雷利珠单抗引起的斑丘疹(E,F)。(姚蓉蓉供图)

表 33-10　免疫治疗所致斑丘疹/皮疹的处理
（依据 ESMO、NCCN、CSCO 等相关指南以及临床实践归纳）

分级	皮肤表现	处理
G1	斑疹/丘疹区域<10%体表面积(BSA)，伴或不伴症状（瘙痒、灼痛、紧绷等）	完善皮肤（包括黏膜）检查；询问有无过敏性皮肤疾病史；完善血常规、嗜酸性粒细胞计数检查；继续 ICI 治疗；局部使用润肤剂及中等强度糖皮质激素；口服抗组胺类药物。必要时行外周血涂片、肝肾功能检查
G2	斑疹/丘疹区域 10%～30% BSA，伴或不伴症状（瘙痒、灼痛、紧绷等）；日常生活受限	完善皮肤（包括黏膜）检查；询问有无过敏性皮肤疾病史；完善血常规、嗜酸性粒细胞计数检查；可继续或暂缓 ICI 治疗；局部使用润肤剂及强效糖皮质激素；口服抗组胺类药物。可考虑泼尼松 0.5～1 mg/(kg·d)。必要时行皮肤组织活检、外周血涂片、肝肾功能检查
G3～G4	斑疹/丘疹区域>30% BSA，伴或不伴症状（红斑、紫癜、表皮脱落等）；日常生活受限	完善皮肤（包括黏膜）检查；询问有无过敏性皮肤病史；完善血常规、嗜酸性粒细胞计数检查；暂停 ICI 治疗；局部外用强效糖皮质激素；口服泼尼松 0.5～1 mg/(kg·d)，如无改善可增至 2 mg/(kg·d)；如糖皮质激素抵抗可考虑使用英夫利西单抗、托珠单抗。可考虑住院治疗、皮肤组织活检。必要时行外周血涂片、肝肾功能检查

(二) 瘙痒与痒疹

皮肤作为最大的免疫器官受免疫系统的调节，瘙痒成为另一个 ICI 最常见的皮肤 irAE。瘙痒可在抗肿瘤治疗数周后出现，也可在整个治疗期持续存在。根据瘙痒研究国际论坛定义，瘙痒持续≥6 周为慢性瘙痒，可因搔抓引起继发性皮肤改变（痒疹、脱屑及苔藓样改变）（图 33-4）。其中痒疹以丘疹、结节及强烈瘙痒为特征性，好发于躯干、四肢伸侧、常对称性分布。皮疹常成片出现，早期可表现为风团样红肿，后期为瘙痒性丘疹、结节，顶部可见小水疱或结痂，也可见苔藓样改变及色素沉着。

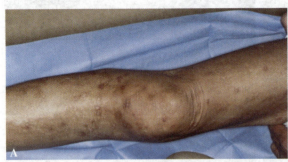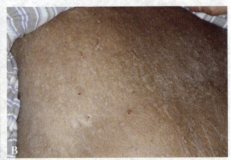

▲ 图 33-4　信迪利单抗引起的痒疹(A)及部分皮肤苔藓样改变(B)

(姚蓉蓉供图)

有瘙痒/痒疹症状的患者应积极自我监测，密切关注症状的恶化、扩散及相关的皮肤改变。目前瘙痒与痒疹的防治方案需个体化，包括患者教育、局部或全身治疗。应告知患者如何打破"瘙痒-搔抓"循环，可通过剪短指甲、穿棉质衣物、用加湿器、控制淋浴时间、温水清洁、避免使用高 pH 值或含乙醇的清洁剂。规律使用润肤剂以加强皮肤保湿。若患者合并神经精神表现,可适当予以镇静催眠类药物。当患者症状恢复至≤G1 级时,可以考虑再次使用 ICI 治疗。详细的处理原则见表 33-11。

表 33-11 免疫治疗所致瘙痒/痒疹的处理
(依据 ESMO、NCCN、CSCO 等相关指南以及临床实践归纳)

分级	皮肤表现	处理
G1	轻微或局限	完善皮肤(包括黏膜)检查;患者教育及调整生活习惯;继续 ICI 治疗;口服抗组胺药;局部外用中效糖皮质激素。必要时完善血常规、嗜酸性粒细胞计数、肝肾功能检查
G2	强烈或广泛;间歇性;抓挠所致的继发性皮损(如丘疹、脱屑、苔藓化、渗出结痂);日常活动受限	完善皮肤(包括黏膜)检查;完善血常规、嗜酸性粒细胞计数、肝肾功能检查;炉甘石洗剂或复方地搽剂止痒;继续 ICI 治疗;口服抗组胺药及加巴喷丁或普瑞巴林;局部外用强效糖皮质激素;对难治性病例可考虑窄带 UVB 光疗;对于继发性皮损可予以润肤剂、氧化锌或硼酸外敷。可考虑皮肤组织活检
G3	强烈或广泛;持续性;日常生活自理明显受限或影响睡眠	完善皮肤(包括黏膜)检查;完善血常规、嗜酸性粒细胞计数、肝肾功能、IgE 和组胺检查;暂停 ICI 治疗;口服抗组胺药及加巴喷丁或普瑞巴林;泼尼松/甲泼尼龙 0.5~1 mg/(kg·d);对于难治性瘙痒可考虑阿瑞匹坦(NK1 受体拮抗剂)、度普利尤单抗(dupilumab,IL-4 抑制剂);如血清 IgE 升高可考虑奥马珠单抗或窄带 UVB 光疗。可考虑皮肤组织活检

(三) 皮肤干燥及苔藓样皮肤改变

通常表现为不同程度的皮肤干燥、脱屑,可导致皮肤瘙痒、疼痛和紧绷,部分演变成乏脂性湿疹。多见于四肢伸侧、腰腹和手足(图 33-5),在老年患者中更常见且更严重。苔藓样皮肤改变多由于过度搔抓引起,以阵发性剧烈瘙痒和皮肤苔藓样变为特征,因使用 ICI 引起皮肤干燥瘙痒进入"瘙痒-搔抓"循环而导致的继发性皮肤改变。好发于手能触及部位如颈部、肘部、前臂、大腿,可发生于肛周、外阴、躯干等部位。

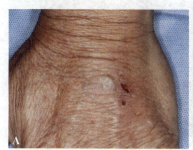
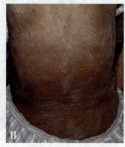
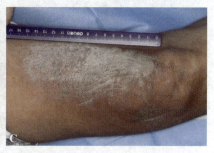

▲ 图 33-5 免疫治疗引起的皮肤干燥及苔藓样皮肤改变

纳武利尤单抗引起的皮肤角化(A),信迪利单抗引起的皮肤干燥(B)和苔藓样皮肤改变(C)。(姚蓉蓉供图)

治疗皮肤干燥及苔藓样皮肤改变的关键在于打破"瘙痒-搔抓"循环。首先,加强保湿,缓解瘙痒,可外用止痒药、润肤剂,口服抗组胺药,外用糖皮质激素封包(可缓解皮肤干燥、瘙痒,避免患者搔抓)。重症可予以糖皮质激素封闭治疗,外用他克莫司软膏可安全有效地控制病情。有报道称,系统使用维甲酸类药物能控制局部治疗抵抗的苔藓样皮肤改变[28,29]。本病常与精神心理因素相关,镇静类或抗抑郁药可能获益。当患者症状恢复至≤G1级时,可以考虑再次使用ICI治疗。详细的处理原则见表33-12。

表33-12 皮肤干燥及苔藓样变严重度分级及相关处理原则

分级	皮肤表现	处理
0级	无明显表现或轻微皮肤干燥	预防性加强保湿(尤其老年患者)
G1	干燥及苔藓样改变<10% BSA,无红斑及瘙痒	继续ICI,外涂保湿霜,局部外用高效糖皮质激素;2周后评估,如病情无改善,按下一级处理
G2	10%~30% BSA,伴有红斑及瘙痒;日常活动受限	继续ICI,除G1级治疗外,外用止痒药,加用抗组胺药或γ-氨基丁酸激动剂(加巴喷丁);2周后评估,如病情无改变,按下一级处理
G3	>30% BSA,伴瘙痒;生活自理受限	暂停ICI,同G2级治疗;可予以口服泼尼松/甲泼尼龙0.5~1 mg/(kg·d);可考虑外用他克莫司软膏,系统应用维甲酸类药物。使用镇静类或抗抑郁药可能获益。评估2周,如病情无改善,持续停用ICI用药

(四) 皮肤色素脱失(白癜风)及色素沉着

皮肤色素脱失(白癜风)主要表现为黑色素细胞脱失所致的局限性或泛发性白斑(图33-6A、B)。皮肤损害为境界清楚的牛奶白或粉笔白的色素脱失斑点或斑片,大小不等、形态不一,周围常有着色深的边缘,可累及毛发及黏膜,Wood灯检查可辅助诊断。可发生于任何部位,白癜风的血管功能正常,只有色素脱失,此特点可与其他皮肤病变相鉴别。

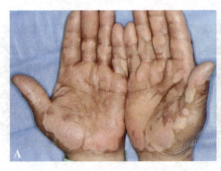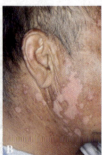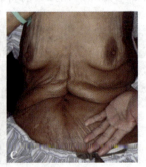

▲ 图33-6 免疫治疗所致的皮肤色素脱失及色素沉着

纳武利尤单抗引起的皮肤色素脱失(A、B);信迪利单抗引起的全身皮肤色素沉着(C)。(姚蓉蓉供图)

免疫治疗引起的皮肤相关毒性表现包括皮肤色素脱失,常见于恶性黑色素瘤患者,可能是由于正常黑色素细胞和肿瘤细胞共有抗原/T细胞克隆[30~33]。一项纳入83例接受帕博利珠单抗治疗的晚期实体瘤患者,白癜风的总体发生率为8%~25%,且几乎都是恶性黑色素瘤患者。发表于2019年的一篇关于黑色素瘤免疫治疗的综述指出,ICI相关皮肤色素脱失与良好预后显著相关[34,35]。但除了恶性黑色素瘤外,ICI的皮肤毒性与其他实体瘤疗效之间的关系尚不明确。

白癜风病期分为进展期和稳定期,疾病活动度评分(vitiligo disease activity score, VIDA)＞1即为进展期,≥4为快速进展期,出现皮肤损害边缘模糊、炎性白癜风(瘙痒/红斑)、三色白癜风、纸屑样白斑或色素减退斑等临床表现,可判定为进展期白癜风[36]。

白癜风的治疗目的是控制进展和复色白斑。ICI相关皮肤色素脱失属于G1~G2级免疫相关不良事件,可继续ICI治疗。对于进展期或快速进展期的患者,应及时系统应用中小剂量糖皮质激素[泼尼松0.3 mg/(kg·d)],结合窄谱中波紫外线光疗(NB-VUB)以期进入稳定期。对于白癜风稳定期患者无需特别处理,皮损＜10%BSA体表面积的患者可外用糖皮质激素作为一线疗法;对于皮损10%~40%BSA的患者,窄谱中波紫外线光疗(NB-VUB)光疗为一线疗法。也可考虑予以局部皮质类固醇激素(如0.05%二丙酸倍他米松、0.05%丙酸氯倍他索、糠酸莫米松)治疗;特殊部位如面部、腋下、肛门、生殖器等部位外用钙调磷酸酶抑制剂(如他克莫司)。对于皮肤损害＞40%BSA且对多种复色治疗抵抗的患者,可与患者充分沟通是否对残余色素应用褪色剂去除[36,37]。此外,部分患者使用免疫治疗后也可导致皮肤色素沉着(图33-5C),无需特殊干预。表33-13罗列了详细的处理原则。

表33-13 白癜风分期及处理原则

分期	皮肤表现	治疗
进展期	皮肤损害边缘模糊、炎性白癜风(瘙痒/红斑)、三色白癜风、纸屑样白斑或色素减退斑;或VIDA＞1即为进展期。VIDA≥4为快速进展期	继续ICI治疗;系统应用中小剂量糖皮质激素[泼尼松0.3 mg/(kg·d)],同时结合窄谱中波紫外线光疗(NB-VUB)
稳定期	VIDA评分为稳定期,且不存在相关进展期表现	继续ICI治疗;皮损＜10% BSA,外用糖皮质激素;皮损10%~40% BSA,使用NB-VUB或外用糖皮质激素或联合疗法。特殊部位如面部、腋下、肛门生殖器等部位外用钙调磷酸酶抑制剂(如他克莫司)。皮损＞40% BSA且对多种复色治疗抵抗,可考虑脱色治疗

(五) 口腔黏膜炎

这是抗肿瘤治疗常见的不良反应,与化疗药物、靶向药物、免疫治疗甚至放疗均相关(图33-7)。与免疫治疗相关者通常伴发皮肤严重毒性,如TEN、类天疱疮等。一项荟萃分析显示,ICI治疗所致的口腔黏膜炎总体发生率为3%,其中PD-1抑制剂、PD-L1抑制剂及CTLA4抑制剂所致的发生率分别为6%、3%和2%[38]。

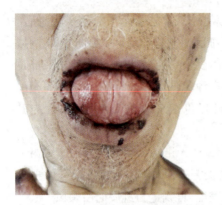

▲ 图 33-7 信迪利单抗引起的口腔
黏膜炎
（姚蓉蓉供图）

针对口腔黏膜炎的临床处理应全程、全面管理，包括知识普及与宣教、保持口腔清洁卫生、补充微量元素、营养支持、激素与对症治疗 5 个方面。肿瘤患者应勤刷牙，辅以牙线、冲牙器、含漱液。含漱液可选择淡盐水或碳酸氢钠溶液等简单的含漱液，也可选择具有消炎、黏膜修复作用的漱口液，如复方氯己定、康复新液、硼砂含漱液、益普舒口腔凝胶。肿瘤患者可考虑服用复合维生素同时加强营养支持治疗，对于口腔黏膜炎患者尤其需要补充 B 族维生素帮助黏膜恢复，良好的营养支持也有助于口腔黏膜的恢复。对于伴有明显疼痛的患者可考虑使用类固醇激素、低剂量激光疗法以及局部利多卡因缓解疼痛。表 33-14 为口腔黏膜炎 irAE 的分级管理。

表 33-14　口腔黏膜炎 irAE 分级管理

分级	口腔黏膜表现	处理方法
G1	无症状或轻度不适	对于有症状患者，使用常用含漱液（如上文）、皮质类固醇漱口液（含地塞米松 0.5 mg, 5 mL）或醋酸氟轻松软膏。若出现嘴唇红肿可给予他克莫司软膏
G2	口腔病灶中度疼痛但不影响进食	暂停 ICI 治疗，口服泼尼松 1 mg/kg，局部治疗缓解疼痛
G3	口腔病灶重度疼痛，影响进食	停止 ICI 治疗，使用强效皮质类固醇漱口液（0.05% 氯倍他索），口服泼尼松 1～2 mg/kg，局部用药促进黏膜修复及缓解疼痛
G4	严重口腔溃疡，前期治疗干预无效，无法通过口腔给予营养	永久停用 ICI 治疗，口服/静脉给予泼尼松或甲泼尼龙 1～2 mg/kg；继续局部用药

（六）嗜酸性粒细胞增多症与嗜酸性粒细胞增多性皮病

当外周血嗜酸性粒细胞计数 $>0.5\times10^9$/L 称为嗜酸性粒细胞增多症。多项回顾性临床研究均表明，应用 PD-1 抑制剂及 PD-L1 抑制剂治疗后会出现嗜酸性粒细胞增多，且嗜酸性粒细胞增多与免疫治疗疗效正相关；同时，嗜酸性粒细胞对肺炎、肠炎的发生风险也有预测作用。当患者出现嗜酸性粒细胞增多时，应进行病因分析，排除寄生虫感染、放疗等因素后需考虑免疫相关性嗜酸性粒细胞增多。

嗜酸性粒细胞增多性皮病（hypereosinophilic dermatitis）是指当嗜酸性粒细胞增多浸润皮肤组织引起的皮肤疾病。皮疹一般呈多形性，易误诊为湿疹、痒疹等疾病。诊断需要结合病史、临床表现、实验室检查及皮肤组织病理学结果。如嗜酸性粒细胞持续性增多，除皮肤外同时合并血液、骨髓等多系统受累，可诊断为"嗜酸性粒细胞增多综合征"。嗜酸性粒细胞增多症的皮肤损害表现缺乏特异性,皮疹分布以四肢伸侧、躯干为主,多呈泛发性、对称性分布。皮肤损害形态为红色、暗红色圆形或不规则性浸润红斑,可出现丘疹、斑丘疹、结节及色素沉着(图 33-8)。急性进展期可有渗出,剧烈瘙痒,后续可发展为肥厚、浸润性皮肤损害[39]。

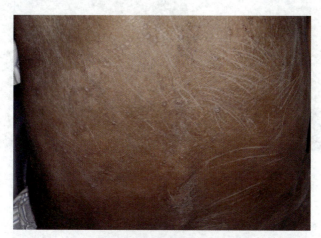

▲ 图 33-8 信迪利单抗引起的嗜酸性粒细胞增多性皮病

(姚蓉蓉供图)

ICI 诱导的轻度无症状嗜酸性粒细胞增多患者,无需停用 ICI,可以密切监测,一般不需要药物治疗。如嗜酸性粒细胞明显增多且伴有皮肤损害及瘙痒症状,较轻者可予以抗组胺类药物、炉甘石洗剂、保湿类或少量激素类局部外用药物,雷公藤总苷片口服。用药过程中监测嗜酸性粒细胞水平及肝肾功能。治疗效果不理想时可选用中小剂量的糖皮质激素口服,泼尼松 0.5 mg/(kg·d),一般可取得良好效果。

(七) 伴嗜酸性粒细胞增多和全身症状的药物反应

DRESS 的典型表现为发热、皮损、内脏器官受损的三联征,一般在药物使用后 2~6 周出现。大部分引起 DERSS 的药物为抗癫痫类和磺胺类药物。随着 ICI 的广泛应用,已经发现 ICI 也可发生 DRESS 的不良反应。首发症状常为发热,可伴有精神萎靡、淋巴结肿大、皮疹暴发。早期皮疹多为躯干红色斑疹、麻疹样改变,迅速发展为弥漫、融合、浸润性红斑并伴有毛囊性隆起,累及面积>50%BSA。约有一半患者有面部水肿(DRESS 的标志性特征),近一半患者有黏膜受累,内脏受累常在皮肤损害出现后的 2~3 周内。最常见内脏受累为肝脏,其次是肾脏和肺。可伴有嗜酸性粒细胞、白细胞、淋巴细胞增多。DRESS 需与 SJS/TEN、急性泛发性发疹性脓疱病以及嗜酸性粒细胞增多症相鉴别[40]。

2021 年 7 月研究报道了一例纳武利尤单抗引起的 DRESS。该胃癌患者在使用纳武利尤单抗 2.3 个月后出现全身皮肤瘙痒、皮疹、嗜酸性粒细胞增多,以及间质性肺炎、亚临床心肌炎及肾脏损伤(图 33-9)[41]。激素起始剂量为甲泼尼龙 32 mg/d,症状好转后口服泼尼松 8 mg/d。纳武利尤单抗诱导的 DRESS 可能源于Ⅳ型超敏反应相关的"脱靶效应"和 PD-1 阻断介导的"靶向效应";(HLA)-A*31:01 可能是其遗传易感基础[41]。

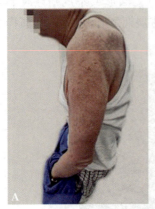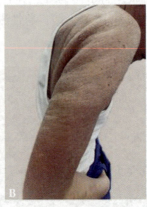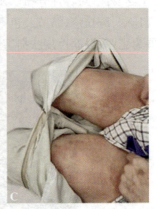

▲ 图 33-9 纳武利尤单抗引起的 DRESS[41]

A、B. 双手臂;C. 双腿。

DRESS 为一种严重的超敏反应,如诊断明确应立即停用 ICI 药物。糖皮质激素为一线治疗用药。对于没有严重内脏器官受累的患者,建议支持治疗联合局部外用糖皮质激素(高效至超高效),2~3 次/天,连续应用 1 周,暂无需系统性应用糖皮质激素。对于存在内脏器官受累的患者,全身系统性应用中、高剂量糖皮质激素,直至临床改善及实验室检查恢复正常。糖皮质激素减量不能过快,否则会增加复发风险。对于有严重肝脏受累的患者,可考虑肝移植。

(八) 急性发热性嗜中性皮病(Sweet 综合征)

部分肿瘤患者使用免疫治疗或预防性升白治疗后,皮肤可出现嗜中性粒细胞浸润,其主要表现为头、颈、上肢等部位疼痛性红色斑块(可不伴有疼痛),无瘙痒,有外周血白细胞及中性粒细胞升高。组织病理学见血管周围密集的嗜中性粒细胞浸润。皮损通常在 5~12 周内自行消退,可出现眼受累、关节痛、肌痛及关节炎表现。药物相关的 Sweet 综合征诊断主要依据以下临床特点:突然出现的痛性红斑或结节;组织病理为密集的中性粒细胞浸润,但无白细胞破碎性血管炎;发热>38℃;药物暴露与临床表现之间的关系;停药或全身激素治疗后缓解。

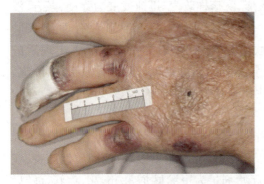

▲ 图 33-10 伊匹木单抗引起 Sweet 综合征的皮疹表现[42]

文献报道,黑色素瘤患者使用伊匹木单抗 4 周期后出现左手的压痛性紫红色结节伴发热、全身不适,实验室检查提示白细胞升高。皮肤活检见真皮密集的中性粒细胞浸润伴水肿,诊断为 Sweet 综合征。停用 ICI,口服泼尼松 1 mg/(kg·d),局部用糖皮质激素软膏后完全好转(图 33-10)[42]。

Sweet 综合征的治疗:一般皮损可自行消退,无需停用 ICI 药物,可考虑予以局部外用糖皮质激素或钙调磷酸酶抑制剂,如合并全身系统症状必要时可予以口服泼尼松 0.5 mg/(kg·d),预后良好。最有效的治疗方案为中小剂量糖皮质激素口服。

(九) 反应性皮肤毛细血管增生症

反应性毛细血管增生症(reactive cutaneous capillary endothelial proliferation, RCCEP)在应用纳武利尤单抗和帕博利珠单抗治疗恶性肿瘤时已有报道,发生率约为 2.4%[43];但在使用卡瑞利珠单抗时发生率可达 78.8%,多为 G1~G2 级,G3 仅为 0~4.8%。大部分 RCCEP 出现在 ICI 首次用药后的 2~4 周。卡瑞利珠单抗联合抗血管生成药物阿帕替尼时,RCCEP 的发生率为 15.6%[44]。有研究提示,RCCEP 可以作为预测卡瑞利珠单抗疗效的临床指标。

RCCEP 主要发生在颜面部和躯干的体表皮肤,大致可分为"红痣型""珍珠型""桑葚型""斑片型""瘤样型",其中以红痣型和珍珠型最为常见(图 33-11)。组织病理学检查可见皮肤真皮层的毛细血管内皮增生[45]。RCCEP 常有自限性,大多在首次用药后 3~4 个月时不再增大,停用 ICI 后 1~2 个月可自行萎缩、消退或坏死脱落,部分患者可能会出现在口腔、鼻腔或眼睑黏膜。RCCEP 的处理见表 33-15。

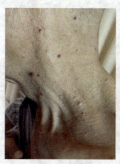
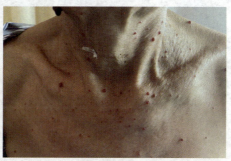

▲ 图 33-11 信迪利单抗引起的 RCCEP

(姚蓉蓉供图)

表 33-15 RCCEP 分级及处理原则

分级	皮肤表现	处理
G1	单个或多个皮肤和/或黏膜结节,最大结节直径≤10 mm,伴或不伴局部破溃出血	继续 ICI 治疗;易摩擦部位用纱布或创可贴保护,避免摩擦出血;破溃出血部位予以局部压迫止血即可
G2	单个或多个皮肤和/或黏膜结节,最大结节直径>10 mm,伴或不伴局部破溃出血	继续 ICI 治疗;易摩擦部位用纱布或创可贴保护,破溃处用创可贴、压迫止血,或激光治疗、外科切除。加强皮肤消毒,预防破溃处感染
G3	多个皮肤和/或黏膜结节呈泛发性,并发感染,严重者可能需要住院治疗	暂停 ICI 治疗,恢复至≤G1 级后恢复给药;加强易摩擦部位保护。破溃处予以创可贴保护、压迫止血,或激光治疗、外科切除。并发感染者予以抗感染治疗

(十) 银屑病

银屑病是一种免疫介导的慢性炎症性疾病,也是 ICI 常见的皮肤不良反应。主要表现为皮肤损害或合并关节病变,各型皮肤损害几乎均有红斑、鳞屑,间断性瘙痒及疼痛,主要发病机制涉及 T 细胞、树突状细胞。在 ICI 治疗过程中可出现新发银屑病或原有银屑病病情加重。目前 ICI 引起银屑病的病理机制尚未明确,可能与 PD-1 轴下调 T 辅助细胞 1(Th1)/Th17 信号通路,促进 Th17 淋巴细胞介导的促炎细胞因子过度表达,以及血清 IL-6 升高有关[46]。

ICI 治疗中新发的免疫相关性银屑病多在用药后数月出现,可表现为银屑病的多种类型,如寻常型银屑病、关节病型银屑病、脓疱型银屑病、红皮病型银屑病(图 33-12)。

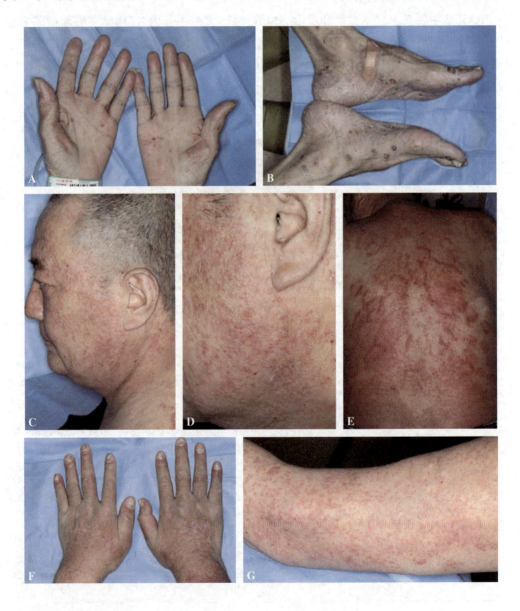

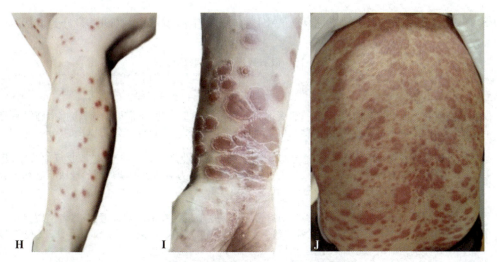

▲ 图 33-12　PD-1 单抗引起的银屑病

A、B.信迪利单抗所致；C～G.替雷利珠单抗所致；H～J.帕博利珠单抗所致。（姚蓉蓉供图）

1. **寻常型银屑病**　这是最常见的类型（约占 90%），皮肤损害多为红色丘疹或斑丘疹，扩大融合为边界清晰的红色斑块，表面覆盖银白色鳞屑。银屑病皮疹可出现在身体任何部位，典型受累部位为头皮、耳后、肛周、脐周、肘或膝关节伸侧，多对称分布，其中头皮受累最常见（75%～90%）。银屑病患者刮除鳞屑时，可见鳞屑呈层状如同腊滴状，称为腊滴现象。将鳞屑全层刮除后露出淡红色发亮半透明薄膜，称为薄膜现象。刮除薄膜后可见因真皮乳头层毛细血管刮破而造成的点状出血，称为 Auspitz 征。受外伤、瘙抓刺激的皮肤可引起与原发皮疹相同的皮损，称为同形反应（Koebner 现象）。

2. **关节型银屑病**　出现银屑病皮肤病变的同时伴有滑膜炎、指/趾炎、肌腱炎或脊柱炎、关节疼痛及破坏。银屑病患者需要常规筛查有无关节受累。针对严重的寻常型银屑病患者，当出现头皮、甲、四肢屈侧银屑病时提示未来可能累及关节，其中甲受累为最有力的预测因素。

3. **脓疱型银屑病**　多发红斑基础上的无菌性脓疱，组织学上伴有中性粒细胞浸润和表皮微脓肿，可分为泛发型和局限型（包含 Hallopeau 连续肢端皮炎和掌跖脓疱病，可累及手指和足趾，常伴甲受累）。急性泛发性脓疱型银屑病往往病情严重，需住院治疗并密切监测实验室指标。

4. **红皮病型银屑病**　约占 1%，临床表现为全身大面积弥漫性鳞屑性潮红斑（≥90%BSA）伴浸润肿胀、发热、黏膜充血、浅表淋巴结肿大、白细胞计数增多。

5. **特殊部位银屑病**　发生在如指/趾甲、生殖器等部位。甲银屑病皮损可伴有甲板和甲床改变，最常见的表现是甲板凹陷、甲剥离、甲下角化过度、甲营养不良、甲下线状出血、甲浑浊及变黄。甲改变可在皮肤损害出现的任意时间。生殖器银屑病因部位特殊，临床易误诊，应多注意[47]。

ICI 药物相关的银屑病诊断主要依靠 ICI 用药史、临床表现，非典型皮肤损害可结合皮肤病理确诊。银屑病严重程度分级常采用三分法（表 33-16），即根据体表面积

(BSA)、银屑病面积与严重程度指数(PASI)、皮肤病生活质量指数(DLQI)分为 3 级[48]。

表 33-16 银屑病严重程度临床分级

分级	临 床 表 现
轻度	疾病不改变患者的生活质量;患者能将疾病的影响最小化,不需要治疗;治疗措施没有已知的严重不良反应(如外用糖皮质激素)。<3% BSA,PASI<3 分,DLQI<6 分
中度	疾病改变患者的生活质量;患者期望治疗能够提高生活质量;治疗措施不良反应最小(尽管治疗不便、价格昂贵、耗时、疗效不完全,但患者认为对其近期和远期的健康状态均无影响)。3%~10% BSA,PASI 3~10 分,DLQI 6~10 分
重度	疾病严重影响患者的生活质量;对有最小不良反应的治疗措施效果不佳;患者情愿接受有影响生命状态不良反应的治疗以缓解或治愈疾病。≥10% BSA,PASI≥10 分,DLQI≥10 分。疾病部位(如面部、手足、指甲、生殖器);关节病/关节炎

DLQI:皮肤病生活质量指数,评估上 1 周内患者主观感受因疾病对生活质量所造成的影响。PASI:银屑病面积与严重程度指数,是临床上评估银屑病严重程度的最常用指标,也广泛应用于评价治疗效果。BSA:皮肤损害体表面积,将患者单个手掌及手指屈侧面积定义为人体表面积的 1%,评估患者全身皮肤损害总和达到多少个手掌面积,记为 BSA 的百分比。

ICI 诱发的银屑病的治疗:轻度银屑病以外用药物治疗为主,银屑病急性期宜用温和保护剂和润肤剂;稳定期和消退期选择作用较轻的药物。润肤剂包括凡士林、甘油、矿物油、尿素等。糖皮质激素可控制轻度银屑病病情,但停药后易复发;较厚的鳞屑性斑块可使用糖皮质激素与水杨酸联合使用。维生素 D_3 类似物(卡泊三醇、他卡西醇)为局部治疗斑块型银屑病与轻中度头皮银屑病的一线治疗方案。部分混合制剂联合应用优于单一用药(卡泊三醇与倍他米松)。钙调磷酸酶抑制剂(他克莫司软膏)对于面部、生殖器和四肢屈侧较敏感部位的皮疹是一种很好的选择。光疗为中重度银屑病的主要治疗方法,尤其是外用药物无效时,常用的光疗方法有补骨脂素加长波紫外线(PUVA)、宽谱中波紫外线及窄谱中波紫外线。泛发性脓疱型银屑病和红皮病型银屑病首选口服阿维 A。环孢素 A 为控制银屑病快速进展的理想药物。对于传统的系统治疗无法耐受或无法达到良好反应的患者,抗 TNF-α 拮抗剂等生物制剂为一种有效的治疗方案。文献报告,一例帕博利珠单抗相关的恶性黑色素瘤银屑病患者,在系统治疗无效的情况下使用 IL-17A 抑制剂苏金单抗(secukinumab)后银屑病缓解[49]。对于伴有银屑病关节炎的患者可考虑使用甲氨蝶呤、雷公藤及白芍总苷。对于甲银屑病患者,应避免甲外伤,合并甲真菌病的应积极抗真菌治疗。此外,外用糖皮质激素、卡泊三醇或他扎罗汀乳膏对轻度早期甲损害有效,抗 TNF-α 抑制剂疗效较好(表 33-17)。

表 33-17 ICI 药物相关性银屑病分级及处理原则

分级	严重程度分级	处 理
G1	轻度	继续 ICI 治疗,外用润肤剂和皮肤黏膜保护剂;必要时局部外用糖质激素或维生素 D_3 类似物;针对面部、生殖器和四肢屈侧较敏感部位选择他克莫司软膏

(续表)

分级	严重程度分级	处理
G2	中度	可继续 ICI 治疗；除 G1 级治疗方式外，可选择光疗、口服阿维 A 药物，必要时使用生物制剂
G3~G4	重度	暂停 ICI 治疗，在症状恢复至≤1 级时，可恢复给药。除 G2 级治疗方式外，可选择使用环孢素 A 及生物制剂。如合并银屑病关节炎，可使用甲氨蝶呤、雷公藤、白芍总苷等
特殊类型	甲银屑病、生殖器银屑病	甲银屑病：避免甲外伤，外用糖皮质激素，卡泊三醇或他扎罗汀乳膏。必要时抗真菌治疗。生殖器银屑病：可使用他克莫司软膏

（十一）多形性红斑

多形性红斑是一种急性免疫性皮肤病，其皮肤损害特点为特征性的靶形红斑；具有"三层渐变"：最外圈为红斑，第 2 层渐变与第 1 层形成圆环，环的中央为第 3 层，可为紫红色斑、水疱、大疱。靶形皮肤损害好发于肢端。该病可累及口腔、生殖器和/或眼部黏膜部位，出现糜烂、溃疡、大疱等（图 33-13）。根据皮疹的严重程度及有无黏膜受累/系统症状（发热等）可将多形性红斑分为轻症和重症。区分轻/重症多形性红斑性十分重要，因为轻/重症的多形性红斑治疗方式存在明显差异。

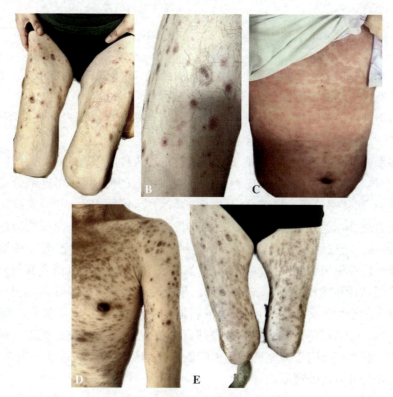

▲ 图 33-13 免疫治疗所致的多形性红斑

A~C. 特瑞普利单抗引起的多形性红斑；D、E. 好转后残留色素沉着。（姚蓉蓉供图）

多形性红斑需要与 SJS、荨麻疹进行鉴别(表 33-18、表 33-19)[50]。

表 33-18 轻型多形性红斑、重型多形性红斑与 SJS 的鉴别

	皮肤损害类型	分布	黏膜受累	系统症状	进展至 TEN
轻型多形性红斑	典型靶型±非典型丘疹样靶形	四肢(肘、膝、腕、手)面部	无或轻	无	无
重型多形性红斑	典型靶型±非典型丘疹样靶形 有时有大疱皮损	四肢、面部	严重	存在	无
SJS	暗黑斑疹±表皮松懈 非典型靶形红斑 大疱(松懈<10% BSA)	躯干、面部	严重	存在	可能

表 33-19 荨麻疹与多形性红斑的鉴别

荨麻疹	多形性红斑
中央为正常皮肤	中央为受损皮肤(暗黑、大疱、结痂)
皮损一过性,持续时间<24 小时	皮损固定至少 7 天
新疹每日出现	72 小时内出齐
与面部、手足水肿有关(血管性水肿)	无水肿

ICI 药物相关的多形性红斑诊断需要 ICI 用药史、临床表现、病理表现一致,且排除其余药物或感染引起的多形性红斑,但并不仅靠组织学诊断。

轻症多形性红斑的治疗:外用糖皮质激素制剂有助于缓解瘙痒和皮肤不适,口服抗组胺药可在一定程度上缓解瘙痒,但不缩短病程。

重症多形性红斑的治疗[51]:重症多形性红斑是皮肤科危急重症,常合并口、眼等黏膜糜烂,多有发热等系统性症状。表皮剥脱及免疫抑制剂的使用,使得这部分患者极易出现继发性感染,病死率较高。需综合评估,多学科治疗,停用 ICI。其余支持治疗包括液体及电解质管理、体温管理、疼痛控制、营养支持、防止继发感染。创面的治疗需要动态随访,及时评估。表皮脱落处可覆盖凡士林浸润的纱布或表面含银无黏性纳米晶体材料。不需要预防性使用全身性抗感染治疗。如累及阴道,外用抗真菌乳膏与外用糖皮质激素联合使用,以预防阴道黏连及念珠菌病。累及眼部时需要眼科评估,进行冲洗,使用人工泪液、广谱抗生素及糖皮质激素眼用制剂。系统性治疗可考虑予以糖皮质激素 $0.5\sim1\,mg/(kg\cdot d)$,可降低病死率。免疫球蛋白($1\sim1.5\,g/kg$)有可能缩短病程且无显著毒性作用。肿瘤坏死因子抑制剂能显著降低病死率及减少疾病进展。表 33-20 展示了多形性红斑的分级及处理原则。

表 33-20　免疫相关性多形性红斑分级及处理原则

分级	多形性红斑严重程度分级	处 理
G1~G2	轻度:典型靶形±非典型丘疹样靶形;分布在四肢和面部;无或轻度黏膜受累;无系统症状	继续 ICI 治疗,对症处理,外用糖皮质激素制剂,口服抗组胺药
G3~G4	重度:典型靶形±非典型丘疹样靶形,偶有大疱皮损;分布在四肢和面部;严重黏膜受累;存在系统症状	暂停 ICI 治疗,综合评估,多学科治疗。除 G1~G2 级治疗方式外,支持治疗(疼痛、体温、营养及电解质管理),创面治疗(凡士林浸润纱布、含银无黏性纳米晶体材料),防止感染(不预防性全身抗感染治疗);系统性治疗(糖皮质激素、免疫球蛋白、抗肿瘤坏死因子)。不建议重启 ICI 治疗

(十二)史蒂文斯·约翰逊综合征及中毒性表皮坏死松解症

SJS/TEN 是一种严重的皮肤-黏膜反应,其特征为表皮坏死和皮肤、黏膜脱落,可伴有多系统受累,绝大多数由药物引起。SJS 及 TEN 代表了一组疾病谱,SJS 为轻型(表皮松解面积<10% BSA),TEN 为重型(表皮松解面积>30% BSA),介于两者之间为重叠型 SJS-TEN(表皮松解面积达 10%~30% BSA)。SJS/TEN 会伴发一系列系统症状,包括多器官功能衰竭综合征等,具有较高的病死率,其中 SJS 为 4.8%,SJS-TEN 为 19.4%,TEN 为 14.8%。SJS/TEN 的发病主要与药物和机体的遗传背景相关。SJS/TEN 的皮损多发生在躯干,逐渐波及颈、面、双上肢(图 33-14)。呈豌豆至蚕豆大小的水肿性红斑丘疹呈对称分布,后逐渐融合出现表皮坏死、松解,表皮下水疱形成,尼氏征阳性。眼、口、鼻及生殖器黏膜损伤是 SJS/TEN 的临床特征之一,可出现黏膜侵蚀、糜烂和出血。SJS/TEN 的病情严重程度及预后依据 SCORTEN 标准评估,主要涉及 7 项相关因素(详见本书第十七章)[52]。

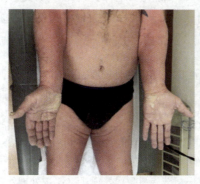
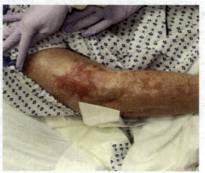

▲ 图 33-14　免疫治疗所致 SJS/TEN[53]

近年来随着免疫治疗在临床肿瘤学的广泛应用,免疫治疗相关的 SJS/TEN 病例报告在逐渐增多。目前 ICI 相关的 SJS/TEN 诊断主要依据病史及临床表现,需要排除其余药物引起的 SJS/TEN。

免疫治疗相关性 SJS/TEN 的治疗[54]如下:

(1) 常规治疗:SJS/TEN 通常发展迅速,病死率较高,一旦诊断为 SJS/TEN 应立即停用 ICI 药物,24 小时内进行 SCORTEN 评分,并根据病情发展持续动态评估。

(2) 判定 SJS/TEN 严重程度及预后:对于皮肤受累有限,SCORTEN 评分为 0 或 1 分,且疾病没有快速进展的患者,可在非专科病房进行治疗。对于病情更严重(皮肤剥脱>30% BSA)或 SCORTEN≥2 分的患者应转至重症监护病房、烧伤病房或皮肤专科病房。

(3) 支持治疗:强化体温管理、疼痛管理、创面处理、二重感染的监测及治疗。在超净病房或单间隔离治疗,密切监测体温。疼痛明显者可予以止痛药物治疗。

1) 创面处理:选用常温无菌水、0.9%氯化钠溶液或抗菌剂等对皮肤糜烂面进行清洁。将已松解的表皮留在原位,保护真皮层并减少体液丢失。糜烂及溃疡区使用凡士林油纱布或抗生素纱布(如感染)封包处理。水疱明显者抽出疱液;已坏死表皮做局部清创处理。非感染区及表皮松解融合区可考虑皮肤移植。

2) 二重感染的监测及治疗:皮肤感染导致的败血症是最常见的死因,应密切关注相关症状、体征及实验室指标,掌握无菌原则,及时抗感染治疗。

(4) 补液和营养治疗。应予 SJS/TEN 患者外周静脉或中央静脉置管,并密切监测液体的出入量,从而计算补液量。SJS/TEN 患者应尽早开始营养支持治疗,肠内营养优先于肠外营养(可减少溃疡形成及消化道细菌迁移)。口腔黏膜炎的 SJS/TEN 患者无法正常进食时,应予以鼻饲。

(5) 系统性治疗:推荐早期足量系统应用糖皮质激素控制病情进展[泼尼松 0.5~1 mg/(kg·d),3~5 d]。对于中重度 SJS/TEN 患者,可给予泼尼松 1.5~2 mg/(kg·d),一般 7~10 d,控制病情后可逐渐减量。应用静注人免疫球蛋白(IVIG)治疗 SJS/TEN,可降低糖皮质激素的用量,有益于 SJS/TEN 的治疗,推荐剂量为 400 mg/(kg·d),连用 3~5 d。环孢素可有效抑制淋巴细胞的功能,对该病也有一定的疗效,推荐剂量为 3~5 mg/(kg·d)。TNF-α 受体拮抗剂(国内有研究推荐皮下注射重组人Ⅱ型肿瘤坏死因子受体-抗体融合蛋白,每次 25 mg 治疗 TEN,首剂加倍,每 3 天 1 次,连续治疗 4~8 次)可单用或与糖皮质激素联用,推荐尽早应用。在常规治疗抵抗时可考虑进行血浆置换。

免疫治疗相关 SJS/TEN 的处理原则见表 33-21。

表 33-21 免疫治疗相关性 SJS/TEN 的处理原则

分级	皮肤表现	处理
G1	SJS:水疱区域<10% BSA 且 SCORTEN 评分为 0/1 分	停用 ICI;可非专科病房处理;体温管理、疼痛管理、创面处理、二重感染的监测及治疗;补液和营养治疗;口服糖皮质激素[泼尼松 0.5~1 mg/(kg·d)]
G2	重叠型 SJS-TEN:水疱区域 10%~30% BSA 且 SCORTEN 评分为 0/1 分	停用 ICI;可非专科病房处理;除 G1 级处理外,可考虑口服糖皮质激素[1.5~2 mg/(kg·d)],必要时静注人免疫球蛋白。口腔黏膜炎,应予以鼻饲
G3~G4	TEN:水疱区域>30% BSA 或 SCORTEN≥2 分	停用 ICI;重症监护病房、烧伤病房或皮肤专科病房。除 G2 级处理外,可静脉使用糖皮质激素、丙种球蛋白、环孢素及生物制剂,必要时血浆置换

(十三) 大疱性类天疱疮

大疱性类天疱疮 (bullous pemphigoid, BP) 是一种自身免疫性大疱病,好发于 60 岁以上老年人。临床表现主要累及躯干、四肢皱褶部位的皮肤,10%~30%的患者伴有黏膜受累。前驱期可持续数周或数月,皮肤表现为丘疹、湿疹样、风团样皮损,后发展为红斑、风团样皮肤损害或正常皮肤基础上出现紧张性水疱、大疱,尼氏征阴性,皮损局限或泛发,常伴有剧烈瘙痒。水疱破溃后形成糜烂、结痂 (图 33-15)。部分 BP 患者可不出现水疱。约 20% 的 BP 患者出现临床变异,皮损表现为湿疹、结节性痒疹、痒疹、红皮病、坏死性脓疮、擦烂、红斑丘疹或小水疱样改变。这些皮损可演变为典型的大疱表型[55]。

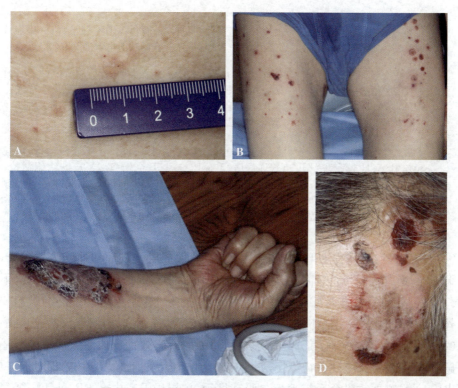

▲ 图 33-15 阿替利珠单抗引起的多发大疱性类天疱疮

A. 背部;B. 双下肢;C. 右手臂内侧;D. 额部。(姚蓉蓉供图)

部分药物可诱发 BP,如螺内酯、噻嗪类药物、二肽基肽酶Ⅳ抑制剂。近年来,随着 ICI 药物的应用,逐渐出现了免疫相关性大疱性类天疱疮的病例。2015 有学者首次报道了 PD-1 抑制剂(帕博利珠单抗)导致的 BP[56]。PD-1 抑制剂诱发的 BP 同样更倾向于高龄人群。文献显示,平均时长为 (49.1±23.7) 周,也有报道显示特征性皮肤损害最长可达 2 年。病理表现为表皮下水疱 (76.19%) 伴嗜酸性粒细胞浸润 (88.24%),直接免疫荧光表现为补体 C3 (95%) 与 IgG (75%) 在基底膜带呈线性沉积,血清抗体多数表现为抗 BP180-NC16A 抗体阳 (84.21%)。抗 BP180 比抗 BP230 在 PD-1 抑制剂诱发的 BP 中可能具有更高检测价值。停用或继续使用 PD-1 抑制剂后 BP 均有可能发作、加重[56~58]。

免疫相关性 BP 主要通过病史、临床表现、组织病理及实验室检查(直接免疫荧光、间接免疫荧光、特异抗体检测)诊断。在检查方面需检查结膜、口腔、鼻腔、生殖器、肛周等黏膜部位;红斑处尼氏征阴性。BP 的病情严重程度评估有自身免疫性疱病严重程度评分(autoimmune bullous skin disorder intensity score, ABSIS)、BP 面积指数评分(bullous pemphigoid disease area index, BPDAI)。目前国内学者多根据体表受累面积进行分类,<10% BSA 受累者为轻度,10%~50% 为中度,>50% 为重度。[59]

BP 的治疗需要根据病情严重程度采用不同的治疗方案(表 33-22)[60]。

表 33-22 免疫治疗药物相关性大疱性类天疱疮的处理原则

分级	皮肤表现	处理
G1	轻度:无症状,水疱区域<10% BSA	完善皮肤(包括黏膜)检查;暂停 ICI;一般治疗;外用强效糖皮质激素。可考虑血常规、肝肾功能电解质、CRP 检查
G2	中度:水疱区域 10%~30% BSA;日常活动受限	除 G1 级治疗外,泼尼松/甲泼尼龙 0.5~1 mg/(kg·d);如无效可考虑联合免疫抑制剂;必要时加用利妥昔单抗或度普利尤单抗。可考虑皮肤组织活检、血常规、肝肾功能电解质、CRP、补体及 BP180 相关抗体检测
G3	中度:水疱区域 30%~50% BSA;日常活动受限	除 G2 级治疗外,永久停用 ICI;眼科、泌尿科会诊;住院治疗(普通病房、重症监护病房、烧伤病房);皮肤组织活检、血常规、肝肾功能、电解质、CRP、补体及 BP180 相关抗体检测。泼尼松/甲泼尼龙 1~2 mg/(kg·d);免疫球蛋白 1 g/(kg·d),3~4 d;纠正电解质紊乱;预防皮肤感染,必要时血浆置换
G4	重度:水疱区域>50% BSA;合并水电解质紊乱。	

(1) 一般治疗:不同程度 BP 均需要一般治疗,保护皮肤创面和预防继发感染,保持创面干燥,高蛋白饮食。大疱需抽吸疱液,尽量保留原有的疱壁。小面积破溃,不需包扎,每日清创换药后暴露即可,大面积破溃可用湿性敷料,避免用易粘连的敷料。较大皮损外用绷带,防止进一步损伤。预防继发感染,局部外用夫西地酸、奥替尼啶等。

(2) 外用糖皮质激素:轻度 BP 首选外用超强效或强效糖皮质激素。单纯外用激素无明显缓解时,考虑系统性药物治疗,如四环素类抗生素及烟酰胺。中度 BP 推荐局部外用糖皮质激素,必要时联合系统治疗。研究显示,皮损局限或中度 BP,外用丙酸氯倍他索 40 g/d 或 10~30 g/d,其疗效等同于同剂量的泼尼松,且全身不良反应少。

(3) 系统性治疗:糖皮质激素为 BP 的主要治疗方式,治疗前评估患者疾病严重程度有利于正确选择糖皮质激素的初始治疗剂量。中-重度 BP 系统用激素起始剂量 0.5~1 mg/(kg·d),从 0.5 mg/(kg·d) 开始,治疗 7 天。一般中等至大剂量糖皮质激素可有效控制皮损,如皮损不能完全缓解,加量至 1 mg/(kg·d)。若 1~3 周后病情仍得不到控制,可考虑联用免疫抑制剂,如甲氨蝶呤、吗替麦考酚酯、环孢素、硫唑嘌呤、环磷酰胺。对于系统应用糖皮质激素治疗且病情得到控制的患者,激素应逐渐减量,1~2 周减量约 25%;减至 20 mg/d,每 2~4 周减量 1 次。后续根据病情活动程度,及时调整激素减量速度。

(4) 顽固性 BP 的治疗:以上治疗均未达到临床控制的患者,考虑使用生物制剂(利妥昔单抗、度普利尤单抗)、抗 IgE 单抗(奥马珠单抗)、IVIG、血浆置换或双重膜血浆滤过等。如后续 BP 出现复发,治疗上也主要考虑外用激素。

(十四) 风湿性免疫相关不良反应导致的皮肤改变

随着 ICI 的使用,风湿性免疫相关不良反应(Rh-irAE)在逐渐引起重视,主要机制可能是 T 细胞活化及免疫系统的激活,促进了炎症或自身免疫性不良反应,部分患者会新出现一系列结缔组织病[61,62]。文献报道,Rh-irAE 的总体发生率为 5.82%,中位发生时间 3.5 周(1~27 周)[63]。有研究显示,Rh-irAE 也可能在 ICI 治疗后长达 2 年才发生,甚至在停止治疗后发生[64]。Rh-irAE 多数与经典风湿病症状类似,但有部分患者体内的自身免疫抗体可为阴性,在诊断时需引起重视。相比既往无风湿疾病患者,一项前瞻性研究显示,既往有风湿性疾病的患者更易出现新的 irAE 且时间更早[65]。因此,既往风湿疾病病情控制不佳或者合并重要脏器损伤的免疫炎性疾病患者,在启动 ICI 治疗时需肿瘤科与风湿科医生谨慎考虑共同决定。大部分患者可以从 ICI 治疗中获益,Rh-irAE 大部分为轻中度且抗肿瘤治疗有效,不需要停止 ICI 治疗;重度 irAE 需永久停用 ICI 治疗。

2020 年,欧洲抗风湿病联盟(European League Against Rheumatism, EULAR)提出了关于 ICI 引起的 Rh-irAE 的诊断和管理要点,共制定了 4 条总体原则和 10 条需要考虑的要点[62],结合免疫治疗相关不良反应得到总体处理原则:G1 级可继续使用 ICI,根据不同的风湿疾病选择不同的药物。G2 级暂停使用 ICI 治疗,推荐局部或口服糖皮质激素类药物。G3 级暂停使用 ICI,全身使用糖皮质激素并住院治疗。G4 级永久停用 ICI 治疗,风湿科与肿瘤科共同管理,全身使用糖皮质激素,严重病例可单独或联合使用丙种球蛋白和免疫抑制剂,如甲氨蝶呤、环磷酰胺、麦考酚酸酯、他克莫司、英夫利西单抗。

Rh-irAE 中常见的存在明显皮肤症状的风湿性疾病包括干燥综合征、系统性红斑狼疮、皮肌炎、系统性硬化症[63]。以下针对 4 种具有明显皮肤症状的 Rh-irAE 以及在总原则下的不同治疗方式分别给予介绍。

1. **干燥综合征** 经典三联征为干燥性角结膜炎、口干、关节炎。该病可以作为原发性疾病或伴发于其他自身免疫病。临床表现为口干、眼干、干燥性角膜结膜炎、唾液分泌减少;皮肤干燥、脱屑、黏膜干燥或萎缩,毛发干枯、稀疏,以及猖獗性龋齿、牛肉舌(图 33-16)。ICI 引起的干燥综合征也具有类似的临床症状,通常较轻微,但是几乎所有患者都存在唾液腺功能减退,大多数没有抗 Ro 或抗 La 抗体等[66]。免疫检查点抑制剂严重不良反应登记报告(registration and reporting of severe adverse events of immune checkpoint inhibitor, REISAMIC)中干燥综合征患病率为 0.3%(4/908)[67]。按照《干燥综合征国际分类诊断标准(2002 年版)》,免疫治疗相关性干燥综合征主要根据 ICI 用药史、典型临床特点、病理表现、眼科和口腔科检查等诊断。

免疫治疗相关干燥综合征的分级以及 ICI 的使用遵循 Rh-irAE 的总体处理原则。其余治疗方式以对症治疗为主,眼干使用人工泪液,皮肤干燥用润肤剂,注意口腔卫生,羟氯喹可缓解眼干症状。对于侵犯内脏和外分泌腺者需使用糖皮质激素治疗。免疫抑制剂仅用于皮肤血管炎或神经系统和内脏损害患者。英夫利西单抗对部分患者可能有效。

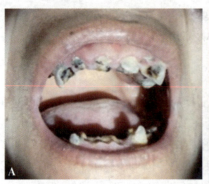
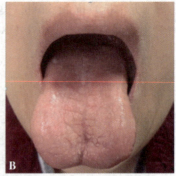

▲ 图 33-16　干燥综合征的皮肤表现[68]

A. 猖獗性龋齿；B. 牛肉舌。

2. 系统性红斑狼疮　这是一种可累及全身任何脏器的自身免疫性结缔组织病，最常见的早期症状是皮肤和关节病变。红斑狼疮的皮肤表现呈多形性，主要有急性皮肤型红斑狼疮、亚急性皮肤型红斑狼疮。急性皮肤型红斑狼疮主要特征是颧部红斑（分布在双侧颊部和鼻梁），常发生在紫外线暴露后，可伴有温热和轻度水肿；皮疹可持续数小时或数日，常复发。亚急性皮肤型红斑狼疮主要特征为环状红斑型和丘疹鳞屑型，表现为红色斑块，覆盖多少不一的鳞屑，毛囊角栓，皮损边缘可见水疱、结痂。ICI 治疗相关的系统性红斑狼疮具有相同的表现及症状（图 33-17）[68]，根据 REISAMIC 登记的数据表明其发病率约为 0.48%（5/1044）[69]。2019 年有人报告了 2 例患者使用纳武利尤单抗治疗后出现新发的亚急性皮肤型红斑狼疮，表现为双手、手臂及胸背部的环状红斑，伴或不伴瘙痒，依据抗核抗体和抗 SAA 抗体阳性以及病理活检最终诊断[70]。免疫治疗相关性系统性红斑狼疮的诊断主要依据 ICI 用药史、既往病史、临床表现、组织病理学以及美国风湿病学会制定的系统性红斑狼疮诊断标准（1997 年版）。

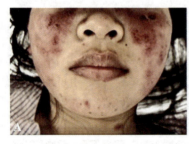
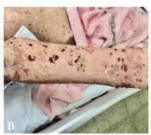
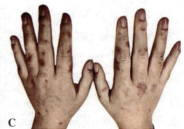

▲ 图 33-17　系统性红斑狼疮皮肤表现[68]

A. 颧部红斑；B. 大疱性红斑狼疮；C. 指端血管炎。

免疫治疗相关系统性红斑狼疮的分级、治疗以及 ICI 的使用遵循 Rh-irAE 的总体处理原则。其余特征性治疗措施包括：避免强日光暴露，避免使用光敏药物。局部治疗包括皮肤狼疮应外用糖皮质激素治疗，早期表浅皮肤受累可使用氢化可的松，深层皮损外用强效糖皮质激素（尤其是氟化制剂）联合或不联合封包，或者在皮损内注射糖皮质激素。黏膜病变对外用糖皮质激素、0.1% 的他克莫司软膏、病灶内注射糖皮质激素的治疗反应良好。当局部治疗效果有限时，全身用糖皮质激素和甲氨蝶呤有效。

3. **皮肌炎**　皮肌炎是一种以皮肤、横纹肌、小血管炎症为特征的自身免疫性结缔组织病，以皮肤症状和肌肉症状为主要表现。典型的皮肤表现为 Heliotrope 征（又称向阳征，好发于眶周和骨隆突部位的水肿性紫红色斑）和 Gottron 征（手指关节及肘、膝关节伸侧扁平紫红色鳞屑性丘疹）（图 33-18）。皮肌炎患者还可出现其他皮肤症状，包括瘙痒、甲周红斑、全身广泛红斑、皮肤溃疡、皮肤及皮下钙化、雷诺现象。肌肉损害常侵犯四肢近端横纹肌，表现为肌无力，自发痛、压痛或肌肉肿胀。ICI 治疗相关肌炎相对少见，发生率 0.6~1.6%[71]。接受阿替利珠单抗单药治疗的患者中，0.4%（13/3178）报告了肌炎，中位发生时间为 5.1 个月（0.7~11 个月），中位持续时间为 5.0 个月（药品说明书）。2015 年 Ali SS 报告了一例转移性黑色素瘤患者使用伊匹木单抗 2 周后出现面部、上胸部及后颈部、上背部红斑和瘙痒，逐渐出现近端肌肉无力和血清肌酶升高，最终诊断为皮肌炎[72]。免疫治疗相关皮肌炎的诊断主要依据用药史、临床表现及实验室检查及皮肌炎诊断标准。

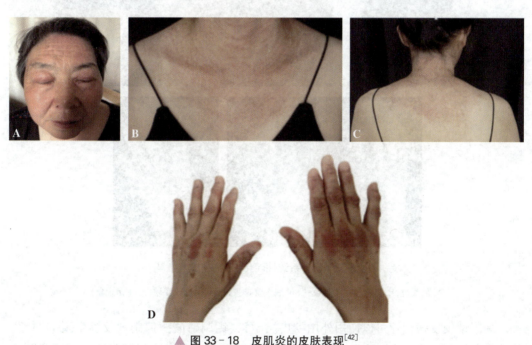

▲ 图 33-18　皮肌炎的皮肤表现[42]

A. 向阳疹；B. 颈部 V 形征；C. 背部披肩征；D. Gottron 疹。

免疫治疗相关性皮肌炎诊断后需暂停 ICI 治疗，针对 G1 级临床无明显症状的患者一般采用休息、避光、局部治疗为主，如外用糖皮质激素、他克莫司；停用免疫治疗后通常肌酸激酶（creatine kinase，CK）水平会降至正常。针对 G2 级及以上患者，尤其是存在肌无力及肌痛患者，除一般治疗和局部治疗外，糖皮质激素是治疗皮肌炎的首选药物。75%~80% 的患者应用糖皮质激素治疗后可缓慢减量，可使症状消失，无须继续治疗，中至大剂量糖皮质激素用量 0.5~2.0 mg/(kg·d)（根据患者临床症状严重程度而定）。严重病例可单独或联合使用免疫抑制剂和丙种球蛋白，如甲氨蝶呤、环磷酰胺、麦考酚酸酯、他克莫司及英夫利西单抗。

4. **系统性硬化症**　这是一种累及皮肤及内脏器官的局限性或弥漫性结缔组织纤维化或硬化,并最终萎缩的结缔组织病。主要分为3种亚型:①局限型,局限于皮肤(如腹部淡红色斑片),内脏不受累,预后较好;②系统型,表现为广泛分布的皮肤硬化(面具脸、口周放射状条纹、双手皮肤变硬)及雷诺现象,预后较差(图33-19);③硬化型,主要累及皮下筋膜,皮肤表现不明显,预后较好。免疫治疗相关性系统性硬化症发病率低。2017年有人报道了2例使用帕博利珠单抗治疗转移性黑色素瘤发生系统性硬化症的患者,一例弥漫性,一例局限性[73]。免疫治疗相关性系统性硬化症诊断主要依据病史、ICI用药史、临床和组织病理表现以及美国风湿学会1998年制定的系统性硬皮病诊断标准。

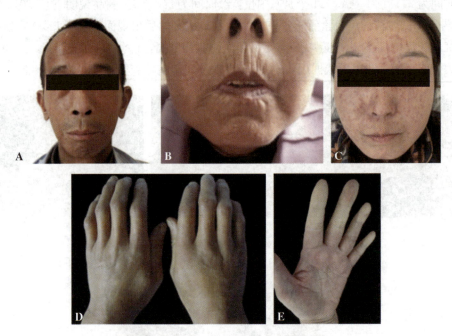

▲ 图33-19　系统性硬化症的皮肤表现[68]

A. 面具脸;B. 口周放射状条纹;C. 毛细血管扩张;D. 双手皮肤变硬;E. 雷诺现象。

局限性硬皮病治疗可以使用外用糖皮质激素、钙调磷酸酶抑制剂及维生素 D_2 衍生物。早期局限性小片炎症水肿阶段可用利多卡因+糖皮质激素局部封闭。口服大剂量维生素 E 对肌力恢复有一定的作用。光化学疗法和 UVA1 对所有类型硬斑病均有效。UVA1 能更有效抑制红斑期和进展期硬斑病,缓解瘢痕样硬化。系统性硬皮病的外用药同局限性硬皮病。有雷诺现象无溃疡者可口服血管扩张剂硝苯地平,有溃疡者口服西地那非。理疗对改善症状有一定的帮助。青霉胺可试用于弥漫性硬皮病或迅速发展的肢端型硬皮病。糖皮质激素适用于早期炎症反应明显、皮损肿胀的病例,中等剂量糖皮质激素短期控制病情,应尽快减至维持量。硬化性筋膜炎的外用药同局限性硬皮病。初始治疗多为口服糖皮质激素,一般数周内可观察到治疗反应,如疗效不满意,可单独使用羟氯喹、环孢素、甲氨蝶呤、补骨脂素加长波紫外线疗法(PUVA)、英夫利西单抗,或联合糖皮质激素适用。

(十五) 皮肤附属器改变

皮肤附属器包括毛发、皮脂腺、汗腺和甲,均由外胚层分化而来。目前 ICI 治疗引起的皮肤附属器改变主要涉及毛发与甲,部分毛发与甲的改变可继发于其他疾病,如白癜风(可引起睫毛、眉毛以及头发的色素脱失)、银屑病、苔藓样改变、风湿系统疾病。

1. **ICI 相关的脱发**　发病率为 1‰~2‰[74],治疗开始后 3~6 个月发生,组织病理与特发性斑秃相同,可表现为部分性脱发如眉毛、胡须的斑秃或更弥漫的普秃型。文献表明,伊匹木单抗引起的脱发更频繁与严重,组织病理学常表现为非瘢痕性脱发伴滤泡周围 T 细胞浸润,再生的头发经常表现为白发[75]。脱发一般无需处理,可继续使用 ICI 治疗。

2. **ICI 相关的毛发再着色**　2017 年有人报道了 14 例非小细胞肺癌患者接受 PD-1/PDL-1 治疗期间出现了头发重新着色(13 例患者头发弥漫性变黑,1 例患者白发之间有黑色斑块),且 14 例头发再着色患者中的 13 例评估病情稳定,提示头发再着色可能是很好的疗效指标[76]。毛发颜色改变无需处理,可继续使用 ICI 治疗。

3. **ICI 相关的毛发性状改变**　在免疫治疗过程中同时也会出现新的、令人意外的不良事件。复旦大学附属华山医院肿瘤科使用纳武利尤单抗治疗一例晚期胃癌患者,其头发由直发表型变成明显的卷曲状态,患者肿瘤控制达 CR 且持续免疫维持治疗中。2017 年国外研究报道了一例肺鳞癌患者使用纳武利尤单抗后出现头发明显卷曲(图 33-20)[77]。ICI 相关的毛发性状改变无需特殊处理,可继续使用 ICI,可能与治疗疗效相关。

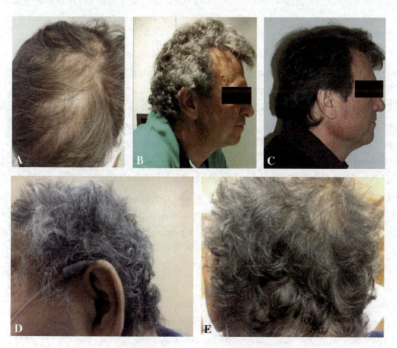

▲ 图 33-20　ICI 引起的毛发改变

A. 脱发[74];B、C. 毛发再着色[76];E 相比 D,毛发变更卷曲[77]。

4. ICI 治疗相关的甲改变 大部分继发于银屑病或苔藓样病变,单纯指甲改变在文献中很少报道。文献显示,在免疫治疗患者中有患者出现甲营养不良、甲肿、近端甲裂,指甲或趾甲也可能会发展为弥漫性甲裂和甲沟炎(图33-21)[78]。当发生 ICI 相关性甲营养不良、甲肿、弥漫性甲裂、甲沟炎时,做好甲保护,穿宽松、舒适的鞋袜,予以外用消毒药膏涂抹,避免感染。G1~G2 级无需暂停 ICI 治疗,如发生 G3/G4 级时应暂停 ICI 治疗,并加强甲保护与抗感染。

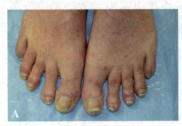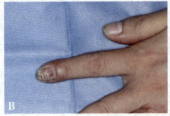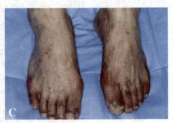

▲ 图33-21 ICI 引起的甲改变

A. 甲营养不良[78];B、C. 甲裂和甲沟炎。(姚蓉蓉供图)

(姚蓉蓉)

参考文献

[1] KHOJA L, DAY D, CHEN T W, et al. Tumour- and class-specific patterns of immune-related adverse events of immune checkpoint inhibitors: a systematic review[J]. Ann Oncol, 2017, 28(10):2377-2385.

[2] PUZANOV I, DIAB A, ABDALLAH K, et al. Managing toxicities associated with immune checkpoint inhibitors: consensus recommendations from the Society for Immunotherapy of Cancer (SITC) Toxicity Management Working Group[J]. J Immunother Cancer, 2017,5(1):95-122.

[3] LARKIN J, CHIARION-SILENI V, GONZALEZ R, et al. Combined nivolumab and ipilimumab or monotherapy in untreated melanoma[J]. N Engl J Med, 2015,373(1):23-34.

[4] WEBER J S, HODI F S, WOLCHOK J D, et al. Safety profile of nivolumab monotherapy: a pooled analysis of patients with advanced melanoma[J]. J Clin Oncol, 2017,35(7):785-792.

[5] HOFMANN L, FORSCHNER A, LOQUAI C, et al. Cutaneous, gastrointestinal, hepatic, endocrine, and renal side-effects of anti-PD-1 therapy[J]. Eur J Cancer, 2016,60:190-209.

[6] HUA C, BOUSSEMART L, MATEUS C, et al. Association of vitiligo with tumor response in patients with metastatic melanoma treated with pembrolizumab[J]. JAMA Dermatol, 2016, 152(1):45-51.

[7] JANJIGIAN Y Y, AJANI J A, MOEHLER M, et al. First-line nivolumab plus chemotherapy for advanced gastric, gastroesophageal junction, and esophageal adenocarcinoma: 3-year follow-up of the phase III CheckMate 649 trial[J]. J Clin Oncol, 2024,42(17):2012-2020.

[8] PETERS S, SCHERPEREEL A, CORNELISSEN R, et al. First line nivolumab plus ipilimumab versus chemotherapy in patients with unresectable malignant pleural mesothelioma: 3-year outcomes from CheckMate 743[J]. Ann Oncol, 2022,33(5):488-499.

[9] WANG J, SHEN T, WANG Q, et al. The long-term efficacy of cytokine-induced killer cellular therapy for hepatocellular carcinoma a meta-analysis[J]. Immunotherapy, 2019,11(15):1325-

1335.

[10] RUGGERI L, MANCUSI A, CAPANNI M, et al. Donor natural killer cell allorecognition of missing self in haploidentical hematopoietic transplantation for acute myeloid leukemia: challenging its predictive value[J]. Blood, 2007,110(1):433-440.

[11] GELLER M A, COOLEY S, JUDSON P L, et al. A phase II study of allogeneic natural killer cell therapy to treat patients with recurrent ovarian and breast cancer[J]. Cytotherapy, 2011,13(1): 98-107.

[12] LIN M, LUO H, LIANG S, et al. Pembrolizumab plus allogeneic NK cells in advanced non-small cell lung cancer patients[J]. J Clin Invest, 2020,130(5):2560-2569.

[13] LIU E, MARIN D, BANERJEE P, et al. Use of car-transduced natural killer cells in CD19-positive lymphoid tumors[J]. N Engl J Med, 2020,382(6):545-53.

[14] XIAO L, CHEN D, GAN H, et al. Adoptive transfer of NKG2D CAR mRNA-engineered natural killer cells in colorectal cancer patients[J]. Mol Ther, 2019,27(6):1114-1125.

[15] 樊代明. 免疫治疗-2023 中国肿瘤整合诊治技术指南(CACA)[M]. 天津:天津科学技术出版社,2023:156-167.

[16] ZHAO L, LI T, SONG Y, et al. High complete response rate in patients with metastatic renal cell carcinoma receiving autologous cytokine-induced killer cell therapy plus anti-programmed death-1 agent: a single center study[J]. Front Immunol, 2022,12:779248.

[17] LIU L, GAO Q, JIANG J, et al. Randomized, multicenter, open-label trial of autologous cytokine-induced killer cell immunotherapy plus chemotherapy for squamous non-small-cell lung cancer: NCT01631357[J]. Signal Transduct Target Ther, 2020,5(1):244-246.

[18] ZHANG Y, SCHMIDT-WOLF I G H, et al. Ten-year update of the international registry on cytokine-induced killer cells in cancer immunotherapy[J]. J Cell Physiol, 2020,235(12):9291-9303.

[19] WANG S, WANG X, ZHOU X, et al. DC-CIK as a widely applicable cancer immunotherapy[J]. Expert Opin Biol Ther, 2020,20(6):601-607.

[20] LIU Y, ZHANG Z, TIAN Y, et al. Long-term clinical efficacy of cytokine-induced killer cell-based immunotherapy in early-stage esophageal squamous cell carcinoma[J]. Cytotherapy, 2022,24(5):526-533.

[21] 樊代明. 免疫治疗-2023 中国肿瘤整合诊治技术指南(CACA)[M]. 天津:天津科学技术出版社,2023:169.

[22] CUI Y, YANG X, ZHU W, et al. Immune response, clinical outcome and safety of dendritic cell vaccine in combination with cytokine-induced killer cell therapy in cancer patients[J]. Oncol Lett, 2013,6(2):537-541.

[23] SHIMABUKURO-VORNHAGEN A, BÖLL B, SCHELLONGOWSKI P, et al. Critical care management of chimeric antigen receptor T-cell therapy recipients[J]. CA Cancer J Clin, 2022,72(1):78-93.

[24] SCHUSTER S J, BISHOP M R, TAM C S, et al. Tisagenlecleucel in adult relapsed or refractory diffuse large B-cell lymphoma[J]. N Engl J Med, 2019,380(1):45-56.

[25] 樊代明. 免疫治疗-2023 中国肿瘤整合诊治技术指南(CACA)[M]. 天津:天津科学技术出版社,2023:70-85.

[26] 樊代明. 免疫治疗-2023 中国肿瘤整合诊治技术指南(CACA)[M]. 天津:天津科学技术出版社,2023:133.

[27] 徐瑞华. CSCO 免疫检查点抑制剂相关的毒性管理指南 2023[M]. 北京:人民卫生出版社,2023.

[28] TAN E S, TAN A S, TEY H L. Effective treatment of scrotal lichen simplex chronicus with

0.1% tacrolimus ointment: an observational study[J]. J Eur Acad Dermatol Venereol, 2015, 29(7): 1448-1449.

[29] D'ERME A M, MILANESI N, AGNOLETTI A F, et al. Efficacy of treatment with oral alitretinoin in patient suffering from lichen simplex chronicus and severe atopic dermatitis of hands[J]. Dermatol Ther, 2014, 27(1): 21-23.

[30] PUZANOV I, DIAB A, ABDALLAH K, et al. Managing toxicities associated with immune checkpoint inhibitors: consensus recommendations from the Society for Immunotherapy of Cancer (SITC) Toxicity Management Working Group[J]. J Immunother Cancer, 2017, 5(1): 95-122.

[31] POSTOW M A, SIDLOW R, HELLMANN M D. Immune-related adverse events associated with immune checkpoint blockade[J]. N Engl J Med, 2018, 378(2): 158-168.

[32] BRAHMER J R, LACCHETTI C, SCHNEIDER B J, et al. Management of immune-related adverse events in patients treated with immune checkpoint inhibitor therapy: American Society of Clinical Oncology Clinical Practice Guideline[J]. J Clin Oncol, 2018, 36(17): 1714-1768.

[33] HAANEN J, OBEID M, SPAIN L, et al. Management of toxicities from immunotherapy: ESMO Clinical Practice Guidelines for diagnosis, treatment and follow-up[J]. Ann Oncol, 2012, 33(12): 1217-1238.

[34] WEBER J S, HODI FS, WOLCHOK J D, et al. Safety profile of nivolumab monotherapy: a pooled analysis of patients with advanced melanoma[J]. J Clin Oncol, 2017, 35(7): 785-792.

[35] HOFMANN L, FORSCHNER A, LOQUAI C, et al. Cutaneous, gastrointestinal, hepatic, endocrine, and renal side effects of anti-PD-1therapy[J]. Eur J Cancer, 2016, 60: 190-209.

[36] 中国中西医结合学会皮肤性病专业委员会色素病学组. 白癜风诊疗共识2021版[J]. 中华皮肤科杂志, 2021, 2(54): 105-109.

[37] 晋红中. 协和皮肤临床病理学[M]. 北京: 人民卫生出版社, 2020: 443.

[38] AMY D P B, SHALABI A, FINFTER O, et al. Severe chronic nonlichenoid oral mucositis in pembrolizumab-treated patients: new cases and a review of the literature[J]. Immunotherapy, 2020, 12(11): 777-784.

[39] DE GRAAUW E, BELTRAMINELLI H, SIMON H U, et al. Eosinophilia in dermatologic disorders[J]. Immunol Allergy Clin North Am, 2015, 35(3): 545-560.

[40] 晋红中. 协和皮肤临床病理学[M]. 北京: 人民卫生出版社, 2020: 203-205.

[41] AI L, GAO J, ZHAO S, et al. Nivolumab-associated DRESS in a genetic susceptible individual[J]. J Immunother Cancer, 2021; 9(10): e002879.

[42] ADLER N R, MURRAY W K, BRADY B, et al. Sweet syndrome associated with ipilimumab in a patient with metastatic melanoma[J]. Clin Exp Dermatol, 2018, 43(4): 497-499.

[43] HWANG S J, CARLOS G, WAKADE D, et al. Cutaneous adverse events (AEs) of anti-programmed cell death (PD)-1 therapy in patients with metastatic melanoma: a single-institution cohort[J]. J Am Acad Dermatol, 2016, 74(3): 455-461.

[44] QIN S, REN Z, MENG Z, et al. Camrelizumab in patients with previously treated advanced hepatocellular carcinoma: a multicentre open-lable, parallel-group, randomised, phase 2 trial[J]. Lancet Oncol. 2020, 21(4): 571-580.

[45] 中国临床肿瘤学会抗肿瘤药物安全管理专家委员会, 中国临床肿瘤学会免疫治疗专家委员会. 卡瑞利珠单抗致反应性皮肤毛细血管增生症临床诊治专家共识[J]. 临床肿瘤学杂志, 2020, 25(9): 840-848.

[46] TANAKA R, OKIYAMA N, OKUNE M, et al. Serum level of interleukin-6 is increased in nivolumab-associated psoriasiform dermatitis and tumor necrosis factor-alpha is a biomarker of nivolumab reactivity[J]. J Dermatol Sci, 2017, 86(1): 71-73.

[47] 晋红中.协和皮肤临床病理学[M].北京:人民卫生出版社,2020:326-333.

[48] 中华医学会皮肤性病学分会银屑病专业委员会,中国银屑病诊疗指南(2023版)[J].中华皮肤科杂志,2023,56(7)573-625.

[49] JOHNSON D, PATEL A B, UEMURA M I, et al. IL17A blockade successfully treated psoriasiform dermatologic toxicity from immunotherapy[J]. Cancer Immunol Res, 2019,7(6):860-865.

[50] 赵辨.中国临床皮肤病学[M].江苏:江苏凤凰科学技术出版社,2017.

[51] Wetter D A. Erythema multiforme: management. Am Fam Physician, 2019,100(2):82-88.

[52] 晋红中.协和皮肤临床病理学[M].北京:人民卫生出版社,2020:199-202.

[53] COLEMAN E L, OLAMIJU B, LEVENTHAL J S. The life-threatening eruptions of immune checkpoint inhibitor therapy[J]. Clin Dermatol, 2020;38(1):94-104.

[54] 中华医学会皮肤性病学分会药物不良反应研究中心.Stevens-Johnson综合征/中毒性表皮坏死松解症诊疗专家共识[J].中华皮肤科杂志 2021,54(5)376-381.

[55] 晋红中.协和皮肤临床病理学[M].北京:人民卫生出版社,2020:247-250.

[56] CARLOS G, ANFORTH R, CHOU S, et al. A case of bullous pemphigoid in a patient with metastatic melanoma treated with pembrolizumab[J]. Melanoma Res, 2015,25(3):265-268.

[57] GRÄN F, GOEBELER M, GESIERICH A. Bullous pemphigoid developing upon immune checkpoint inhibition with nivolumab[J]. Eur J Dermatol, 2019,29(4):448-449.

[58] 李思哲,何春霞,左亚川.程序性死亡蛋白-1抑制剂诱发大疱性类天疱疮21例分析[J].中国医学科学院院报,2020,42(5):603-609.

[59] 中国医师协会皮肤科医师分会自身免疫性疾病亚专业委员会.大疱性类天疱疮诊断和治疗的专家建议(2016)[J].中华皮肤科杂志,2016,49(6)384-387.

[60] 中华医学会皮肤性病学分会,中国医师协会皮肤科医师分会.自身免疫性表皮下大疱病诊疗共识(2022)[J].中华皮肤科杂志,2022,55(1)1-11.

[61] 周佳鑫,王迁,段炼,等.免疫检查点抑制剂风湿性毒副反应诊治建议[J].中国肺癌杂志,2019,22(10):671-675.

[62] KOSTINE M, FINCKH A, BINGHAM C O, et al. EULAR points to consider for the diagnosis and management of rheumatic immune-related adverse events due to cancer immunotherapy with checkpoint inhibitors[J]. Ann Rheum Dis, 2021,80(1):36-48.

[63] 朱敏.免疫检查点抑制剂所致风湿性免疫相关不良反应的发生率、临床特点及危险因素分析[C].山西医科大学,2022.

[64] CALABRESE C, KIRCHNER E, KONTZIAS A, et al. Rheumatic immune related adverse events of checkpoint therapy for cancer: case series of a new nosological entity[J]. RMD Open, 2017,3(1):e000412.

[65] DANLOS F X, VOISIN A L, DYEVRE V, et al. Safety and efficacy of anti-programmed death 1 antibodies in patients with cancer and pre-existing autoimmune or inflammatory disease[J]. Eur J Cancer, 2018,91:21-29.

[66] CAPPELLI L C, GUTIERREZ A K, BAER A N, et al. Inflammatory arthritis and sicca syndrome induced by nivolumab and ipilimumab[J]. Ann Rheum Dis, 2017,76(1):43-50.

[67] LE BUREL S, CHAMPIAT S, MATEUS C, et al. Prevalence of immune-related systemic adverse events in patients treated with anti-programmed cell death 1/anti-programmed cell death-ligand 1 agents: a single-centre pharmacovigilance database analysis[J]. Eur J Cancer, 2017,82:34-44.

[68] 赵久良.风湿图鉴[M].北京:辽宁科学技术出版社,2023.

[69] MICHOT J M, FUSELLIER M, CHAMPIAT S, et al. Drug-induced lupus erythematosus

following immunotherapy with anti-programmed death-(ligand) 1[J]. Ann Rheum Dis, 2019, 78 (7):e67.

[70] ZITOUNI N B, ARNAULT J P, DADBAN A, et al. Subacute cutaneous lupus erythematosus induced by nivolumab: two case reports and a literature review[J]. Melanoma Res, 2019, 29(2): 212-215.

[71] 郭雪美, 周佳鑫, 张文. 免疫检查点抑制剂相关风湿性不良反应的诊疗进展[J]. 临床内科杂志, 2023, 40(2):82-85.

[72] ALI S S, GODDARD A L, LUKE J J, et al. Drug-associated dermatomyositis following ipilimumab therapy: a novel immune-mediated adverse event associated with cytotoxic T-lymphocyte antigen 4 blockade[J]. JAMA Dermatol, 2015, 151(2):195-199.

[73] BARBOSA N S, WETTER D A, WIELAND C N, et al. Scleroderma Induced by pembrolizumab: a case series[J]. Mayo Clin Proc, 2017, 92(7):1158-1163.

[74] SIBAUD V. Dermatologic reactions to immune checkpoint inhibitors: skin toxicities and immunotherapy[J]. Am J Clin Dermatol, 2018, 19(3):345-361.

[75] ZARBO A, BELUM V R, SIBAUD V, et al. Immune-related alopecia (areata and universalis) in cancer patients receiving immune checkpoint inhibitors[J]. Br J Dermatol, 2017, 176(6):1649-1652.

[76] RIVERA N, BOADA A, BIELSA M I, et al. Hair repigmentation during immunotherapy treatment with an anti-programmed cell death 1 and anti-programmed cell death ligand 1 agent for lung cancer[J]. JAMA Dermatol, 2017, 153(11):1162-1165.

[77] DASANU C A, LIPPMAN S M, PLAXE S C. Persistently curly hair phenotype with the use of nivolumab for squamous cell lung cancer[J]. J Oncol Pharm Pract, 2017, 23(8):638-640.

[78] RUIZ-BAÑOBRE J, PÉREZ-PAMPÍN E, GARCÍA-GONZÁLEZ J, et al. Development of psoriatic arthritis during nivolumab therapy for metastatic non-small cell lung cancer, clinical outcome analysis and review of the literature[J]. Lung Cancer, 2017, 108:217-221.

第三十四章 放射治疗所致皮肤损害

第一节 急性放射性皮炎

一、概述

近年来,放射肿瘤学的快速发展使肿瘤治疗效果显著提高。放射辐照与各种各样的不良反应有关,这些不良反应取决于几个因素,如治疗位置、照射剂量和照射技术等。放射毒性的一个明显和常见的表现是急性和慢性皮肤反应,通常被称为"放射性皮炎",这个词语涵盖了广泛的放疗后的皮肤毒性症状。

急性放射性皮炎(acute radiation dermatitis, ARD)长期以来被认为是放疗的常见不良反应,高达95%的癌症患者会发生,87%的患者出现中至重度皮肤反应。ARD的病理生理学改变是复杂的,包括放射引起的表皮和真皮损伤、基底和表皮角质形成细胞增殖和分化的改变、屏障破坏和促炎因子的触发,这些都导致了ARD的相关症状。

二、病理生理学

治疗性辐射在暴露后数小时至数周内表现出生物效应,造成广泛的基因损伤,不可逆地破坏细胞核和线粒体的双链DNA,抑制细胞分裂和复制的能力。这种损伤与其他结构性组织破坏、活性氧的产生、功能性干细胞群的减少、表皮和真皮炎症反应的启动以及皮肤细胞坏死一起导致放射性皮炎[1]。

三、临床表现

ARD在放疗开始后90天内发生,多在特定部位,如颈部、面部、四肢、胸部和腹部。ARD的主要症状包括红斑、干湿性脱屑、色素沉着变化、水肿、瘙痒、疼痛,严重者伴有皮肤坏死和溃疡(图34-1)。ARD的严重程度取决于治疗相关因素(如放射剂量、照射体积、同期

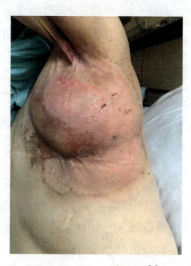

▲ 图34-1 2级ARD[1]

化疗、治疗部位等)和患者个体因素(如体重指数、吸烟状况和皮肤色素沉着)。约36%的患者出现以湿性脱屑为特征的中至重度急性反应,这种现象与放疗后数月至数年内发生不可逆的晚期不良反应(如毛细血管扩张和纤维化)的风险增加有关[1]。

放射治疗肿瘤学组(Radiation Therapy Oncology Group, RTOG)和欧洲癌症研究与治疗组织(European Organisation for Research and Treatment of Cancer, EORTC)开发的标准化分级系统可以用来评估ARD的严重度(表34-1)[2]。此外,还有一种辐射诱发皮肤反应评估量表(RISRAS)可以用来帮助评估ARD[3]。不良事件通用术语标准(CTCAE)在临床试验中更为常用。

表34-1 ARD的分级

分级	RTOG/EORTC	CTCAE 5.0
0	与基线比无变化	—
1	水疱,淡红或暗红斑,脱发,干性脱屑,出汗减少	淡红斑,干性脱屑
2a	柔软或明亮的红斑,干性脱屑	中到明显的红斑;斑片状湿性脱屑,主要局限于皮肤褶皱和折痕处;中度水肿
2b	片状湿性脱屑,中度水肿	
3	除皮肤褶皱以外部位的融合性湿性脱屑,重度水肿	湿性脱屑不局限于皮肤褶皱和折痕处;轻伤或摩擦可引起出血
4	溃疡、出血、坏死	致命的后果;皮肤坏死或真皮全层溃疡;受累部位自发性出血;需要植皮
5	—	死亡

四、预防和治疗

现代放射技术,如调强放疗(IMRT)和基于CT的放疗计划,可以显著降低严重放射性皮炎的发生率。然而,中度和重度放射性皮炎仍然会严重损害患者的生活质量,也可能是导致患者不依从或中断放疗的主要原因。因此,采取适当和有效的措施管理放射性皮炎在放射肿瘤学支持治疗中起着至关重要的作用。

到目前为止,还没有建立ARD管理的"金标准"。虽然有许多局部和全身药物可用于治疗和预防放疗相关的皮肤反应,但各种临床试验的结论往往相互矛盾,主要是由于缺乏高质量和大样本的研究。因此,放射性皮炎的管理往往是经验性的,通常基于个人经验,循证医学证据薄弱。

既往的治疗方案主要基于局部药物,主要是含水或类固醇药膏,但目前越来越重视各种形式的敷料,用于放射性皮炎的预防(从放疗开始)或治疗(在皮肤损伤迹象开始时应用)。与局部使用的霜剂相比,辅料能创造稳定潮湿的环境,使放射损伤的皮肤能够更快地重新上皮化,这是敷料的共同特点。一些敷料还具有抗菌和抗炎功能,有助于预防或愈合放射损伤[1]。

各种敷料可以简单分为非吸收(如薄膜)和吸收(如泡沫)两大类。引入额外的材料或药物可以改变创面微环境,即渗出液、微生物群、上皮、愈合和瘢痕形成。特定敷料的适应证基于首字母缩略词 TIME,它描述了创面评估的通用规则,包含了 4 个方面的内容,即创面组织评估和处理(T,tissue management)、炎症和感染控制(I,inflammation and infection control)、湿润平衡(M,moisture balance)和促进伤口边缘的上皮化进程(E,epithelial edge advancement)(表 34-2)。

表 34-2 ARD 创面敷料的 TIME 建议[1]

TIME	处理
T-创面组织评估和处理	由于可能影响肿瘤治疗(剂量分布,癌细胞扩散的风险),在放疗过程中很少进行清创
I-炎症和感染控制	中重度 ARD 可能因为免疫抑制、皮肤损伤和伴随的全身治疗而继发感染。轻度感染时,应使用含银敷料或局部使用抗菌药物。伴有严重水肿、发热、疼痛的皮肤感染应口服抗生素
M-湿润平衡	预防和治疗 ARD 的重要环节是湿润平衡。严重 ARD 与湿性脱屑有关。因此,建议使用石蜡涂层敷料或放射治疗专用药膏对皮肤进行适当的补水和保护。严重渗出时,应避免使用薄膜和水胶体敷料
E-促进伤口边缘的上皮化进程	重要的是要消除或减少可能损害再上皮化的外在因素,如太紧的衣服、反复的创伤,或使用其他刺激性物质(如氯水、止汗剂)

与其他伤口相比,放射性皮炎发展的复杂性和不可预测性以及不同的病理生理学改变限制了 TIME 在放射肿瘤学常规实践中的应用。首先,创伤性因素和电离辐射持续影响组织数天。其次,可能同时发生所有的皮损现象,因为皮肤和皮下组织的不同区域而接受不同的剂量。再次,皮肤的微生物群也可能受到辐射、免疫抑制和伴随的全身治疗的影响。然后,自然的再上皮化通常在 10 天内开始。最后,与放射性皮炎相关的伤口护理应考虑相关治疗(如厚泡沫敷料)对皮肤可能产生的影响。

1. 薄膜和膜敷料　Mepitel 薄膜是一种半渗透敷料/薄膜,从放疗的第 1 天开始,可以预防性使用该膜,并且因其透明度好无需去除敷料即可评估皮肤外观。Mepitel 膜可以减轻疼痛、瘙痒、烧灼感以及降低薄膜覆盖区域的敏感性。接受乳房和胸壁肿瘤放疗的患者,预防性使用 Mepitel 膜可降低湿性脱屑的发生率。聚合物膜敷料可以减轻疼痛和改善生活质量。聚氨酯薄膜敷料(Hydrofilm)预防性使用可以降低 ARD 发生率,还可以完全防止湿性脱屑。

2. 泡沫敷料　Mepilex 敷料由外层聚氨酯膜、吸收层和柔软的硅树脂伤口接触层组成,能够黏附在低至中等渗出水平的伤口上。敷料可放置 14 天,可根据需要频繁更换,以避免刺激伤口床。使用 Mepilex 敷料的患者,伤口愈合时间明显加快,睡眠明显改善。与对照组相比,在使用 Mepilex 敷料的区域,ARD 的严重程度显著降低。尽管 Mepilex 敷料研究组和含水乳膏对照组的湿性脱屑发生率相等,但 Mepilex 敷料组总体皮肤反应严重程度显著降低了 41%,同时,敷料覆盖区域的平均湿性脱屑评分降低了 49%[4]。

3. 凝胶敷料　水凝胶和水胶体敷料已用于治疗中度和重度 ARD,包括湿性脱屑,有助于在去上皮化的皮肤上维持湿润的环境,被认为可以加速伤口愈合,但是不同的随机对照试验之间的结果并不一致,有些研究发现这些凝胶并没有起到改善作用[1]。

4. 含银尼龙敷料　含银尼龙敷料是一种非黏附的纳米晶镀银材料,临床应用的烧伤敷料对革兰氏阳性和革兰氏阴性细菌以及一些真菌感染具有抗菌活性,疗效较好。有研究发现,接受全乳放疗的患者,与接受标准皮肤护理的患者相比,含银尼龙敷料在预防3级ARD方面没有任何益处,然而,使用敷料的患者在放疗的最后1周和治疗后1周的瘙痒发生率较低。另外,有研究比较了在ARD发病时预防性使用含银透明尼龙敷料与不预防性使用磺胺嘧啶乳膏的情况,结果表明,在治疗的最后1天,敷料组ARD的严重程度显著降低。然而,治疗完成2周后评估的皮肤反应显示,敷料组与对照组之间没有统计学上的显著差异。含银敷料可以显著改善疼痛症状。

5. 生物敷料　生物敷料将传统纤维与生长因子或干细胞等生物活性分子结合在一起,目的是加速愈合过程,可用于治疗严重的ARD。

6. 其他敷料　有一项回顾性队列分析显示,接受西妥昔单抗和放疗的头颈癌患者在接受海藻酸钙敷料治疗伴有湿性脱屑的严重ARD后,治疗耐受性有所改善。另一项研究认为,干燥的非黏附性吸收性敷料对头颈癌患者的ARD治疗无效。

用于肿瘤患者的现代敷料主要集中在两大类,即互动式敷料和生物敷料。前者包括影响伤口微环境的各种物质,如透明质酸、海藻酸盐和胶原涂层敷料,但没有一种方法被证明对放射性皮炎的预防或治疗有效。生物敷料是现代敷料中最有前途的一类,可能在未来的放射性皮炎的预防和治疗中发挥重要作用。生物敷料提供了逐渐释放整合的生物分子,使伤口更快愈合。

第二节　慢性放射性皮炎

慢性放射性皮炎(chronic radiation dermatitis, CRD)是皮肤放疗后的一种晚期不良反应,可使患者的生活质量恶化,可能在放疗多年后发生。放疗后皮肤看似健康,但可能突然发生不同程度的慢性放疗后反应。CRD通常是一种不可逆的进行性疾病,可能严重影响患者的生活质量[5]。

一、发病率

目前缺乏CRD发病率的精确数据。一般来说,95%的接受放疗患者会出现某种形式的皮肤毒性。ARD与CRD的进一步发展之间没有直接联系。

二、风险因素

与CRD发病相关的因素可分为两方面:放射依赖性因素和不依赖于放射的因素。

(一) 放射依赖性因素

可使CRD的发生风险增加:①更高的总放射体积。②更高的总放射剂量。③改变分割方式(单次分割、低分割、超分割,有时改变分割方式的研究数据相互矛盾)。④无调强的放疗技术和放射野过大[二维(2D)放疗、三维(3D)适形放疗]。⑤放疗种类(术后放疗)。

(二) 不依赖于放射的因素

这些因素也会增加 CRD 的风险,包括:

1. **同时化疗**　一些药物可能会显著增加晚期皮肤并发症的风险,但明确的相关性尚未建立。一项随机临床试验比较了序贯化疗与同步化疗对放疗乳腺癌患者的影响,结果显示同步化疗组发生放射性纤维化(radiation-induced fibrosis,RIF)的风险明显更高。

2. **同步靶向治疗**　生物和/或靶向治疗是许多恶性肿瘤的新方法。它们通常与放疗联合使用。最近发表的一些报告表明,这种组合可能导致治疗毒性增加,表现为严重的皮肤并发症,如 BRAF 抑制剂和表皮生长因子受体(EGFR)抑制剂。

3. **结缔组织疾病**　辐射后皮肤毒性的高发生率与结缔组织疾病(如系统性红斑狼疮、硬皮病和类风湿关节炎)之间存在联系。对 8 项观察性研究(包括 404 例接受放疗的结缔组织疾病患者)的回顾显示,放疗与正常组织的晚期放射并发症(纤维化、骨坏死和骨折)有统计学意义。

4. **皮肤病**　放疗治疗一些皮肤病,如痤疮、牛皮癣或特应性湿疹,也会增加 CRD 的风险。

5. **遗传因素**　对放疗的反应可能因患者而异,包括治疗的益处和毒性。DNA 修复缺陷症患者会有 CRD 的症状。

6. **个人因素**　一些个人因素与 CRD 的高风险有关,这些因素可能是可以改变的,也可能是不可改变的。女性性别被认定为严重晚期皮肤反应的独立预测因子。对辐射的反应与皮肤的愈合能力有关。随着年龄的增长,皮肤的愈合能力会下降,这是由细胞系老化、表皮增厚、胶原蛋白流失和毛细血管网络减少引起的。皮肤的愈合过程也可能因营养不良而中断,约 50% 的癌症患者受此影响。吸烟者的氧化受损、碳氧血红蛋白水平升高,干扰放疗后皮肤的恢复,并可能加剧急性和慢性皮肤反应。皮肤颜色与皮肤反应的严重程度之间没有明确的联系。然而,人们认为皮肤白皙或苍白者的皮肤毒性会更严重。CRD 另一个较大的危险因素是肥胖、长期日晒和种族差异。

三、病理生理学

CRD 是由促炎和促纤维化细胞因子失衡引起的,开始于放疗后,可以持续数月甚至数年。这些相关的因子包括肿瘤坏死因子-α(TNF-α)、白细胞介素 6 和 1(IL-6 和 IL-1)、肿瘤生长因子-β(TGF-β)、血小板衍生生长因子(PDGF)和结缔组织生长因子。

TNF-α、IL-6 和 IL-1 负责持续性炎症,而 TGF-β 和 PDGF 通过激活成纤维细胞和诱导细胞外基质蛋白和基质金属蛋白酶的合成来促进纤维化。

同时,放射诱导的内皮细胞损伤导致被照射皮肤血管化不正常,血液灌注受限,可使纤维化加重,使愈合过程恶化。这一现象与PDGF分泌也可能共同在毛细血管扩张的发病机制中起作用。

此外,持续的炎症和促炎细胞因子的分泌导致白细胞浸润,这可能导致CRD的其他表现,如皮肤萎缩或坏死。

四、临床表现

CRD是放疗的一种不可逆的进行性并发症,经常影响患者的生活质量。它甚至可能在放疗结束数年后突然发生,有时被误诊为与放疗无关的另一种皮肤病。电离辐射可引起细胞水平的潜在反应,临床表现为CRD,包括血管、色素沉着、纤维组织、细胞数量等方面的变化。

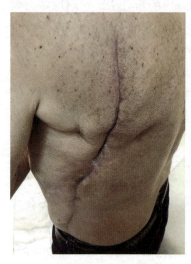

▲ 图34-2 1级CRD[1]

1. **皮肤外观、伤口和溃疡** CRD在临床上可表现为皮肤外观的改变(图34-2)[1],包括皮肤色素沉着、皮肤萎缩、角化过度、皮肤附属物(毛囊、皮脂腺和汗腺)的丧失。放疗后常见的美容缺陷是毛细血管扩张。放射辐照造成小血管扩张,可能导致皮肤细胞氧合不足,容易发生溃疡和/或慢性创面。此外,这种作用可能会因皮肤萎缩和角化过度而加强。虚弱和脱水的皮肤对外伤很敏感,加上缺氧会造成严重的不愈合的伤口,甚至发生皮肤坏死。

2. **放射性纤维化** 放射性纤维化(RIF)通常被描述为严重的、进行性的、不可逆的放疗晚期并发症,但一些文献资料表明,纤维化改变可能是可逆的。RIF可能导致外观和功能缺陷,从而降低患者的生活质量。它有多种表现,包括皮肤硬化和收缩、淋巴水肿、关节活动受限、皮肤外观改变、创面和溃疡。纤维化病变通常只局限于照射区。在特定区域增加照射剂量会增加RIF的风险。

3. **继发性肿瘤** 电离辐射可能导致多种形式的皮肤癌,特别是基底细胞癌和鳞状细胞癌。一些研究表明放疗与黑色素瘤之间存在联系。放疗也增加慢性放射性角化病和癌前皮肤角化病变的风险。

五、诊断与评估

(一)诊断

CRD的诊断通常是通过病史和临床检查做出的,应该包括放疗的详细信息(如放射野、照射体积、技术、剂量和分割次数)、化疗、手术或其他肿瘤干预措施、既往放疗后皮肤并发症、合并症(如结缔组织疾病和遗传性疾病)和服用的药物。皮肤检查以触诊和视诊为基础。首次检查时准确描述受影响的区域(大小、深度、形态和颜色)以评估未来治疗的效果是很重要的。在某些情况下,特别是当临床表现不明确或可疑时,必须进行活检和组织病理学检查。需要考虑到其他类似 CRD 的情况,如继发性肿瘤、血管肉瘤或放射诱发的局限性硬皮病。然而,活检或任何其他手术干预可能会恶化 RIF 的病程并导致伤口愈合时间延长。

有时,MRI 可以鉴别 RIF 和恶性肿瘤。鉴别诊断应包括肾源性纤维化皮肤病(nephrogenic systemic fibrosis,NSF),这是一种病因不明的严重疾病,皮肤、关节和内脏器官广泛受累纤维化。研究报道,MRI 造影的钆对比剂与 NSF 的病理生理学改变可能有关。

(二) 分级

在常规的临床实践中,RTOG 和 EORTC 的标准可用于评估 CRD 的等级,涉及皮肤和皮下组织两个方面的毒性评估。CTCAE 有更详细的评估,包括皮肤萎缩、皮肤色素沉着和色素脱失、皮肤硬化、皮肤溃疡、毛细血管扩张以及其他皮肤和皮下组织病变。表34-3 对它们进行了总结。

表 34-3 CRD 的分级评估

晚期不良事件	来源	等级 1	2	3	4
皮肤反应	RTOG	轻微萎缩;色素变化;有些脱发	小片萎缩;中度毛细血管扩张;毛发总量减少	明显萎缩;严重毛细血管扩张	溃疡形成
皮下组织反应	RTOG	轻微硬化(纤维化)和皮下脂肪减少	无症状中度纤维化;轻微的照射野挛缩<10%	严重的硬结和皮下组织丢失;照射野挛缩>10%	坏死
皮肤萎缩	CTCAE	覆盖<10% BSA;伴有毛细血管扩张或改变	覆盖10%~30% BSA;伴有条纹或附件结构丧失	覆盖>30% BSA;与溃疡有关的表现	—
色素沉着	CTCAE	色素沉着覆盖<10% BSA;无社会心理影响	色素沉着>10% BSA;相关的社会心理影响	—	—
色素脱失	CTCAE	色素脱失覆盖<10% BSA;无社会心理影响	色素脱失覆盖>10% BSA;相关的社会心理影响	—	—
皮肤硬化	CTCAE	轻度硬结,能够滑动和捏起皮肤	中度硬结,能滑动皮肤,不能捏起皮肤;工具性日常活动受限	严重的硬结,不能滑动或捏起皮肤;关节或张口活动受限;日常生活不能自理	全面受累,出现呼吸或进食障碍的体征或症状

(续表)

晚期不良事件	来源	等级			
		1	2	3	4
皮肤溃疡	CTCAE	溃疡区域合并直径<1cm；伴有红肿的完整皮肤上的不能反白的红斑	溃疡区域合并直径1~2cm；包括皮肤或皮下脂肪的部分皮肤变薄	溃疡区域合并直径>2cm；皮肤全层变薄，包括皮下组织损伤或坏死，可下延至筋膜	任何大小的溃疡，伴有广泛破坏、组织坏死或肌肉、骨骼或支撑结构损伤，伴或不伴皮肤全层变薄
毛细血管扩张	CTCAE	覆盖<10% BSA	覆盖>10% BSA；有心理社会影响	—	—
其他皮肤及皮下组织病变	CTCAE	无症状或轻微症状；仅需临床或诊断观察；不需干预	中度的；需要最小限度的、局部的或非侵入性的干预；与年龄相应的工具性日常活动受限	严重或医学意义明显，但不会立即危及生命；需要住院治疗或延长现有的住院时间；生活不能自理	致命的后果；需要紧急干预

BSA：体表面积；CTCAE，不良事件通用术语标准；RTOG，放射治疗肿瘤研究组织。

与单独放疗或与常规化疗联合放疗引起的放射性皮炎相比，放疗联合生物制剂（如西妥昔单抗）患者的ARD，具有不同的病理生理基础和临床表现。因此，一个国际专家小组提出了一种新的评估方案，考虑了CTCAE关于日常生活活动的建议，以评估急性生物放射性皮炎，但还没有新的方案来评估由放射和生物制剂联合治疗引起的CRD。

六、预防

从临床角度来看，由于皮肤接受的高剂量照射和可预期的长生存期，CRD的发病率有望降低，特别是软组织肉瘤和乳腺癌或头颈部癌患者。预防CRD最重要的方法是使用适当的放疗技术，避免对健康皮肤进行不必要的照射。研究表明，应用调强放射治疗（IMRT）可减少晚期放射并发症，如乳房硬化和毛细血管扩张。IMRT可降低下肢肉瘤患者的急性伤口愈合并发症发生率。然而，最终结果可能因治疗部位和靶体积的定位而异，因此建议在不同技术下准备几种治疗方案并进行比较。另一种保护皮肤的方法可能是没有必要在皮肤附近或皮肤上的靶病灶进行全量照射时，避免增加照射剂量。现代放疗的趋势是允许改变放射的分割方式，如低分割。结果表明，晚期皮肤反应与每次分割的剂量有关。皮肤每天接受较大放射剂量可能会增加CRD的风险，因此应用皮肤保护照射技术是很重要的，但只有在目标体积有可能获得令人满意的剂量覆盖的情况下才有意义。新的放疗（粒子治疗、立体定向放疗和放射外科）的晚期皮肤毒性需要进一步观察。为避免严重的皮肤毒性，建议在分次放疗前后3天或更长时间及立体定向放疗（stereotactic radiosurgery，SRS）前后1天或更长时间，使用BRAF和MEK抑制剂[6]。

文献资料显示,在放疗期间补充抗氧化剂(如维生素 E、维生素 C、硒和褪黑素)可减少健康细胞的辐射损伤,增强免疫反应。

七、治疗

现有的关于 CRD 治疗的文献资料并不令人满意。大多数干预措施仅基于临床实践和在类似情况下的治疗方法的外推。

(一) 毛细血管扩张

毛细血管扩张是 CRD 的一种形式,可能会给患者带来心理上的痛苦,并导致形体毁容。唯一有限证据证明有效的方法是脉冲染料激光治疗。纪念斯隆-凯特琳癌症中心皮肤科进行的回顾性研究中,11 例毛细血管扩张患者接受了脉冲染料激光治疗,所有患者都观察到了症状改善,包括皮肤外观和总体健康状况[7]。在另一项研究中,8 例放疗后乳腺或胸壁毛细血管扩张的患者,采用脉冲染料激光治疗,取得了满意的临床效果[8]。

(二) 溃疡和坏死

慢性溃疡和坏死是 CRD 的重要表现。由于电离辐射的影响,皮肤溃疡区域的血管化通常很差,难以保守治疗。一些慢性放射后伤口可以用特殊敷料治疗。关于现代敷料治疗严重 CRD 的疗效,目前尚无随机或单臂前瞻性试验。一些研究者在回顾性分析和病例报告中进行了这种尝试。对于与 CRD 相关的溃疡和坏死,最重要和最有前途的敷料是生物敷料。

感染的伤口可以用敷料覆盖,敷料中含有银,而有中度或大量渗出的伤口则需要吸收性敷料,严重的溃疡和/或坏死需要手术治疗,包括从简单的切除到复杂的皮瓣或人工皮肤的重建。

在放疗后溃疡的治疗中,值得重视但尚未确定的方法是蛆虫清创疗法。它是将活的无菌蝇幼虫应用于未愈合的皮肤和软组织伤口,目的是清除伤口坏死组织,促进伤口愈合[9]。

在一个病例报告中,显示低强度激光治疗放疗后的慢性溃疡,可以增加皮肤血管的数量,因此这种方法可能对放射性溃疡和放射性坏死的患者有益。用重组 PDGF 和亲水性共聚物膜治疗慢性放射性溃疡的方法也有报道。对于严重的慢性皮肤反应患者,贯叶连翘和苦楝油也可能是值得考虑的选择,但是这种药物组合仅在急性皮肤毒性的治疗中进行过试验。难治性或不愈合的溃疡常被怀疑为继发性恶性肿瘤而治疗。

(三) 纤维化

RIF 的处理要求很高。现有的治疗方法包括康复治疗、药物治疗、高压氧治疗和激光治疗。出现 RIF 的患者还需要支持性治疗(疼痛管理、心理支持、伤口护理和美容干预),以避免生活质量的恶化。

1. **康复治疗** 对于 RIF 高危人群或处于 TIF 发展早期阶段的患者,早期开始康复治疗是有益的。尽管如此,即使在晚期 RIF 患者中,康复也应被视为一种治疗选择。一项前瞻性随机临床试验,将 20 名乳腺癌患者分为 2 组(LPG 技术与仅仅观察),研究 LPG 技术治疗 RIF 的效果。LPG 技术是一种机械按摩,可以通过折叠/展开来移动皮肤。LPG 治疗可以减轻红斑(10% vs. 治疗前的 40%)、疼痛(10% vs. 治疗前的 20%)和瘙痒(10% vs. 治疗前的 40%)以及皮肤硬化的感觉(10% vs. 治疗前的 70%)[10]。主动和被动物理治疗可能有助于减少挛缩和改善活动能力。

2. **药物治疗**　尽管有几种药物用于治疗 RIF,但缺乏强有力的证据。

文献报道,甲基化黄嘌呤衍生物己酮茶碱的有益作用,它作为一种竞争性非选择性磷酸二酯酶抑制剂,增加细胞内环磷酸腺苷浓度,激活蛋白激酶 a,抑制 TNF 和白三烯合成,降低粒细胞-巨噬细胞集落刺激因子和干扰素 γ,抑制 TGF 表达。抑制 TGF-β 可能影响成纤维细胞,减少甚至逆转纤维化。它有时与生育酚(维生素 E)联合使用,但关于两种药物联合作用的几项小型随机临床试验提供的结果是矛盾的。

超氧化物歧化酶的作用在有限的患者群体中经过验证。脂质体包封的超氧化物歧化酶是一种催化超氧化物自由基裂解为过氧化氢和氧的抗氧化酶,它还可以抑制肌成纤维细胞中的 TGF-β,因此它可能对成纤维细胞过度活跃的情况有效。

激光治疗可以阻止 RIF 患者过度纤维化并诱导正常瘢痕重塑。激光治疗联合表皮移植也是一种有效的治疗方法,可使皮肤色素沉着、软化和柔韧性增加。

3. **手术干预**　在极其罕见的临床情况下(生活质量严重恶化,活动能力非常有限,疼痛无法通过其他方法控制),可以考虑手术干预,但它也可能加剧纤维化,因此必须评估获益与风险比。当怀疑肿瘤复发或继发肿瘤形成时,手术方法优于保守方法或观察。

(梁晓华)

参考文献

[1] ZASADZINSKI K, SPAŁEK M J, RUTKOWSKI P, et al. Modern dressings in prevention and therapy of acute and chronic radiation dermatitis—a literature review[J]. Pharmaceutics, 2022,14(6):1204-2017.

[2] COX J D, STETZ J, PAJAK T F. Toxicity criteria of the radiation therapy oncology group (RTOG) and the European organization for research and treatment of cancer (EORTC)[J]. Int J Radiat Oncol Biol Phys, 1995,31(5):1341-1346.

[3] NOBLE-ADAMS R. Radiation-induced skin reactions. 2:development of a measurement tool. Br J Nurs, 1999,8(18):1208-1211.

[4] PATERSON D, POONAM P, BENNETT N C, et al. Randomized intra-patient controlled trial of mepilex lite dressings versus aqueous cream in managing radiation-induced skin reactions post-mastectomy[J]. J Cancer Sci Ther, 2012,20(4):347-356.

[5] SPAŁEK M. Chronic radiation-induced dermatitis: challenges and solutions[J]. Clin Cosmet Investig Dermatol, 2016,9:473-482.

[6] ANKER C J, GROSSMANN K F, ATKINS M B, et al. Avoiding severe toxicity from combined BRAF inhibitor and radiation treatment: consensus guidelines from the Eastern Cooperative Oncology Group (ECOG)[J]. Int J Radiat Oncol Biol Phys, 2016,95(2):632-646.

[7] ROSSI A M, NEHAL K S, LEE E H. Radiation-induced breast telangiectasias treated with the

pulsed dye laser[J]. J Clin Aesthet Dermatol, 2014, 7(12):34 – 37.

[8] LANIGAN S W, JOANNIDES T. Pulsed dye laser treatment of telangiectasia after radiotherapy for carcinoma of the breast[J]. Br J Dermatol, 2003, 148(1):77 – 79.

[9] SUN X, JIANG K, CHEN J, et al. A systematic review of maggot debridement therapy for chronically infected wounds and ulcers[J]. Int J Infect Dis, 2014, 25:32 – 37.

[10] BOURGEOIS J F, GOURGOU S, KRAMAR A, et al. A randomized, prospective study using the LPG technique in treating radiation-induced skin fibrosis: clinical and profilometric analysis [J]. Skin Res Technol, 2008, 14(1):71 – 76.

第三十五章

引起皮肤损害的抗肿瘤药物

第一节 引起色素沉着的抗肿瘤药物

不少抗肿瘤药物在使用过程中可能会导致患者的皮肤色素沉着。

一、皮肤色素沉着的表现

药物引起的皮肤颜色改变呈现多样性,有黑色、紫色、红色、黄色及浅灰色等。范围大小不一,颜色深浅不等。有些色素沉着的形状较为特殊,如抗肿瘤药物博来霉素会引起鞭状色素沉着。

二、发生部位

色素沉着没有固定部位,可能发生在身体的任何部位。常见的色素沉着部位是面部、上肢和小腿。此外,口腔硬腭、口腔黏膜和指甲也可能发生色素沉着。

三、抗肿瘤药物

1. **博来霉素** 正在接受博来霉素治疗并出现痒疹或皮疹的患者应怀疑是博来霉素引起的鞭笞状红斑(图35-1),并应尽早用抗组胺药,局部和口服皮质类固醇治疗[1]。

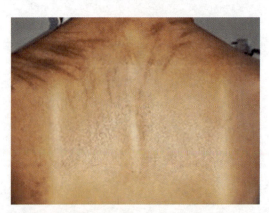

▲ 图35-1 博来霉素引起的后背上半部多条线状红斑(呈鞭笞状)[1]

2. **白消安** 长期或大量使用白消安后,可发生阿狄森(Addison)综合征,表现为弥漫性皮肤色素沉着、体重减轻、腹泻和全身衰竭。

3. **多柔比星** 个别患者使用后可引起甲床部位色素沉着。

4. **环磷酰胺** 环磷酰胺有时会引起黑甲癣(图35-2、图35-3)[2,3]。一个8岁男孩患皮质类固醇依赖性肾病综合征,表现为双侧拇指指甲变色。口服泼尼松龙治疗18个月后,开始口服环磷酰胺。11周后,发现指甲色素沉着。指甲呈黑色,不可漂白,累及整个甲板(图35-3)。未见皮肤或黏膜色素沉着。鉴于时间关联,患者的指甲黑变归因于使用环磷酰胺。11周后随访检查显示色素随指甲生长向远端移动[3]。

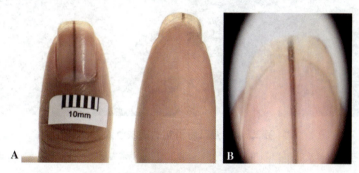

▲ 图35-2 环磷酰胺引起的黑甲癣[2]

表现为指甲中间的黑色条纹。

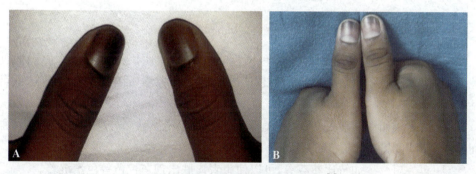

▲ 图35-3 环磷酰胺所致色素沉着[3]

A.治疗后11周发生累及整个甲板的黑色素沉着;B.黑甲癣发生11周后,色素沉着局限于远端部分的指甲。

5. **异环磷酰胺** 可以表现为局限性的双手指关节皮肤颜色逐渐加深,初始为深褐色,以后逐渐变为明显的黑色素沉着。停药后皮肤颜色可自行恢复正常,再用时可复发。

6. **氟尿嘧啶** 静脉注射氟尿嘧啶后,可在静脉上出现特殊的匐行性色素沉着。也可引起舌头、指甲和全身皮肤蓝褐色色素沉着。

7. **羟基脲** 羟基脲引起的色素沉着和黑甲癣极少被报道。长期服用羟基脲可能会有面色发黑或指甲发黑,这是色素沉着的缘故。医生需要意识到这种黏膜皮肤不良反应,以避免误诊和患者不必要的恐惧。文献报道,一位50岁的印度妇女,患有原发性血小板增多症,服用羟基脲,剂量为1g/d,在7周后她所有的指/趾甲都有色素沉着,甲床近端有蓝灰色纵带(图35-4A),甲床未见增厚或萎缩,邻近皮肤正常。可见不规则色素沉着斑,累及足背、手背、双手掌面(图35-4B)和口周区。她没有服用任何已知会导致色素沉着的药物,如齐多夫定、米诺环素、环磷酰胺和多柔比星。排除了其他与色素沉着有关的原因,如维生素 B_{12} 缺乏、Addison 病、库欣综合征、人免疫缺陷病毒感染、硬皮病(抗核抗体阴性)、血色病和甲状腺功能亢进症[4]。

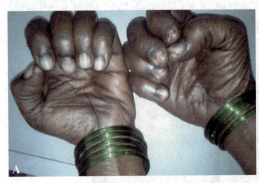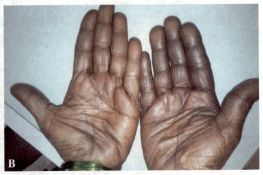

▲ 图 35-4　羟基脲引起的皮肤色素沉着[4]

A. 黑甲癣累及所有指甲,甲床和指关节色素沉着;B. 手掌表面有不规则的色素沉着斑。

8. **阿糖胞苷**　可能会引起面颊部或者腰背部的深褐色色素沉着。

9. **伊马替尼**　罕见皮肤色素沉着。

四、需鉴别的可引起色素沉着的非抗肿瘤药物

许多非抗肿瘤药物也会引起皮肤色素沉着。如果在使用抗肿瘤药物的同时使用其他药物,出现了色素沉着,还需要考虑其他药物引起色素沉着的可能性。这些药物包括:

1. **抗生素**　如青霉素 V 钾、头孢氨苄、米诺环素、诺氟沙星、左氧氟沙星等,可能导致面部或全身出现蓝黑、灰色、棕色等色素沉着。

2. **抗真菌药物**　如特比萘芬等,可以使患者皮肤出现灰棕色等色素沉着。

3. **抗结核药物**　如吡嗪酰胺、乙胺丁醇、异烟肼等,可能导致褐色等色素沉着。

4. **抗病毒药物**　如齐多夫定等,可能导致褐色、黑色或蓝色等色素沉着。

5. **神经系统药物**　如氯丙嗪、氯氮平、氯米帕明、丙米嗪、丙戊酸钠、苯妥英钠、碳酸锂等,可能导致黄色、棕色或黄褐色等色素沉着。

6. **心血管系统药物**　如胺碘酮、硝苯地平、卡托普利等,可能导致蓝灰色、黑色等色素沉着。

7. **抗疟药物**　如氯喹、羟氯喹、奎宁等,可能导致黑色素沉着。

8. **中草药**　如何首乌、雷公藤、火把花根、粉防己碱等,可能导致紫褐色、棕色色素沉着。

第二节　引起斑丘疹的抗肿瘤药物

一、斑丘疹的表现

抗肿瘤药物引起的皮肤斑丘疹表现呈现多样性,如弥漫性红斑、痤疮样皮疹、疱疹、反应性毛细血管增生、剥脱性皮炎等。

二、发生部位

斑丘疹发生的部位广泛。不同的抗肿瘤药物的斑丘疹可有其好发部位,也可能发生在身体的任何部位。

三、抗肿瘤药物

(一) 化疗药物

容易导致皮疹的化疗药物有吉西他滨、培美曲塞、阿糖胞苷、克拉屈滨、氟达拉滨、硼替佐米等。化疗药物导致的皮疹一般在治疗后 1~3 周出现,第 3~4 周达到高峰。主要是荨麻疹、全身性皮疹、多形性红斑皮疹。主要出现在上半身,也可分布全身,伴有瘙痒。约 20% 的患者在使用吉西他滨后出现皮疹,多在第一次使用后 2~3 天出现红色斑丘疹,轻度表现为双上肢、前臂、手掌背侧;中度表现为双上肢、颈部、躯干散在斑丘疹,伴有剧烈瘙痒,可持续 4~7 天。

(二) 靶向药物

容易导致皮疹的靶向药物有厄洛替尼、吉非替尼、阿法替尼、索拉非尼、凡德他尼、伊马替尼、西妥昔单抗、利妥昔单抗、曲妥珠单抗等。靶向药物引起的皮疹有 3 个特点:①没有白色或黑色粉刺头,肉眼看起来就是小红点,同时伴随皮肤瘙痒(图 35-5)[5]。或是粉刺或痤疮样皮疹,以毛囊为中心的红色丘疹或脓疱。②伴随症状有瘙痒、疼痛、刺激

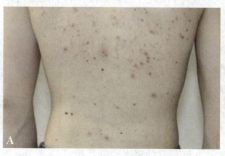
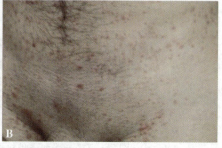

▲ 图 35-5　依维莫司引起的丘疹[5]

男性,17 岁,依维莫司治疗脑胶质瘤 2 年,病情显著改善。躯干(A)和下腹(B)多发、散在红斑和丘疹病变。

感和刺痛。③皮疹主要发生在皮脂腺分布丰富的部位,如面部、颈部、耳后及胸背部,少见部位为下背部、臀部、腹部和四肢(图35-6)[5]。皮疹一般在使用靶向药物后1~2周出现,多在第3~4周达到顶峰,可自愈或再现,具有可逆性,在停用靶向药物后会自行消失。

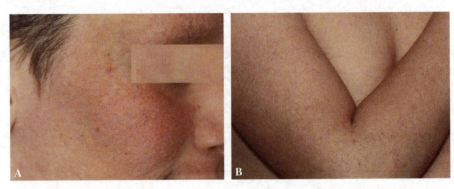

▲ 图35-6 尼罗替尼引起的丘疹[5]

慢性髓系白血病患者,14岁,尼罗替尼治疗2周后出现广泛的角化病毛毛样皮疹。眉毛病变(A)和手臂角化性滤泡丘疹伴滤泡周围红斑(B),伴有瘙痒。

(三) PD-1/PD-L1 单克隆抗体

PD-1/PD-L1单抗类药物,治疗期间可能会诱发反应性皮肤毛细血管增生症(RCCEP),特别是使用卡瑞利珠单抗的患者超过一半会发生RCCEP。来自中国的一项全国性、多中心卡瑞利珠单抗治疗晚期肝细胞癌的Ⅱ期临床试验的数据发现,217例卡瑞利珠单抗治疗的患者中有145例(66.8%)发生了RCCEP(均为G1级或G2级)。RCCEP发生在皮肤表面,主要发生在头部、面部和躯干的皮肤表面。根据形态特征,RCCEP可分为"红痣型""珍珠型""桑椹型""斑片型""瘤样型"5种类型(图35-7)[6]。大多数患者的RCCEP在首次用药后2~4周内出现。在用药当天或随后数天内结节颜色比较鲜亮,随着用药频次的增加,结节可增大增多,范围逐渐扩大。多数结节在首次用药后3~4个月就不再增大,有些结节逐渐发生萎缩、干燥、颜色变黑,或者形成带蒂的结节,可自行脱落,且不留明显的瘢痕。用药3~4个月才出现的结节往往比较小,颜色较暗。部分患者在卡瑞利珠单抗用药期间RCCEP自行消退,也可能在用药期间持续存在,但是停药1~2个月后会自行萎缩、消退或坏死脱落。

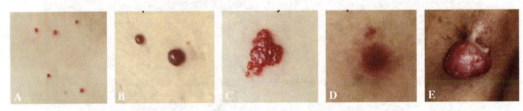

▲ 图35-7 卡瑞利珠单抗引起的RCCEP的形态学分类[6]

A~E.依次为红痣型、珍珠型、桑椹型、斑片型、瘤样型。

RCCEP 活检及病理显示,真皮毛细血管内皮增生及毛细血管增生。"红痣型"病变的组织病理学特征:病变位于真皮层网状层;增生性毛细血管稀疏排列;内膜内皮细胞增大,无异型性,均为单层(图 35-8A)[6]。"珍珠型"或"瘤样型"病变的病理表现:病变位于真皮网状层,由增生的毛细血管组成;毛细血管呈分叶状或结节状排列;部分病例可见纤维状小叶间结缔组织,小叶内或小叶间营养血管伴大腔;部分病例发生间质纤维化(图 35-8B)[6]。免疫组化染色显示内皮细胞(CD31)染色强烈,内皮细胞(Ki67)增殖分裂。病变组织中检测到血管内皮生长因子-a(VEGF-A)和 VEGFR2-pY1175 的高表达(图 35-9A)[6]。RCCEP 活检组织免疫荧光共染色显示,病变组织毛细血管周围出现大量 $CD4^+$ T 细胞,而非 $CD8^+$ T 细胞;Th2 细胞因子 IL-4 高表达;病变组织中检测到 $CD163^+$ M2 巨噬细胞,发现 VEGF-A 和 $CD163^+$ M2 巨噬细胞共定位(图 35-9B)[6]。

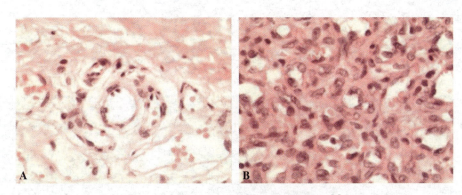

▲ 图 35-8 反应性 RCCEP 的病理特征[6]

A. 红痣型;B. 珍珠型或瘤样型。组织分析采用苏木精-伊红染色,400×。

抗血管生成药物如阿帕替尼、安罗替尼以及沙利度胺等或者化疗药物与卡瑞利珠单抗联合使用,可以降低 RCCEP 的发生率,其中沙利度胺的效果更好。一项研究纳入了 19 例患者,随机分配,9 例进入卡瑞利珠单抗(200 mg,每 3 周 1 次)联合沙利度胺(50 mg/d)组,10 例进入卡瑞利珠单抗组。结果发现,沙利度胺组 RCCEP 发生率(2/9,22.2%)显著低于卡瑞利珠单抗组(8/10,80%),RCCEP 的中位发病时间分别为 5 周和 4 周[7]。

沙利度胺、安罗替尼等也能缓解 RCCEP 的症状。文献报道,沙利度胺治疗卡瑞利珠单抗引起的 RCCEP 获得良好效果。一位子宫内膜癌患者,腹膜和阴道残余处多发转移,全身治疗失败后,开始使用卡瑞利珠单抗治疗,不久患者出现 RCCEP(图 35-10),给予口服低剂量沙利度胺(每晚 100 mg)单药治疗,2 周后 RCCEP 症状得到缓解。该案例提示低剂量沙利度胺可能是卡瑞利珠单抗诱导的 RCCEP 患者的一种干预措施[8]。

安罗替尼也可以改善 RCCEP 的症状。文献报道 1 例肺鳞癌男性患者,接受白蛋白结合型紫杉醇 300 mg+卡瑞利珠单抗 200 mg+重组人内皮抑素治疗 5 个疗程后,面部、头部、颈部和胸部皮肤出现多个散在的鲜红色圆形丘疹,尤其是头部和颈部,以红痣型和珍珠型为特征,最大直径约为 6 mm。左眼下方有皮疹破裂出血(图 35-11)。患者口服盐酸安罗替尼胶囊 8 mg,每日 1 次,4 天后皮疹明显改善,丘疹变轻、萎缩,身体其他部位未发现新的 RCCEP。再治疗 2 天后,安罗替尼停药[9]。

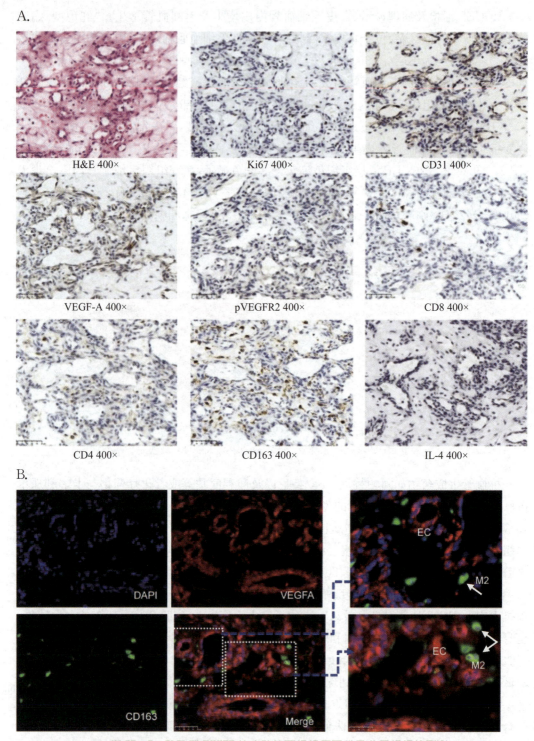

▲ 图35-9 珍珠型RCCEP的皮肤结节组织病理学及分子标记检测[6]

A. 免疫组织化学；B. 免疫荧光共染色（红色，VEGF-A；绿色，CD163；蓝色，DAPI。箭头：M2巨噬细胞表达VEGF-A）。

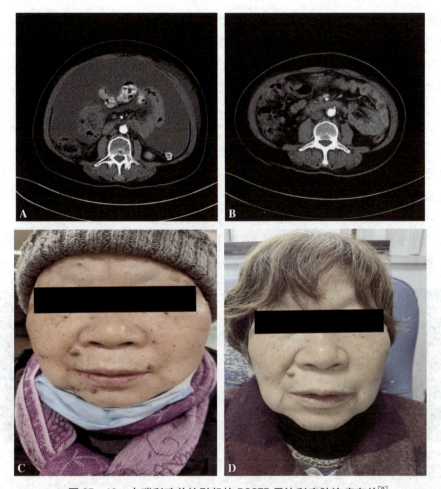

▲ 图 35-10 卡瑞利珠单抗引起的 RCCEP 用沙利度胺治疗有效[8]

A. 卡瑞利珠单抗治疗前，腹膜转移伴大量腹水；B. 卡瑞利珠单抗治疗后，腹水消失；C. 卡瑞利珠单抗治疗 1 个月后，面部出现珍珠型 RCCEP，结节大小 1～2 mm，多发结节融合成 3 mm×5 mm 的珍珠状，呈鲜红色、柔软、出血；D. 口服沙利度胺（每晚 100 mg）1 个月后，RCCEP 消失。不需要停药或减少卡瑞利珠单抗的剂量。第 2 次复发治疗 1 个月后，患者在卡瑞利珠单抗和沙利度胺联合治疗下，RCCEP 的表现也有所改善。其后患者肿瘤完全缓解，RCCEP 结节消失。

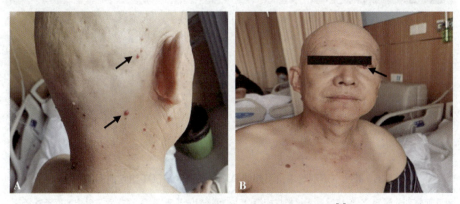

▲ 图 35-11 卡瑞利珠单抗引起的 RCCEP[9]

A. RCCEP 位于患者的头皮和躯干；B. 患者左眼下有皮疹，并破裂出血。黑色箭头表示 RCCEP。

阿帕替尼或化疗与卡瑞利珠单抗联合使用,可以降低 RCCEP 的发生率。

此外,有报道 5-氨基乙酰丙酸-光动力疗法(ALA-PDT)治疗 RCCEP 合并红皮病型银屑病,一次即可治愈病变。一个 61 岁的男性扁桃体鳞癌患者,有 18 年的慢性寻常型银屑病病史,尿素乳膏和丙酸氯倍他索软膏治疗效果良好。患者接受卡瑞利珠单抗治疗(每 2 周 200 mg 静脉注射)第 5 次后,头部、胸部和背部出现了几个散发的、易碎的、无根的、易出血的丘疹,直径为 4~20 mm(图 35-12A、C、E),继续使用卡瑞利珠单抗后病变的大小和数量增加。患者表现出全身红斑、脱屑和瘙痒的皮肤征象。由于临床表现进一步加重,在第 7 周期治疗后停止免疫治疗。皮疹活检的组织病理学诊断符合 RCCEP 合并红皮病型银屑病。患者接受联合治疗(阿维 A 30 mg/d 和西黄丸 6 g/d,尿素复方软膏(富含维生素 E 的保湿霜)。在此期间,临床症状(包括红斑和脱屑)有所改善,银屑病病变区的严重程度指数评分下降。然而,躯干和头皮上的 RCCEP 仍然严重,触摸时容易流血。患者拒绝侵入性疼痛治疗。将 20% 5-氨基乙酰丙酸洗剂(ALA)应用于 RCCEP

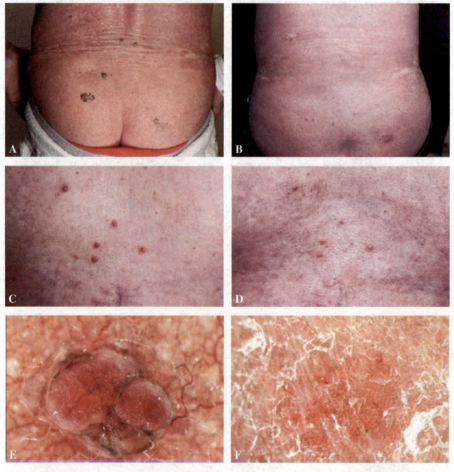

▲ 图 35-12 卡瑞利珠单抗引起的 RCCEP 在 ALA-PDT 治疗前后的变化[10]

A. 治疗前臀部的病变;B. 治疗后 7 天臀部皮疹消退;C. 治疗前胸部病变;D. 治疗后 7 天胸部皮疹减轻;E. 治疗前皮肤镜所见皮疹;F. 治疗后 7 天的皮肤镜所见。20×。

病变,在遮光下遮蔽 3 小时,然后使用 90 mW/cm² 光强的 LED 灯照射这些区域 30 分钟,RCCEP 病变在 5～7 天内变干并缩小,留下轻微的色素沉着,而乳房上的病变已明显褪色至浅色(图 35-12B、D、F),随访 6 个月无复发迹象[10]。

第三节 引起甲沟炎的抗肿瘤药物

一、甲沟炎的表现

甲沟炎是累及甲周围皮肤皱襞的炎症反应,表现为急性或者慢性化脓性触痛性和疼痛性甲周组织肿胀,由甲皱襞脓肿引起(图 35-13)[11]。

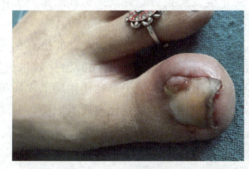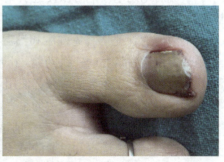

▲ 图 35-13 厄洛替尼所致的跚趾甲沟炎[11]

女性,67 岁,患壶腹周围癌,连续 8 个月口服厄洛替尼 150 mg/d。A. 左跚趾甲周围区域有界限不清的柔软红斑性肿胀,近侧甲襞交界处有清晰的血管生长,伴出血,提示化脓性肉芽肿。B. 右跚趾甲也有类似的变化。其余趾甲都正常。脓液培养显示耐甲氧西林金黄色葡萄球菌生长,对利奈唑胺敏感。足部生化及 X 线检查正常。临床诊断为厄洛替尼所致急性甲沟炎伴反应性毛细血管增生,表现为化脓性肉芽肿。患者开始使用利奈唑胺和左氧氟沙星改善肿胀。部分甲板撕脱术合并肉芽组织清创及化脓性肉芽肿射频消融。随访 8 个月未见复发。

二、发生部位

甲沟炎发生于手指甲、足趾甲周围的皮肤。

三、抗肿瘤药物

甲沟炎是靶向药物较常见的不良反应,其中又以口服小分子靶向药物更易发生,如厄洛替尼、阿法替尼、达可替尼等,吉非替尼、奥希替尼、阿帕替尼、安罗替尼、索拉非尼、仑伐替尼、多纳非尼、呋喹替尼、卡博替尼、瑞戈非尼、培唑帕尼、阿昔替尼、舒尼替尼等也会发生。此外,表皮生长因子受体(EGFR)抑制剂(西妥昔单抗、帕尼单抗)也是常见的可以导致甲沟炎的药物。化疗药物(紫杉醇和多西他赛等)相关性甲沟炎(chemotherapy-associated paronychia, CAP)也常见。

甲沟炎通常出现在靶向药物治疗后的 1～6 个月,影响生活质量。CAP 是由各种化疗药物引起的甲襞炎症,在化疗开始后 4～8 周出现。跚趾甲通常表现为特征性红斑,皮温升高,伴有压痛。患者可能会因疼痛而导致日常生活活动困难。

四、抗肿瘤药物所致甲沟炎的防治措施[12]

无脓肿的急性甲沟炎通常仅给予保守治疗即可。用温水、醋或消毒溶液(布洛溶液、氯己定、聚维酮碘)混合配制而成的溶液浸泡是有效的,并可能促进消肿。受累部位应浸泡10~15分钟,每天多次。

如果出现轻微的红斑,可以添加局部抗生素。莫匹罗星、庆大霉素和杆菌肽是安全有效的选择,但杆菌肽的接触性皮炎发病率较高。如果感染持续存在,应开始使用覆盖革兰氏阳性菌的口服抗生素。当怀疑口腔菌群感染时,抗生素的使用还应覆盖厌氧菌。

甲沟炎伴有脓肿的,需要切开引流,并进行细菌培养和药敏检测。对于甲下脓肿,需要拔甲。引流后用温水浸泡可以促进引流,防止继发感染。除蜂窝织炎或细菌培养阳性病例外,手术后无需口服抗生素。

慢性甲沟炎的管理是避免刺激和潮湿。也可以局部和全身用药。以前抗真菌药物被认为是治疗慢性甲沟炎的一线药物,最近的研究表明局部皮质类固醇治疗效果更好。局部抗真菌药物可与皮质类固醇一起使用,但这种组合并不优于单独使用局部皮质类固醇。对于表现严重且既往治疗失败的患者,可考虑短期使用全身性皮质类固醇。对于难治性慢性甲沟炎患者,建议在手术治疗前试用全身抗真菌治疗。

避免创伤、刺激物、潮湿和过紧的鞋子,有助于甲沟炎的治疗。在症状加重的活动期使用润肤剂和防护手套也有帮助。虽然没有标准化的治疗方法,但有一些证据表明口服四环素和外用皮质类固醇对治疗和预防甲沟炎有益。此外,在接受EGFR治疗的患者中,每天使用保湿霜和防晒霜可能会降低甲沟炎的发生率。在严重的情况下,可能需要调整抗肿瘤治疗药物的剂量,但一项研究表明药物浓度与甲沟炎的发生无关。

第四节 引起皮肤皲裂的抗肿瘤药物

一、皮肤皲裂的表现

皮肤皲裂是指皮肤出现线状裂隙,深达表皮中深层,甚至达真皮层。皲裂深达真皮层可导致疼痛和出血。抗肿瘤靶向药物导致的皮肤皲裂(图35-14)常伴有麻木、感觉迟钝、感觉异常、麻刺感、无痛感或疼痛感,皮肤肿胀或红斑,脱屑,甚至出现硬结样水疱或严重的疼痛等,成为"手足综合征"临床表现的一部分。

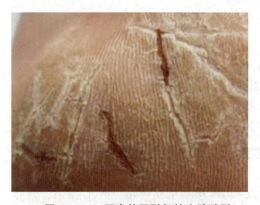

▲ 图35-14 厄洛替尼引起的皮肤皲裂

二、发生部位

皮肤皲裂多发生在人体最容易暴露的部位，如嘴唇、耳朵、手指、手背等部位。抗肿瘤药物引起的皮肤皲裂更多见于末节手指、足趾和手掌、足掌，特别是足跟等部位。天气寒冷干燥时更易发生皲裂。

三、抗肿瘤药物

可能发生皲裂的抗肿瘤药物主要有靶向药物，如索拉非尼、舒尼替尼、培唑帕尼、卡博替尼、阿帕替尼、拉帕替尼、阿昔替尼、瑞戈非尼、维莫非尼、厄洛替尼、奥希替尼、阿法替尼、西妥昔单抗、帕尼单抗等，以及部分化疗药物，如氟尿嘧啶、卡培他滨、多柔比星、脂质体多柔比星、紫杉醇等。

第五节　引起皮肤水疱的抗肿瘤药物

一、皮肤水疱的表现

皮肤水疱为隆起皮肤表面内含清亮液体的皮损。通常水疱的直径＜1 cm，如果水疱的直径＞1 cm 时则称为大疱。皮肤局部通常先出现瘙痒及非特异性红斑，在此基础上发展为疱壁紧张性水疱，疱内有黄色透明疱液，有时呈血疱。水疱破裂后形成糜烂面。

二、发生部位

皮肤水疱多分布于躯干、四肢等部位。

三、抗肿瘤药物

抗肿瘤治疗相关的水疱样皮疹可分为药物外渗导致的水疱样病变和免疫性水疱病。一些化疗药物具有发疱特性，当意外漏出血管进入周围组织时，会造成水疱、严重组织损伤或坏死。组织损伤可能是因为与发疱药物直接接触，或大量液体造成的压力，或血管严重收缩所致。发疱性严重的化疗药物包括 DNA 结合药物（如氮芥、苯达莫司汀、蒽环类如多柔比星和表多柔比星等）、抗生素类抗肿瘤药物（如柔红霉素、放线菌素 D、丝裂霉素 C 等）、非 DNA 结合药物（如长春新碱、长春花碱等）、紫杉烷类（如多西他赛、紫杉醇等）。这些药物在渗漏后短时间内可引起局部组织红、肿、热、痛，甚至坏死。中度刺激性的抗肿瘤药物有卡氮芥、脂质体多柔比星、依托泊苷、替尼泊苷、氟尿嘧啶、卡铂、顺铂、奥沙利铂、伊立替康、拓扑替康等，药物渗漏后可引起灼伤或轻度炎症，但无坏死。非发疱性药物无明显发疱及刺激作用，如三氧化二砷、博来霉素、阿糖胞苷、吉西他滨、氟达拉滨、IL-2、甲氨蝶呤、培美曲塞、坦罗莫司、环磷酰胺等。

免疫性水疱病常继发于免疫治疗，主要为大疱性类天疱疮（图 35-15、图 35-16）[13,14]，亦有个例报道获得性大疱性表皮松解症、大疱性苔藓样皮炎者。免疫治疗相关的水疱/大疱性皮肤不良反应是大疱性类天疱疮,各种 PD-1 单抗和 PD-L1 单抗都有可能诱发,总发生率约 1%,但可能被低估了。男性患者约占 3/4,发病时的中位年龄为 70 岁左右。1/3 的患者在出现水疱之前经历过非特异性皮疹,主要是瘙痒性湿疹性皮炎伴丘疹和/或斑块。从治疗开始到出现初始皮肤病变的中位时间为 21 周(1~88 周)。从抗 PD-1/PD-L1 治疗开始到出现水疱的中位时间为 27.5 周(3~104 周)。少数患者在停止使用 PD-1/PD-L1 抑制剂后出现水疱。一半以上的患者存在 3 个以上解剖部位的水疱。另有少数患者黏膜受累。皮疹多分布于躯干、四肢等部位,皮肤局部通常先出现瘙痒及非特异性红斑,在此基础上发展为疱壁紧张性水疱,疱内有黄色透明疱液,有时呈血疱,水疱破裂后形成糜烂面。组织病理学检查发现,70% 的患者存在表皮下大疱,80% 的患者存在嗜酸性粒细胞,而存在中性粒细胞少见[15]。

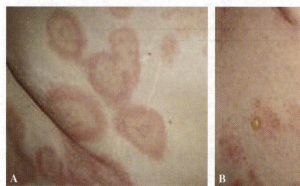
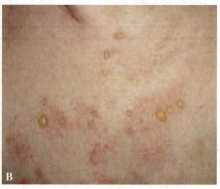

▲ 图 35-15　免疫治疗引发的类天疱疮[13]

A. 一位女性患者的大疱性类天疱疮,表现为荨麻疹样病变;B. 同一患者几天后出现紧张的水疱和糜烂。

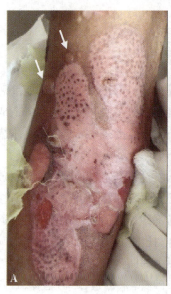
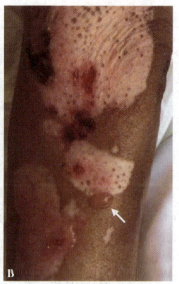

▲ 图 35-16　免疫治疗引发的类天疱疮[14]

右臂(A)和左腿(B)有紧绷的大疱(白色箭头所指处)、红斑性浅表糜烂和愈合性溃疡。原来的水疱区域出现了再上皮化和再色素沉着。

四、免疫治疗相关的大疱性类天疱疮的处理

Tsiogka 等复习了文献报道的 58 例免疫治疗相关的大疱性类天疱疮患者的治疗情况发现，所有患者均接受皮质类固醇局部治疗，其中 90% 左右的患者需要额外的全身皮质类固醇作为一线治疗。其他治疗方式包括四环素（主要是强力霉素）联合或不联合烟酰胺、利妥昔单抗、奥玛珠单抗、甲氨蝶呤、氨苯砜、血浆置换和 IVIG 等。抗生素的使用是在免疫治疗开始的中位时间 28 周后（4~104 周），接受抗生素治疗的患者 90% 有 2 个或更多解剖部位的皮肤病变。近 3/4 的患者因发生大疱性类天疱疮而需要中断或停止免疫治疗。约 44% 的患者大疱性类天疱疮的诊断和治疗迟至初始皮肤毒性反应发生后的 20 周（3~63 周）才做出。再次使用相同的 PD-1 抑制剂或者使用另一种免疫检查点抑制剂均可能导致大疱性类天疱疮复发，但其中比例一般不超过 1/2。复发的患者仅用局部类固醇也有可能获得缓解，当然也有不得不再次停止免疫治疗的[15]。因此，免疫治疗药物诱发严重的大疱性类天疱疮后，原则上尽量停药，除非基础的肿瘤性疾病必须要使用免疫治疗药物，可以在大疱性类天疱疮病变得到控制后谨慎恢复使用免疫治疗药物，既可以使用原来相同的药物，也可以使用另外一种同类或者类似药物[15]。

第六节　引起扁平苔藓样反应的抗肿瘤药物

一、扁平苔癣的表现

某些抗肿瘤药物可以引起口腔扁平苔藓样反应，表现为网状条纹，伴疼痛性溃疡、糜烂或萎缩。

二、发生部位

主要见于口腔双颊内侧、舌缘、牙龈黏膜。

三、抗肿瘤药物

引起口腔黏膜苔藓样反应的药物主要有靶向治疗和免疫治疗药物。其中最主要的靶向治疗药物是伊马替尼。接受 BCR-ABL 激酶抑制剂伊马替尼（imatinib）治疗的肿瘤患者，经常观察到口腔苔藓样反应，而其他 BCR-ABL 激酶抑制剂并无此黏膜毒性。免疫抑制剂 PD-1/PD-L1 单抗也可能会引起类似的反应（图 35-17）[16]。

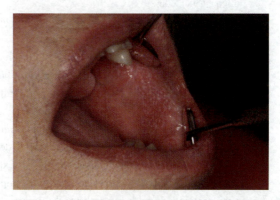

▲ 图 35-17　免疫检查点抑制剂纳武利尤单抗引起的口腔苔藓样反应[16]

第七节 引起放射回忆的抗肿瘤药物

一、放射回忆的概念

放射回忆是指先前接受过化疗的患者，在放疗结束后，重新开始药物治疗时在先前接受放疗的区域出现皮肤或黏膜反应或肺炎。

二、抗肿瘤药物

细胞毒药物化疗后经常发生放射回忆现象，常见的药物包括多柔比星、依托泊苷、紫杉醇和三苯氧胺等。接受吉西他滨治疗后引发放射回忆的机会较少，但是一旦出现，必须立即终止吉西他滨治疗，并给予糖皮质激素或非甾体抗炎药、抗组胺药等治疗。

（梁晓华）

参考文献

[1] VERMA P, RAJARAM S, HEDA A, et al. Bleomycin-induced flagellate dermatitis: revisited [J]. Cureus, 2022, 14(9): e29221.

[2] HUSSAIN F, GNANAPPIRAGASAM D, SHAFFRALI F, et al. Chemotherapy-related striate melanonychia: a case report[J]. J Med Case Rep, 2021, 15: 27-31.

[3] GUPTA A, KUMAR A, SURI D, et al. Melanonychia following cyclophosphamide therapy[J]. Kidney Int, 2016, 90(6): 1387.

[4] KARANTH S S, GUPTA A, PRABHU M. Melanonychia and mucocutaneous hyperpigmentation from hydroxyurea use for the treatment of essential thrombocytosis[J]. Singapore Med J, 2014, 55(1): e7-e8.

[5] BELUM V R, WASHINGTON C, PRATILAS A, et al. Dermatologic adverse events in pediatric patients receiving targeted anticancer therapies: a pooled analysis[J]. Pediatr Blood Cancer, 2015, 62(5): 798-806.

[6] WANG F, QIN S, SUN X, et al. Reactive cutaneous capillary endothelial proliferation in advanced hepatocellular carcinoma patients treated with camrelizumab: data derived from a multicenter phase 2 trial[J]. J Hematol Oncol, 2020, 13: 47-56.

[7] SONG G, ZHANG F, CHENG H, et al. Thalidomide for prevention of camrelizumab-induced reactive cutaneous capillary endothelial proliferation[J]. Australas J Dermatol, 2022, 63(2): 217-221.

[8] WANG C, LEI K, JIA Y, et al. Complete remission of reactive cutaneous capillary endothelial proliferation caused by the programmed cell death-1 inhibitor camrelizumab achieved through thalidomide monotherapy: a case report[J]. Exp Ther Med, 2023, 26(1): 331-339.

[9] WU R, JU Y, LONG T, et al. Anlotinib improved the reactive cutaneous capillary endothelial proliferation induced by camrelizumab: a case report[J]. Transl Cancer Res, 2022, 11(8): 2940-2945.

[10] LIU Y, CHEN T, ZHANG C, et al. Emerging treatments for reactive cutaneous capillary

endothelial proliferation[J]. Indian J Dermatol, 2023, 68(1): 85-90.
- [11] KAUR I, GANDHI V, JAKHAR D, et al. Acute paronychia and reactive capillary proliferation in a patient on erlotinib[J]. Indian J Dermatol, 2020, 65(3): 236-237.
- [12] LEE D K, LIPNER S R. Optimal diagnosis and management of common nail disorders[J]. Ann Med, 2022, 54(1): 694-712.
- [13] FUERTES DE VEGA I, IRANZO-FERNÁNDEZ P, MASCARÓ-GALY J M. Bullous pemphigoid: clinical practice guidelines[J]. Actas Dermosifiliogr, 2014, 105(4): 328-346.
- [14] LOPEZ A T, GESKIN L. A case of nivolumab-induced bullous pemphigoid: review of dermatologic toxicity associated with programmed cell death protein-1/programmed death ligand-1 inhibitors and recommendations for diagnosis and management[J]. Oncologist, 2018, 23(10): 1119-1126.
- [15] TSIOGKA A, BAUER J, PATSATSI A, et al. Bullous pemphigoid associated with anti-programmed cell death protein 1 and anti-programmed cell death ligand 1 therapy: a review of the literature[J]. Acta Derm Venereol, 2021, 101(1): 1497-1503.
- [16] LACOUTURE M, SIBAUD V. Toxic side effects of targeted therapies and immunotherapies affecting the skin, oral mucosa, hair, and nails[J]. Am J Clin Dermatol, 2018, 19(Suppl 1): 31-39.

第五篇

肿瘤及抗肿瘤治疗相关重症皮肤病

第三十六章
史蒂文斯-约翰逊综合征/中毒性表皮坏死松解症

第一节 概述

史蒂文斯-约翰逊综合征(SJS)和中毒性表皮坏死松解症(TEN)是影响皮肤、黏膜表面的不良反应,导致表皮坏死和脱离。SJS 和 TEN 属于类似的疾病谱系,不同之处在于受影响的体表面积(BSA)的大小。SJS 对 BSA 的影响<10%,而 TEN 对 BSA 的影响>30%。当 10%~30% 的 BSA 受到影响时,可归类为 SJS/TEN 重叠[1]。本章用 SJS/TEN 指称 SJS 和/或 TEN。

第二节 发病率

SJS/TEN 的发病率各家报道不同,但总体来看都极低。在英国,SJS/TEN 的年发病率为 5.76/100 万。在法国,年发病率为(1.2~1.3)/100 万。据估计,SJS/TEN 的年发病率为(2~7)/100 万。女性比男性更易受影响,男女比例为 2∶1。艾滋病和癌症患者中 SJS/TEN 的发病率也较高。据报道,艾滋病患者中 SJS/TEN 的发病率为 0.95~1‰。艾滋病患者发病率的增加被怀疑是由于使用多种药物、免疫失调、基因多态性和感染。SJS/TEN 的病死率在 10%~50% 之间,与 TEN 相关的病死率高于 SJS。

除了艾滋病和癌症,遗传易感性也增加患 SJS/TEN 的风险。人白细胞抗原(HLA)-B*15:02 和 HLA-B*15:11 患者使用卡马西平会增加患 SJS/TEN 的风险,尤其是在亚洲人群中。HLA-B*58:01 在亚洲和非亚洲人群中与别嘌呤醇诱导的 SJS/TEN 有关。其他与药物有关的 HLA 等位基因包括 $HLA-a*31-01$、$HLA-a*24:02$ 和 $HLA-b*13:01$。编码细胞色素 P450 异构体的 $CYP2C19$ 基因的遗传多态性也可能增加使用苯巴比妥、苯妥英钠或卡马西平等药物时发生 SJS/TEN 的风险。

第三节 病因

SJS/TEN 最常见的诱因是药物[2]。SJS/TEN 需要大约 4 周的持续用药才会发生。

此外,肺炎支原体和单纯疱疹病毒等感染也与 SJS/TEN 有关。罕见接种疫苗后发生 SJS/TEN 的报道,尤其是在儿童期。1/3 的 SJS/TEN 病例的病因是特发性的。

引起 SJS/TEN 的药物[2]包括:非苯二氮䓬类、磺酰脲类、利尿剂、镇痛剂、抗抑郁药、黄嘌呤氧化酶抑制剂、雄激素、抗肿瘤药、免疫抑制剂/免疫调节剂、糖皮质激素、抗寄生虫药、抗病毒药、抗真菌药、双嘧达莫、乙酰水杨酸胶囊、抗组胺药、血管紧张素转换酶抑制剂、血管紧张素受体阻滞剂、氨基水杨酸盐及其他。

许多抗肿瘤药物与 SJS/TEN 的发病相关(表 36-1)。当抗肿瘤药物联合使用时,SJS/TEN 也很常见。涉及的联合抗肿瘤药物包括多西他赛/环磷酰胺、替吉奥、维布妥昔单抗和恩诺单抗。有时,CTLA-4 单抗(伊匹单抗)和 PD-1 单抗联合治疗可导致 SJS/TEN。

表 36-1 引起 SJS/TEN 的抗肿瘤药物[2]

分类	药物
紫杉烷类	紫杉醇、多西他赛
激素类	他莫昔芬、恩扎鲁胺
蛋白激酶抑制剂	瑞波西利、阿法替尼、厄洛替尼、吉非替尼、凡德他尼、伊马替尼、索拉非尼、硼替佐米、维莫非尼
单克隆抗体类	西妥昔单抗、帕尼单抗、利妥昔单抗、依匹单抗、帕博利珠单抗、阿替利珠单抗、纳武单抗
烷化剂	苯丁酸氮芥、氮芥、替莫唑胺、苯达莫司汀、甲基苄肼
拓扑异构酶抑制剂	依托泊苷
细胞毒抗生素类	蒽环类、多柔比星
抗代谢类	甲氨蝶呤、阿糖胞苷、氟达拉滨、吉西他滨、卡培他滨、克拉屈滨、巯基嘌呤、普拉曲沙、培美曲塞
生物反应调节剂	阿地白介素、地尼白介素
其他	沙利度胺、来那度胺

皮质类固醇是治疗早期 SJS/TEN 患者的主要药物。然而,在某些患者中使用大剂量皮质类固醇可能会诱发 SJS/TEN,其中一些患者的基础疾病可能是诱发因素,包括胶原蛋白疾病、自身免疫性疾病或脑肿瘤。

第四节 临床表现

除了累及皮肤占 BSA 的比例以外,SJS/TEN 的临床特征在整个疾病谱系中是相似的。在大多数情况下,皮肤受累之前有前驱症状,如发热、全身不适、喉咙痛和咳嗽。随后皮肤和黏膜普遍受累,通常表现为躯干上的红斑或非典型靶样皮损,并发展为中心呈暗色的红斑融合区,伴有尼氏征阳性的松弛性水疱及表皮剥落片。绝大多数患者的黏膜受累,高达 80% 的病例累及 2 个或以上黏膜表面(图 36-1)[3]。口腔受累最为常见,高达 100% 的病例发生黏膜炎和溃疡。眼部也经常受累,严重程度从结膜充血到眼表皮完全脱落。早期咨询眼科医生对于预防长期眼部后遗症至关重要。高达 77% 的女性患者出现妇科受累情况,且严重程度各不相同。

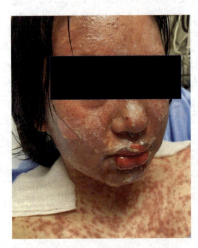

▲ 图 36-1 药物所致 TEN[3]

融合的暗红色斑疹,面部和嘴唇上皮脱落。

第五节 诊断

目前缺乏确定的 SJS/TEN 诊断标准。对于有发热、流感样症状或 SJS/TEN 样皮肤病变的人,如果最近有任何可能引发这种变化的药物或致病因子的暴露史,就应怀疑 SJS/TEN 的可能性。通常,用药 1~4 周后才会出现 SJS/TEN 症状。可以通过钻取或深层刮取皮肤活检来确认诊断,并排除其他诊断。

早期的组织病理学改变表现为表皮基底层角质形成细胞凋亡,以及主要由乳头状真皮 T 细胞在血管周围形成单核炎症细胞浸润。这种浸润不具有诊断的独特性,在其他皮肤病变时也能看到。SJS/TEN 的直接免疫荧光检测结果均为阴性。

评估与可疑药物的因果关系是诊断时至关重要的内容,因为早期停药可获得很好的预后。确定可能触发该过程的致病因子需要详细的病史询问和敏锐的临床洞察力。TEN 的药物因果关系算法(algorithm of drug causality for epidermal necrolysis, ALDEN)可用于回顾性评估药物诱导 SJS/TEN 可能性的因果关系,特别是在服用多种药物的情况下[4]。ALDEN 评分基于 6 个因素:从最初药物摄入到出现药物反应的时间间隔,反应开始时药物存在于体内的可能性,激发试验,停止用药,潜在相关性,其他可能的病因。ALDEN 详细的评分规则见表 36-2。

表 36-2 ALDEN 标准的评分规则[4]

项目	评分	使用规则
1. 从药物摄入到反应开始的时间	极可能+3	5~25 天
	很可能+2	29~56 天
	可能+1	1~4 天
	不太可能-1	>56 天
	排除-3	药物摄入晚于反应开始时
		（如以前对同一药物有过反应，则 1~4 天对应极可能+3,5~56 天为可能+1)
2. 发生反应时,药物在体内存在的情况	一定存在 0	尚未停药或停药时间<5 个半衰期
	怀疑-1	停药时间已超过 5 个半衰期,但存在药物相互作用或肝、肾功能改变
	排除-3	停药时间已超过 5 个半衰期,且不存在药物相互作用或肝、肾功能改变
3. 激发试验	阳性+4	使用相同药物后出现 SJS/TEN
	阳性+2	使用类似药物后出现 SJS/TEN,或相同药物后出现其他反应
	怀疑阳性+1	使用类似药物后出现其他反应
	不确定 0	以前没有接触过该药
	阴性-2	解除此药后无任何反应
4. 停止用药	中性 0	停药
	阴性-2	持续用药无危害
5. 潜在相关性	强相关+3	先前研究中被定为高风险
	有关+2	先前研究中被定为风险较低
	怀疑相关+1	研究建议需要用药检测
	不确定 0	其他药物（包括新发布的药物）
	不可疑-1	先前研究中没有证据表明两者相关
6. 其他原因	可能-1	将药物的分数由高到低进行排名,如果至少有一个药物评分>3,则所有其他评分较低的药物都会因为"其他原因的可能性"而从其评分中减去 1 分

注:总分为-12~10。<0 分:极不可能;0~1 分:不太可能;2~3 分:有可能;4~5 分:很可能;≥6 非常可能

尽管人们在寻找诊断标志物来帮助诊断 SJS/TEN,包括快速颗粒蛋白试验、CCR7、RIP3、半乳糖凝集素-7、颗粒酶 B 和 γ 干扰素,但是诊断标志物作为主要诊断标志的地位尚未完全确立。在诊断 SJS/TEN 时需要考虑和排除的鉴别诊断包括:多形性红斑、急性泛发性脓疱病、光毒性药疹和葡萄球菌性烫伤样皮肤综合征。

法国学者在 2000 年开发了 TEN 疾病的严重程度评分（SCORTEN），这是目前使用最广泛且公认度较高的评分系统，其评估效能在多个国家及中心的研究中得到验证。SCORTEN 评分体系，通过 7 个参数来预测 SJS/TEN 患者的病死率，包括：①年龄＞40 岁；②伴恶性肿瘤；③心率＞120 次/分；④入院时表皮松解面积＞10%BSA；⑤血清尿素氮水平＞10 mmol/L；⑥血清葡萄糖水平＞14 mmol/L；⑦血清碳酸氢盐水平＜20 mmol/L。每项指标占 1 分，分数越高，死亡风险越大。SCORTEN 评分 0~7 分对应的预测病死率分别为 1%、4%、12%、32%、62%、85%、95% 及 99%[5]。

美国学者提出了另一种风险预测模型——ABCD-10，包括年龄、碳酸氢盐、癌症、透析、10%BSA 5 个指标，ABCD 取自每个指标的英文首字母，10 代表 10%BSA。他们指出 ABCD-10 能准确预测 SJS/TEN 患者的住院病死率，与 SCORTEN 的预测结果无显著差异[6]。

第六节　治疗

SJS/TEN 治疗的第一步取决于疾病的病因。在感染病例中，治疗感染是必不可少的。如果药物是病因，停药是至关重要的，因为及时停药可以降低病死率。SJS/TEN 的发生需要持续 1~4 周时间，因此在确定可疑药物时必须考虑确切的用药时间关系。ALDEN 评分也是一个重要的工具，有助于识别可疑药物，特别是当多种药物同时使用时。另一个重要的预后评估工具是疾病严重程度评分（SCORTEN），通常用于预测 SJS/TEN 的病死率，应在入院 24 小时内及就诊后第 3 天进行分析。

在处理了病因以后，主要的治疗方式是支持治疗。一个多学科的护理团队是必不可少的，因为 SJS/TEN 影响不同的器官。皮肤的伤口护理对于防止进一步感染或并发症至关重要。伤口护理可以通过保守方法（保留表皮，进一步使用无粘连敷料帮助愈合）或手术方法（去除受影响的表皮，可添加或不添加异种移植物、同种异体移植物、生物合成敷料的生物膜）来实现。没有证据表明手术治疗创伤优于保守治疗。其他的支持治疗包括补充液体以防止组织灌注不足，温度管理以防止体温过低。如果口腔黏膜受到影响，通过口服或鼻胃管提供营养支持。控制疼痛、预防感染、急性呼吸衰竭时的通气支持以及会阴部和眼部的护理也是重要的。

全身应用皮质类固醇、静脉注射免疫球蛋白、环孢素、血浆置换和抗 TNF 药物等的使用，既有积极的一面，也有消极的一面[7]。然而，目前仍然没有足够的证据证明其中一种方法优于另一种。

（梁晓华）

参考文献

[1] ROUJEAU J C. Stevens-Johnson syndrome and toxic epidermal necrolysis are severity variants of the same disease which differs from erythema multiforme[J]. J Dermatol, 1997, 24(11): 726-

729.

［2］ABULATAN I A, BEN-DADID S G, MORALES-COLON L A, et al. A compilation of drug etiologies of Stevens-Johnson syndrome and toxic epidermal necrolysis［J］. Cureus J Med Sci, 2023,15(11):e48728.

［3］FRANTZ R, HUANG S, ARE A, et al. Stevens-Johnson syndrome and toxic epidermal necrolysis: a review of diagnosis and management［J］. Medicina (Kaunas),2021,57(9):895.

［4］SASSOLAS B, HADDAD C, MOCKENHAUPT M, et al. ALDEN, an algorithm for assessment of drug causality in Stevens-Johnson syndrome and toxic epidermal necrolysis: comparison with case-control analysis［J］. Clin Pharmacol Ther, 2010,88(1):60－68.

［5］BASTUJI-GARIN S, FOUCHARD N, BERTOCCHI M, et al. SCORTEN: a severity of illness score for toxic epidermal necrolysis［J］. J Invest Dermatol, 2000,115(2):149－153.

［6］NOE M H, ROSENBACH M, HUBBARD R A, et al. Development and validation of a risk prediction model for in-hospital mortality among patients with Stevens-Johnson syndrome/toxic epidermal necrolysis-ABCD－10［J］. JAMA Dermatol, 2019,155(4):448－454.

［7］HASEGAWA A, ABE R. Recent advances in managing and understanding Stevens-Johnson syndrome and toxic epidermal necrolysis［J］. F1000Res, 2020,9:F1000 Faculty Rev－612.

第三十七章
伴嗜酸性粒细胞增多和全身症状的药物反应

第一节 发病率

伴嗜酸性粒细胞增多和全身症状的药物反应/药物超敏反应综合征(drug reaction with eosinophilia and systemic symptom/drug-induced hypersensitivity syndrome, DRESS/DIHS)是一种严重的药物不良反应,通常与多器官受累有关,并常伴有疱疹病毒再激活。预后取决于患者的年龄、潜在的合并症和涉及的药物,通常与潜在的器官累及有关,如心肌炎和巨细胞病毒(cytomegalovirus,CMV)并发症,这些并发症通常是隐匿的或无法识别的[1]。

DRESS 的实际发生率不同,因为其可能因每个患者的药物类型和免疫状况而异,也因为许多病例仍未得到诊断或治疗。在一般人群中,估计药物暴露后的发病率大于1/万。在住院患者中,发病率为(2.18~40)/10万。DRESS 的病死率为 3.8%~10%。

第二节 病因

至少有 44 种药物与 DRESS 相关。常见的包括芳香类抗惊厥药(苯妥英钠、卡马西平和苯巴比妥)、磺胺类药、砜类(氨苯砜)、非甾体抗炎药(吡洛昔康、布洛芬和双氯芬酸)、β-内酰胺类抗生素、万古霉素、别嘌呤醇、米诺环素和抗逆转录病毒药物[2]。抗肿瘤药物伊马替尼及免疫检查点抑制剂(ICI)等也有报道发生 DRESS/DIHS[3,4]。然而,有 10%~20%的病例无法确定致病药物。

第三节 发病机制

虽然 DRESS 的确切机制尚未确定,但在其病理生理学中有 3 个关键因素:第 1 个因素是与人类白细胞抗原(HLA)的某些等位基因有关的遗传易感性;第 2 个因素与药物代谢途径的改变有关,主要是芳香类抗惊厥药;第 3 个因素是人类疱疹病毒(human herpesvirus，HHV)的再激活，导致 T 细胞介导的炎症反应，致使组织损伤[2]。

药物遗传学研究发现 HLA 单倍型与 DRESS 易感性之间存在关联。HLA-B*5701 与阿巴卡韦诱导的 DRESS 风险增加有关。我国汉族中 HLA-B*5801 的存在是别嘌呤醇引起的史蒂文斯-约翰逊综合征(SJS)、中毒性表皮坏死松解症(TEN)与 DRESS 的危险因素；*HLA-DR3*、*HLA-DQ2* 和 *HLA-A*30.1 与卡马西平诱导的 DRESS 有关。这些等位基因标记具有很高的阴性预测值，表明它们是产生过敏反应的必要条件，但不足以产生过敏反应。

芳香类抗惊厥药物如苯妥英钠、苯巴比妥、卡马西平、奥卡西平和拉莫三嗪，可由肝细胞色素 P450(CYP)酶代谢，因此，由环氧化物羟化酶或谷胱甘肽转移酶介导的解毒功能缺陷可导致活性氧代谢物的产生。这些代谢物积累并引起细胞毒性，产生可刺激 T 细胞并诱导免疫反应的报警信号。

HHV-6 通常潜伏在 T 细胞和单核细胞中，可在免疫抑制期间被重新激活。初次感染是在 6~15 个月通过飞沫获得。该病通常无症状，但 20% 的病例可表现为发热、胃肠道和呼吸道症状，以及癫痫等神经系统症状。在 DRESS 过程中，HHV-6(以及 EB 病毒、CMV 和 HHV-7)的病毒再激活已经得到证实。

关于病毒再激活，有人提出针对药物的免疫反应导致病毒再激活，这可以解释 DRESS 的大多数临床表现。从给药到出现 DRESS 表现之间的长潜伏期可能是重新激活和放大病毒复制所需时间的结果。有些药物可能直接作用于病毒 DNA 的转录，如丙戊酸。它抑制组蛋白去乙酰化酶，有利于潜伏病毒的再激活。大多数与 DRESS 相关的药物具有免疫调节特性，它们的长期给药可能具有有利于病毒再激活的免疫抑制作用。在抗惊厥药的特殊情况下，这些可导致短暂性低 γ-球蛋白血症。

DRESS/DIHS 患者真皮富含 $CD4^+$ 和 $CD8^+$ 淋巴细胞、浆样树突状细胞和单核细胞(图 37-1B)。在 DRESS/DIHS 患者的内脏活检中也发现 $CD4^+$ 和 $CD8^+$ T 细胞。真皮中的树突状细胞产生 CCL17，也称为胸腺和活化调节趋化因子(thymus and activation-regulated chemokine，TARC)，募集 $CCR4^+$ Th2 T 细胞到皮肤。Th2 细胞和固有淋巴细胞(innate lymphoid cell，ILC)2 产生 IL-5，诱导嗜酸性粒细胞分化、活化和迁移到外周血和组织。急性 DRESS/DIHS 时 ILC2 存在于皮肤和血液中，表达 IL-33 受体(血清 sST2)，并且 sST2 似乎与 DRESS/DIHS 的严重程度相关。TNF-α 和 INF-γ，在急性 DRESS/DIHS 中升高(图 37-1B)[1]。

虽然已经提出了 3 种互不排斥的药物激活 T 细胞的模型(图 37-1C)，但尚不清楚这些模型是否与 DRESS/DIHS 的免疫发病机制特异性相关，或者与 DRESS/DIHS 相关的药物根据其特定的药理学性质而有所不同。在半抗原/前半抗原模型中，药物在加工前与蛋白质或肽共价结合。在改变的肽和药物相互作用模型中，药物与免疫受体非共价结合。这种相互作用是剂量依赖性的，如别嘌呤醇在慢性肾衰竭时长效活性代谢物奥昔嘌醇累积，更有可能引起 DRESS/DIHS 或任何严重皮肤不良反应。重要的是，发病机制可能不是相互排斥的，在磺胺甲噁唑诱导的严重皮肤不良反应中(包括 DRESS)，半抗原和直接药理相互作用模型都被提出。在 DRESS/DIHS 中，患者通常在出现过敏症状之前服用至少 2 周的药物(首次接触药物)(图 37-2A)。这表明可能存在初始药物特异性反

· 肿瘤皮肤病学

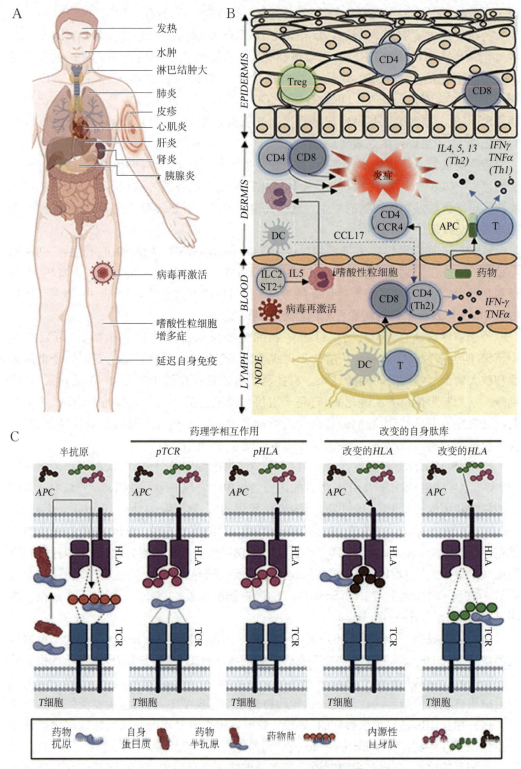

▲ 图 37-1　DRESS 的免疫发病机制[1]

A. DRESS/DIHS 可出现的症状、后遗症和多器官受累。B. DRESS 的皮肤细胞免疫发病机制,真皮是炎症反应的主要部位,富含 CD4$^+$ 和 CD8$^+$ 淋巴细胞、浆样树突状细胞和单核细胞。树突状细胞产生 CCL17/TARC,募集

CCR4⁺ Th2 T细胞到皮肤。由 Th2 细胞和 ILC2 产生的 IL-5 诱导嗜酸性粒细胞向外周血和组织的分化、活化和迁移。急性 DRESS/DIHS 患者 TNF-α、IFN-γ(Th1)和 IL-4、-5、-13(Th2)升高。人类疱疹病毒(HHV)的再激活也被观察到,在病变皮肤中存在 Tregs。C. 药物诱导 T 细胞活化模型。在半抗原模型中,药物或药物衍生抗原与自身蛋白/肽形成共价键,形成新抗原半抗原,抗原呈递细胞处理,HLA 风险等位基因呈递到细胞表面,相应的 T 细胞受体(TCR)识别。药理学相互作用(PI)模型提出,药物抗原与 TCR 或 HLA 形成非共价、不稳定和与加工无关的相互作用,直接诱导 T 细胞活化。改变的自身肽库模型提出,药物抗原与 HLA(改变的 HLA)或 TCR(改变的 TCR)结合,改变结合的构象,使不同的内源性自身肽库可以结合,并被认为是免疫原性的。

Treg:T调节细胞;APC:抗原呈递细胞;DC:树突状细胞;IFN:干扰素;TNF:肿瘤坏死因子;ILC:固有淋巴细胞;TCR:细胞受体;HLA:人类白细胞抗原。

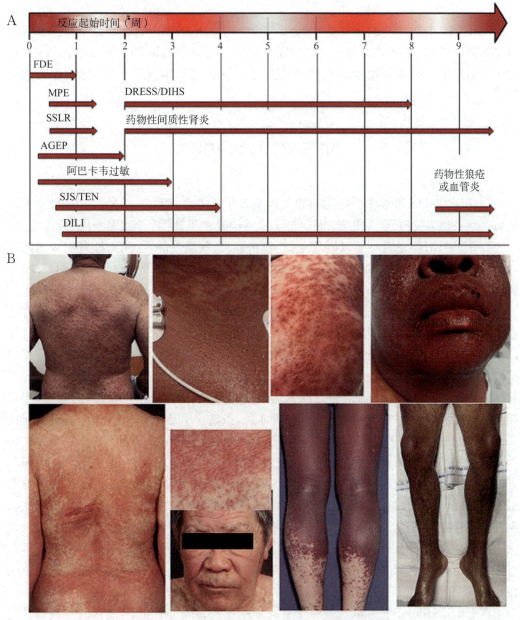

▲ 图 37-2 DRESS 发生的时间和临床表现[1]

A. 与其他药物反应相比的反应发生时间(FDE,固定药疹;MPE,黄斑丘疹;SSLR,血清病样反应;AGEP,急性泛发性脓疱病;SJS/TEN,史蒂文斯-约翰逊综合征/中毒性表皮坏死松解症;DILI,药物性肝损伤);B. 不同种族和肤色患者 DRESS 的临床表现。

应的启动,这可能是由交叉反应记忆 CD8$^+$ T 细胞介导的。

单细胞和多组学方法有助于在组织水平上理解免疫发病机制,并将推动有针对性的预防、早期诊断和治疗方法的进展。

第四节 组织病理学

DRESS/DIHS 本身的病理是可变的,与皮疹的临床表现相似,组织病理学的特征可以是多种多样的。在没有其他特征的情况下,皮疹本身不能确认 DRESS/DIHS。最常见的组织病理学表现为棘细胞层水肿性皮炎伴真皮血管周围淋巴细胞、嗜酸性粒细胞浸润。

第五节 临床表现

DRESS/DIHS 通常在开始用药后 2 周至 2 个月出现(图 37-2A)。DRESS/DIHS 的特征性表现为发热、全身皮疹、淋巴结病、血液学异常和累及 1 个或多个内脏器官。

DRESS/DIHS 急性期可以累及全身,包括肝炎、间质性肺炎、间质性肾炎和嗜酸性心肌炎,常见淋巴结肿大、血液及组织嗜酸性粒细胞明显增多、外周血淋巴细胞减少、非典型淋巴细胞增多(图 37-1A)。

即使在最初的 DRESS/DIHS 症状和体征消失后,也可能发生 HHV 的再激活,并且在急性期后 2~4 周或停用皮质类固醇后,症状可能再次复发。疾病的晚期阶段,如 DRESS/DIHS 复发或自身免疫性并发症,也可在所有急性症状消失后、在停用皮质类固醇或其他免疫抑制剂后发生,并可能在首次出现后 5 年内发生。从 DRESS/DIHS 的发病到致病药物的清除和症状缓解之间的时间变化很大,依赖于宿主、致病药物(如半衰期)和治疗因素。75% 以上的患者会有面部水肿,虽然这不是 DRESS/DIHS 评分系统的一部分(图 37-2B)。此外,它还与疾病的严重程度相关,如果检查者不熟悉患者原来的外观,最初的诊断就可能困难。偶尔,口腔和黏膜可能有明显的糜烂,并被误认为是 SJS/TEN 样口腔黏膜受累。血液学异常非常常见,非典型淋巴细胞增多症可能是最常见和最早的表现,但很容易被忽视。90% 以上的病例有嗜酸性粒细胞增多,出现在疾病的后期并持续存在。超过 50% 的患者有淋巴结肿大,内脏器官受累表现最常见的是肝炎,其次是肾炎(通常是间质性肾炎)。多达 1/3 的病例发生心肌炎、肺炎和神经系统受累,但可能在早期被遗漏,除非仔细评估。心肌炎和肺炎也可作为巨细胞病毒感染的表现发生在疾病晚期(图 37-1A)。

在 DRESS/DIHS 的诊断标准中没有详细的皮肤表现。事实上,皮疹的性质通常是多形性的,可包括黄斑丘疹(maculopapular exanthema,MPE)、苔藓样疹、表皮剥脱、荨麻疹、紫癜、湿疹和脓疱。广泛的红斑常发展为红皮病,即使停用致病性药物,红皮病仍然存在(图 37-2B)。严重的 DRESS/DIHS 患者可能出现多形性红斑样皮肤表现的靶形病变,皮肤受累伴有明显的真皮水肿和炎症。通过相关的血液学和内脏器官特征以及黏膜不受累,可以区分 DRESS/DIHS 与 SJS/TEN。尽管由于明显的潜在水肿,偶尔可以有尼氏征阴性的水疱,但是水疱不是 DRESS/DIHS 的特征。面部水肿和红斑被认为是高度特征性的,下肢也可有紫癜。疾病的严重程度与下肢紫癜的面积可能相关,早期治疗可以改变 DRESS/DIHS 的自然病程。在起病时使用免疫抑制试剂,如皮质类固醇和抗 IL-6 抗体治疗,可能掩盖发热,从而不符合诊断标准。

DRESS/DIHS 的症状通常在开始治疗 3 周或更长时间后出现,并且使用的药物数量有限,主要是抗惊厥药。事实上,卡马西平、苯妥英钠、苯巴比妥、唑尼沙胺、拉莫三嗪、美西汀、氨苯砜、磺胺吡啶、米诺环素、别嘌呤醇和万古霉素是大多数 DRESS/DIHS 病例的病因。免疫检查点抑制剂诱导的 DRESS/DIHS 样皮肤病、低血压、血管性水肿、血细胞减少和口咽受累是常见的特征,而缺乏嗜酸性粒细胞增多和淋巴结肿大。许多具有新靶点的免疫调节药物包括免疫检查点抑制剂,与 DRESS/DIHS 和其他严重皮肤不良反应有关,但机制尚不清楚。DRESS/DIHS 急性发作后数周甚至数月(类固醇激素逐渐减量时),患者有复发和后遗症的风险。

DRESS/DIHS 患者有发生长期自身免疫性后遗症的风险。这些后遗症可能出现在 DRESS/DIHS 急性期完全消退后很长一段无症状的时间间隔后,或者可能是急性期出现的器官受累的延续。从急性期消退到自身免疫性后遗症的发展之间的滞后时间可长达 4 年,包括各种后遗症,如自身免疫性甲状腺炎、暴发性 I 型糖尿病、自身免疫性溶血性贫血和脱发。即使在 DRESS/DIHS 急性期临床消退后,也需要长时间的随访。

第六节 诊断

急性 DRESS/DIHS 的诊断可能具有挑战性,因为它可能有许多与感染、淋巴细胞增生性疾病和自身免疫性疾病相同的特征,特别是在早期阶段。由于其潜伏期长,DRESS/DIHS 可与其他严重皮肤药物不良反应混淆。然而,突出的器官受累、血液学特征和没有黏膜受累的皮疹可将 DRESS/DIHS 与 SJS/TEN 和急性泛发性脓疱病(AGEP)区分开来(图 37-1A、图 37-2A)。表 37-1 比较了日本共识小组和 RegiSCAR 的诊断标准。

表 37-1 DRESS/DIHS 诊断标准的比较[1]

DIHS(日本共识小组)	DRESS(RegiSCAR)
1. 在使用有限数量药物后(>3 周)出现黄斑丘疹	1. 急性皮疹
2. 停药后临床症状持续	2. 疑似药物相关反应
3. 发热(>38℃)	3. 需要住院治疗

(续表)

DIHS(日本共识小组)	DRESS(RegiSCAR)
4. 肝功能异常(ALT>100 U/L)*	4. 发热(>38℃)
5. 白细胞异常(至少存在 1 项)： 　a. 白细胞计数增多(>11×10^9/L) 　b. 非典型淋巴细胞增多症(>5%) 　c. 嗜酸性粒细胞增多(>1.5×10^9/L)	5. 实验室异常(至少存在 1 项)： 　a. 非典型淋巴细胞增多 　b. 嗜酸性粒细胞增多
6. 淋巴结肿大	6. 累及 1 个以上脏器
7. HHV-6 再激活	7. 淋巴结肿大>2 个部位
● 符合上述 7 项标准(典型 DIHS)或 7 项标准中的 5 项(非典型 DIHS)，即可确诊	● 前 3 项标准全部满足，其余 4 项标准中有 3 项满足，即可诊断

HHV，人类疱疹病毒；ALT，丙氨酸转氨酶。*可由其他器官受累代替，如肾脏受累。

第七节　治疗

DRESS/DIHS 病例的严重程度各不相同，包括从仅通过姑息治疗就得到改善到难以治疗的病例。此外，DRESS/DIHS 的预后高度不可预测。与巨细胞病毒再激活相关或无关的严重并发症极有可能是导致死亡的原因[1]。

立即停用所有可疑的药物和积极的支持治疗是最重要的一步。

应用全身性皮质类固醇已被认为是改善急性期 DRESS/DIHS 临床症状的标准治疗，然而，这方面的证据主要来自病例报告和病例系列分析，目前没有临床试验支持 DRESS/DIHS 的治疗。开始使用全身皮质类固醇后，皮疹、发热和肝功能障碍会迅速消退，建议最低剂量为 1 mg/(kg·d)，通常需要在至少 6~8 周内逐渐减量，以防止该综合征各种症状的复发，因此需要连续使用 2~3 个月。一旦全身性皮质类固醇开始使用，即使临床表现消退，也应逐渐减少剂量，在某些情况下，需要延长疗程至 1 年或更长时间。这是因为 DRESS/DIHS 患者随后发生广泛的短期和长期免疫后遗症(从病毒再激活和巨细胞病毒疾病到自身免疫性疾病)的风险更大。在没有脏器受损和严重皮疹的情况下，可以使用局部皮质类固醇、抗组胺药和严密监测。

对于类固醇难治性、复发或有与皮质类固醇相关的剂量限制性后遗症的患者，使用类固醇替代药物，如环孢素、霉酚酸盐、利妥昔单抗、血浆置换和环磷酰胺等。类固醇冲击治疗通常包括给予 5~20 mg/kg 甲泼尼龙 3 天，然后逐渐缓慢减少剂量。

对于持续复发或顽固性复发的病例，每月静脉注射免疫球蛋白 0.5~1 g/(kg·d)，连续 2 天，取得了一些成功。虽然没有直接抗病毒药物对 HHV-6 有活性，但患者有其他疱疹病毒再激活的风险。当有证据或怀疑病毒再激活时，一些患者可能受益于缬更昔洛韦治疗。

(庄颖洁)

参考文献

[1] HAMA N, ABE R, GIBSON A, et al. Drug-induced hypersensitivity syndrome (DIHS)/drug reaction with eosinophilia and systemic symptoms (DRESS): clinical features and pathogenesis[J]. J Allergy Clin Immunol Pract, 2022, 10(5): 1155-1167. e5.

[2] CALLE A M, AGUIRRE N, ARDILA J C, et al. DRESS syndrome: a literature review and treatment algorithm[J]. World Allergy Organ J, 2023, 16(3): 100673.

[3] KAUR S, SINGH S, SINGH R, et al. DRESS syndrome induced by imatinib[J]. J Postgrad Med, 2021, 67(3): 158-163.

[4] AI L, GAO J, ZHAO S, et al. Nivolumab-associated DRESS in a genetic susceptible individual[J]. J Immunother Cancer, 2021, 9(10): e002879.

第三十八章 急性泛发性脓疱病

急性泛发性脓疱病（acute generalized exanthematous pustulosis，AGEP）是一种罕见、急性、严重的皮肤不良反应，主要由药物引起。其特点是水肿性红斑，通常在大的皮肤褶皱中，随后出现多个点状、非滤泡性、无菌脓疱，以及典型的脱屑。皮肤反应通常在15天内消退，总体预后良好。皮肤表现常伴有全身症状，主要是发热和白细胞增多，并可累及肝、肾或肺。AGEP临床过程的特点是突然发作，随之在停药后几天内迅速消退[1]。

第一节 流行病学

据估计，AGEP的年发病率为(1~5)/100万。AGEP多见于女性，平均年龄为56岁。AGEP与体重指数增加有关，其机制可能与肥胖继发的促炎细胞因子上调有关。某些药物比其他药物具有更高的流行病学风险，包括普司那霉素、氨苄西林、阿莫西林、喹诺酮类药物、羟氯喹、磺胺类药物、特比萘芬和地尔硫䓬[1]。

第二节 病因

药物是引起AGEP的主要原因，尤其在抗生素使用中最为常见。以下是与AGEP相关的药物类别及具体药物举例。

一、抗生素类药物

1. **β内酰胺类药物和β内酰胺酶抑制剂** 如苯唑西林、双氯西林、阿莫西林±克拉维酸、哌拉西林-他唑巴坦和法罗培南。
2. **头孢菌素** 如头孢克肟、头孢曲松、头孢吡肟和头孢噻肟。
3. **大环内酯类药物** 如阿奇霉素。
4. **氟喹诺酮类药物** 如环丙沙星和妥苏沙星。
5. **其他抗生素** 如克林霉素、替加环素、特拉万星、甲氧苄啶-磺胺甲䓬唑、万古霉素、达托霉素、甲硝唑和普那霉素。

二、羟氯喹

羟氯喹是仅次于抗生素的诱发 AGEP 的药物，尤其在 2019 新型冠状病毒病（COVID19）大流行期间，由于使用增加，诱导 AGEP 的报道也有所增加。羟氯喹的半衰期长达 40～50 天，由其诱导的 AGEP 通常具有延迟发作的特点。

三、其他抗微生物药物

包括抗真菌药物（如氟康唑、咪康唑口服凝胶、制霉菌素和特比萘芬）、抗病毒药物（如阿昔洛韦、法匹拉韦、瑞德西韦和利托那韦）、抗寄生虫药物（如苯并硝唑和吡喹酮），以及抗疟药物（如阿托伐醌/丙谷尼）等。

四、抗肿瘤药物

包括化疗药物（如苯达莫司汀、多西他赛、吉西他滨和紫杉醇）、靶向治疗药物（如西妥昔单抗、厄洛替尼、利妥昔单抗、索拉非尼和维莫德吉）、免疫治疗药物（如帕博利珠单抗、伊匹单抗、纳武单抗、阿替利珠单抗和 IL2）等，以及内分泌治疗药物（如来曲唑）。

五、其他药物

1. **抗凝药物**　直接口服抗凝剂，如阿哌沙班和达比加群。非口服抗凝剂，如依诺肝素。
2. **糖尿病治疗药物**　DPP-4 抑制剂，如利格列汀。磺脲类药物，如格列齐特。
3. **镇痛药和抗炎药**　如扑热息痛、塞来昔布、布洛芬、吡罗昔康、泼尼松龙等。
4. **心血管药物**　抗心律失常药，如胺碘酮和普罗帕酮。抗高血压药，如地尔硫䓬、肼苯哒嗪和诺拉嗪。
5. **神经系统药物**　抗惊厥药物，如丙戊酸和左乙拉西坦。抗精神病药物，如卡利拉嗪、氟哌啶醇、奥氮平和喹硫平。阿片类药物，如可待因和右美沙芬。
6. **激素类治疗药物**　如米非司酮、非那雄胺。
7. **其他药物**　如阿仑膦酸钠、苯佐卡因、大麻二酚、度普利尤单抗、异维甲酸、他巴唑、米塞林、米多君、泮托拉唑、伪麻黄碱/非索非那定和伐尼克兰等。

六、感染因素

某些感染也可能与 AGEP 发病有关，包括肺炎衣原体、肺炎支原体、球霉菌病、COVID19、巨细胞病毒（CMV）、EB 病毒和细小病毒 B19。

七、疫苗接种

据报道，流感疫苗接种和其他疫苗接种后发生 AGEP，但疫苗接种与 AGEP 之间的因果关系尚不明确。

八、医源性因素和其他诱因

包括碘造影剂、姜黄素、口服蓝色染料和摄入香菇、蜘蛛咬伤等，也有报道可引发AGEP。

第三节　发病机制

AGEP的发病机制涉及多种途径，所有途径都导致IL-8（中性粒细胞的化学趋化剂）分泌增加，以及随后的中性粒细胞迁移和存活。斑贴试验和体外试验表明，AGEP是一种针对特定药物或其他触发因素的T细胞介导的延迟型超敏反应。当暴露于致病因子后，抗原提呈细胞（APC）利用主要组织相容性复合体（MHC）分子呈递抗原，导致$CD4^+$和$CD8^+$ T细胞的活化，从而使其具有药物特异性。这些被激活的T细胞随后增殖并迁移到真皮和表皮，其中特异性$CD8^+$ T细胞通过穿孔素/颗粒酶B和Fas配体途径诱导表皮内角质形成细胞凋亡、组织破坏和表皮囊泡形成。此外，活化的T细胞分泌IL-8，有助于AGEP脓疱中中性粒细胞的富集[2]。

辅助T细胞（Th）1在AGEP中占主导地位。Th1细胞被认为可以增加IFN-γ和粒细胞/巨噬细胞集落刺激因子的分泌，两者都可以促进中性粒细胞的生长。产生IL-5的Th2细胞也可能发挥作用，尤其是在嗜酸性粒细胞增多的患者中，因为IL-5是一种有效的嗜酸性粒细胞刺激剂。此外，Th17细胞也被认为发挥了作用，这些细胞产生的IL-17和IL-22协同促进下游IL-8的分泌。

在一些同时被诊断为AGEP和脓疱性银屑病的患者中，编码IL-36受体拮抗剂的*IL-36RN*基因突变更常见。IL-36是一种由巨噬细胞和角质形成细胞分泌的促炎细胞因子，而IL-36受体在皮肤APC细胞表面高水平表达。IL-36受体拮抗剂通常阻断炎症细胞因子信号传导，即IL-36α、IL-36β和IL-36γ。*IL36RN*基因是一个位于2号染色体q14位置的小基因，有6个外显子。该通路的失调导致IL-36信号的增加，进而导致IL-6、IL-8、IL-1α和IL-1β的产生增加。这种信号的增加被认为使个体易患脓疱病。2019年的一项研究表明，阿莫西林和来曲唑能够通过Toll样受体4和角化细胞特异性地触发AGEP阳性患者的$CD14^+$外周血巨噬细胞和角化细胞产生IL-36γ细胞因子。然后，这些IL-36细胞因子以IL-36依赖的方式诱导IL-8分泌。这与T细胞单独驱动AGEP的假设相反，并表明AGEP可能至少部分由对药物的固有反应驱动，可能通过模式识别受体[2]。

第四节　临床表现

AGEP通常在使用药物后24~48小时内出现，尤其是在使用抗生素后，中位时间为24小时。但是，一些药物已被证明用药后有长达10~22天的滞后时间。因此，从使用药物到出现皮肤不良反应的时间间隔不能作为 AGEP 的一个确定的特征。前驱症状包括发热(>38℃)和全身不适,伴有白细胞增多,尤其是中性粒细胞增多,高达 30% 的患者伴有嗜酸性粒细胞增多。伴有水肿性红斑和瘙痒性脓疱,多发于躯干和皮肤皱褶处,随后受累部位脱屑。脓疱是无菌的,非滤泡性的,数量众多(图 38-1、图 38-2)[3,4]。约 20% 的病例累及黏膜,黏膜受累时通常局限于单个部位,如嘴唇或颊黏膜。17%～20% 的 AGEP 病例累及内脏器官,最常见的是肝脏、肾脏或肺。肝脏表现包括门冬氨酸转氨酶和丙氨酸转氨酶升高至正常水平的 2 倍或碱性磷酸酶和 γ-谷氨酰转移酶升高。腹部超声可显示脂肪变性或肝大。肾脏表现可能包括肌酐超过基线水平的 1.5 倍。肺部表现可能包括胸腔积液、低氧血症和需氧量增加。其他系统性受累的非特异性征象包括中性粒细胞计数和 C 反应蛋白升高。全身性症状通常通过停用致病性药物、治疗基础疾病和支持性治疗来解决。与仅有皮肤特征的 AGEP 相比,伴有全身症状的 AGEP 患者的发病率和病死率更高。

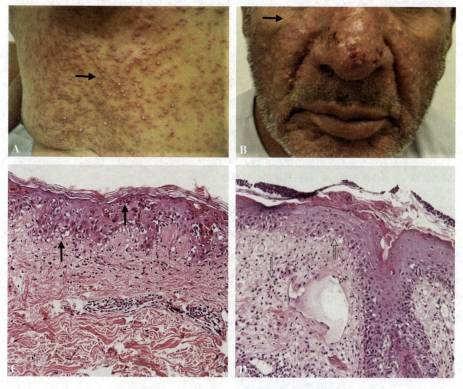

▲ 图 38-1　AGEP 的皮损和皮肤活检病理[3]

躯干(A)和面部(B)弥漫性水肿、红斑斑块并有多发针状脓疱。组织病理学显示明显的基底损伤,角质细胞坏死,伴有角质层下中性粒细胞浸润(C);角质下形成脓疱,伴有界面损伤和混合性真皮浸润(D)。苏木精-伊红染色。

66 岁男性,声门鳞状细胞癌。西妥昔单抗治疗鳞癌后出现发热和面部、躯干和四肢广泛的脓疱疹。临床病史、典型体征和组织病理学特征证实了 AGEP 的诊断。停用西妥昔单抗,局部及全身用药治疗,几周后症状完全消失。

急性局限性脓疱病(acute localized exanthematous pustulosis, ALEP)是 AGEP 的一种亚型,其病变局限于皮肤的一个或几个区域。面部是最常见的受累部位,其次是躯干和上肢。从红斑到脓疱再到脱屑,ALEP 与 AGEP 的临床特征和演变模式相同。ALEP

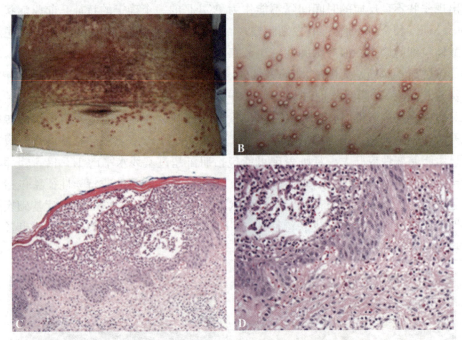

▲ 图 38-2　AGEP 皮肤活检的皮肤特征和病理结果[4]

腹部皮肤的宏观表现(A),可见弥漫性水肿红斑和散在的小脓疱。皮肤特写(B)。显微镜下皮肤病变表现为表皮内脓疱伴中性粒细胞和嗜酸性粒细胞浸润(C、D)。苏木精-伊红染色,40×(C),100×(D)。

69 岁女性,原发性肺癌($cT_3N_1M_{1b}$,ⅣB 期),在厄洛替尼治疗 7 周后,腹部和双大腿出现红斑和多发性皮肤脓疱伴有发热和全身乏力。皮肤活检标本的组织学检查显示,表皮内脓疱伴炎症细胞浸润。诊断为厄洛替尼诱发的 AGEP。停用厄洛替尼和全身皮质类固醇治疗后症状得到缓解。当厄洛替尼停用时,肺癌进展,给予 2 代 EGFR-TKI 药物阿法替尼,没有任何皮肤不良反应,并维持病情稳定 1 年。

的诱发因素也与 AGEP 中报道的相同,药物,尤其是抗生素,是最常见的诱发因素。与 AGEP 相比,ALEP 发生全身性累及的可能性较小。ALEP 的实验室检查通常正常,不改变肾功能或肝功能。然而,少数 ALEP 病例确实并发白细胞增多。

AGEP 的组织学特征为角质内、角质下和/或表皮内脓疱伴乳头状真皮水肿,血管周围和间质浸润中性粒细胞和嗜酸性粒细胞。表皮内脓疱主要位于上表皮,并可能与角质下脓疱相邻(图 38-1C、D)[3]。

第五节　诊断

AGEP 的诊断取决于临床和组织学标准。EuroSCAR 组织根据形态学、临床病程和组织学提出 AGEP 评分[5]。该评分工具将疑似 AGEP 患者分为确定、很可能、可能和无 AGEP(表 38-1)。药物斑贴试验可用于确定 AGEP 的病因。建议这些检测通常在 AGEP 缓解后不早于 4 周,不良反应发生后 1 年内进行。斑贴试验对 AGEP 的敏感性估计为 50%~58%。因此,当斑贴试验呈阴性,但临床怀疑程度仍然很高时,下一步可采用皮内试验或针刺试验。欧洲的指南认为,针刺试验比皮内试验更安全。然而,最近的研究认为,针刺试验对 AGEP 的诊断价值有限。

表 38-1　AGEP 的诊断评分系统(EuroSCAR 研究组织)[5]

项　目	计分
皮疹特征	
脓疱	
典型	+2
不典型	+1
不确定	+0
红斑	
典型	+2
不典型	+1
不确定	+0
分布	
典型	+2
不典型	+1
不确定	+0
脓疱后脱屑	
是	+1
无/不明显	+0
临床过程	
黏膜累及	
是	−2
否	+0
药物暴露后 10 天内发生	
是	+0
否	−2
15 天内缓解	
是	+0
否	−4
发热(≥38℃)	
是	+1
否	+0

(续表)

项 目	计分
PMN$>7\times10^9$/L	
是	+1
否	+0
组织学特征	
与其他疾病一致	−10
无代表性/无组织学	+0
PMN 的胞吐	+1
伴或不伴有乳头状水肿的角质下和/或表皮内非裂隙状或 NOS 脓疱	+2
裂隙状角质下和/或表皮内脓疱伴乳头状水肿	+3

计分解释:≤0,不是 AGEP;1~4,可能是 AGEP;5~7,很可能是 AGEP;8~12,肯定是 AGEP。AGEP,急性泛发性脓疱病;NOS,无特别说明;PMN,多形核白细胞。

AGEP 的鉴别诊断范围非常广泛,主要包括感染性疾病、炎症性丘疹鳞状疾病和药物不良反应。感染性疾病包括细菌性毛囊炎、皮肤念珠菌病、单纯疱疹病毒。非感染性炎性丘疹鳞状疾病主要包括脓疱性银屑病、IgA 天疱疮和角质下脓疱性皮肤病。药物不良反应包括 DRESS、SJS/TEN 和药物性嗜酸性粒细胞脓疱性毛囊炎(Ofuji 病)。重要的是对皮肤病变进行标准组织学活检,并考虑对病灶周围活检进行直接免疫荧光(DIF)。感染性疾病的鉴别诊断,建议从脓疱中获得以下结果:直接涂片、革兰氏染色培养,根据临床表现考虑念珠菌培养和病毒性疾病(如疱疹病毒)的聚合酶链反应(polymerase chain reaction, PCR)。

第六节　治疗

治疗 AGEP 的主要方法是停药。停药后,症状(包括皮肤特征)通常在数天至 2 周内迅速消退。AGEP 通常是自限性的。支持性治疗包括局部皮质类固醇、退热药和抗组胺药。在严重病例中,可口服皮质类固醇,减少住院时间和发病率。在极少数情况下,AGEP 是由口服皮质类固醇诱导的。例如,曾经报道了 1 例泼尼松龙引起的 AGEP,经斑贴试验证实。在这种情况下,并非所有全身皮质类固醇治疗都是禁忌证,因为在该报告中,患者能够耐受甲泼尼龙而无皮疹复发。环孢素是治疗严重 AGEP 的另一种选择,其疗效与口服皮质类固醇相似,可用于类固醇难治性病例或类固醇治疗禁忌证患者。司库奇尤单抗和英夫利昔单抗也已成功用于治疗对停药、支持治疗或皮质类固醇无反应的难治性病例。愈合过程的特点是皮肤脱屑,因此推荐使用局部润肤剂[1]。

AGEP 的病死率低于 5%,死亡的原因通常是多器官功能障碍、弥散性血管内凝血或医院感染，而非皮肤表现。死亡风险最高的是有多种合并症和更严重的弥漫性皮肤和黏膜受累的患者。

（庄颖洁）

参考文献

[1] PARISI R, SHAH H, NAVARINI A A, et al. Acute generalized exanthematous pustulosis: clinical features, differential diagnosis, and management[J]. Am J Clin Dermatol, 2023, 24(4): 557-575.

[2] MEIER-SCHIESSER B, FELDMEYER L, JANKOVIC D, et al. Culprit drugs induce specific IL-36 overexpression in acute generalized exanthematous pustulosis[J]. J Invest Dermatol, 2019; 139(4): 848-858.

[3] MASOOD S, RIZWAN M, FATIMA S, et al. Acute generalized exanthematous pustulosis induced by cetuximab[J]. Cureus, 2021, 138(8): e17309.

[4] KOMIYA N, TAKAHASHI K, KATO G, et al. Acute generalized exanthematous pustulosis caused by erlotinib in a patient with lung cancer[J]. Case Rep Oncol, 2021, 14(1): 599-603.

[5] SIDOROFF A, HALEVY S, BAVINCK JN, et al. Acute generalized exanthematous pustulosis (AGEP)— a clinical reaction pattern. J Cutan Pathol, 2001, 28(3): 113-119.

第六篇

典型病例

第三十九章

免疫治疗相关性大疱性类天疱疮病例

[基本病史]

患者,男性,81岁。2021年6月22日因"进食后呕吐伴腹胀"就诊外院。胃镜检查见胃窦小弯侧溃疡型浸润灶,质硬,贲门下和胃体病变,胃潴留。活检病理提示:(胃窦)腺癌。影像学提示:胃窦壁增厚、强化,伴肠系膜上静脉及胃大弯旁分支癌栓形成,胃窦旁及肝门区多发淋巴结转移。2021年7月6日外院行"腹腔镜下探查+中转开腹+胃空肠吻合术",术中见胃窦幽门部肿瘤伴梗阻,后壁与胰腺粘连固定,无法分离;胃小弯侧肿大淋巴结与肝总动脉、门静脉粘连固定,无法分离切除。行胃空肠吻合,经鼻留置鼻胃管及鼻空肠营养管置入。

术后2周仍有进食后呕吐,体重进一步下降。2021年7月20日收入复旦大学附属华山医院。

手术外伤史、既往史、个人史:2005年阑尾炎切除术,前列腺癌手术,2021年7月腹腔镜探查手术+胃空肠吻合术。乙肝病史,糖尿病病史,降糖药物治疗中。长期吸烟和饮酒史。否认结核病史和药物过敏史。婚育史及家族史无特殊。

入院后病理会诊:胃窦腺癌,HER-2(1+),pMMR,CPS 20。故诊断:①胃腺癌 $cT_{4b}N+M_0$,ⅣA期,HER2阴性,pMMR,CPS 20;②幽门梗阻;③胃潴留;④前列腺癌。

2021年7月23日、2021年8月6日行FOLFOX方案治疗2疗程,患者症状改善,不再恶心、呕吐,可进食半流质。影像学检查见幽门处肿瘤及胃周淋巴结缩小(图39-1)。2021年8月20日至2021年10月12日之间调整为阿替利珠单抗联合XELOX方案,每3周1次,共3次。2021年10月疗效评估为PR。后因手足麻木而停用奥沙利铂。从2021年11月5日开始调整为维持治疗方案:阿替利珠单抗+卡培他滨,每3~4周重复1个疗程。约2个月后复查,疗效评估为持续PR(图39-2)。

[皮肤病变]

2023年1月(使用阿替利珠单抗17个月后)在阿替利珠单抗+卡培他滨维持治疗期间,患者头皮、躯干、四肢开始出现散在皮疹并逐渐加重,部分演变为红色水疱样皮疹,伴剧烈瘙痒;阴囊皮肤大面积破溃,影响行走。口腔黏膜无累及。无发热、关节肌肉疼痛、肌力减退、头晕头痛、胸闷气促、恶心呕吐、腹痛腹泻等症状。

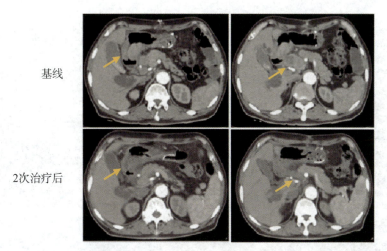

▲ 图 39-1 胃癌经 FOLFOX 治疗 2 疗程后幽门处肿瘤及胃周淋巴结缩小

（姚蓉蓉供图）

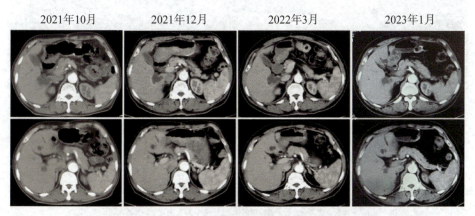

▲ 图 39-2 免疫及化疗维持治疗期间的影像学检查

幽门处肿瘤及胃周淋巴结继续缩小，维持 PR。（姚蓉蓉供图）

皮肤检查：皮损分布在躯干、四肢、头面部及阴囊，约占 20%BSA。皮损的基本损害为斑片、斑块；散在红色斑片、斑块（1～8cm）伴色素沉着，少量水疱疹（图 39-3）。

[实验室检查]

总 lgE 63.2KUA/L，大疱性皮肤病自身抗体分型、BP230、BP180 抗体（－）。食物过敏原、隐球菌凝集试验、涎液化糖链抗原均未见异常。

[组织病理]

2023 年 4 月行后背及前臂皮肤活检。病理报告提示：（背部）表皮下裂隙或水疱形成，可见中性粒细胞及嗜酸性粒细胞。直接免疫荧光（DIF）：边缘 C3 基底膜沉积阳性（＋＋）。右前臂表皮下水疱形成和绒毛现象，疱腔内大量红细胞和炎症细胞，真皮内有较多嗜酸性粒细胞及浆细胞。DIF：阴性（图 39-4、表 39-1）。

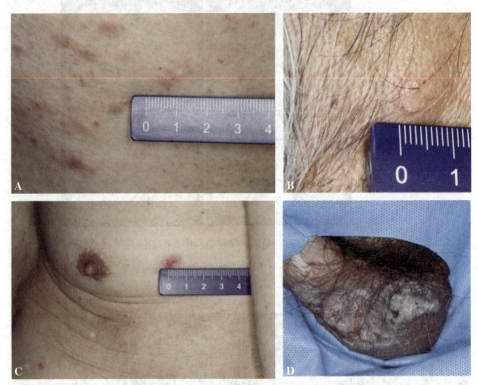

▲ 图39-3 皮损表现为斑疹(A)、丘疹(B)、水疱疹(C)、部分区域表皮破溃(D)

(姚蓉蓉供图)

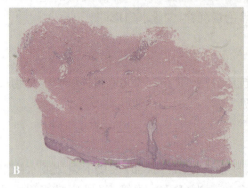
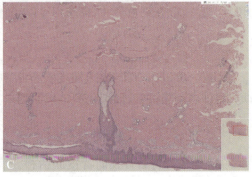

▲ 图39-4 皮肤活检病理结果

A.病理报告；B、C.镜下所见(苏木精-伊红染色，40×)。(复旦大学附属华山医院皮肤病理室黄琼供图)

表 39-1 皮肤活检组织病理 DIF 检查结果

检测项目	检测结果	参考值	检测项目	检测结果	参考值
取材部位：背部皮肤					
IgG 细胞间沉积	阴性	阴性	IgG 真皮浅层细胞样体	阴性	阴性
IgA 细胞间沉积	阴性	阴性	IgA 真皮浅层细胞样体	阴性	阴性
IgM 细胞间沉积	阴性	阴性	IgM 真皮浅层细胞样体	阴性	阴性
C3 细胞间沉积	阴性	阴性	C3 真皮浅层细胞样体	阴性	阴性
IgG 基底膜沉积	阴性	阴性	IgG 真皮血管壁	阴性	阴性
IgA 基底膜沉积	阴性	阴性	IgA 真皮血管壁	阴性	阴性
IgM 基底膜沉积	阴性	阴性	IgM 真皮血管壁	阴性	阴性
C3 基底膜沉积	边缘阳性++	阴性	C3 真皮血管壁	阴性	阴性
取材部位：右前臂皮肤					
IgG 细胞间沉积	阴性	阴性	IgG 真皮浅层细胞样体	阴性	阴性
IgA 细胞间沉积	阴性	阴性	IgA 真皮浅层细胞样体	阴性	阴性
IgM 细胞间沉积	阴性	阴性	IgM 真皮浅层细胞样体	阴性	阴性
C3 细胞间沉积	阴性	阴性	C3 真皮浅层细胞样体	阴性	阴性
IgG 基底膜沉积	阴性	阴性	IgG 真皮血管壁	阴性	阴性
IgA 基底膜沉积	阴性	阴性	IgA 真皮血管壁	阴性	阴性
IgM 基底膜沉积	阴性	阴性	IgM 真皮血管壁	阴性	阴性
C3 基底膜沉积	阴性	阴性	C3 真皮血管壁	阴性	阴性

备注：真表皮分离

[诊断]

结合以上病例资料经变态反应科多学科门诊专家会诊后诊断为"药物相关大疱性类天疱疮（阿替利珠单抗所致）"。

大疱性类天疱疮（BP）是一种自身免疫性大疱病，好发于 60 岁以上老年人。前驱期可持续数周或数月。见于躯干、四肢皱褶部位的皮疹，10%～30%伴有黏膜受累。皮肤表现为丘疹、湿疹样、风团样皮损，后发展为红斑、风团样皮损或正常皮肤基础上出现紧张性水疱、大疱，尼氏征阴性，皮损局限或泛发，常伴有剧烈瘙痒。部分 BP 患者可不出现水疱。水疱破溃后形成糜烂、结痂[1,2]。免疫治疗相关 BP 首次报道于 2015 年，Carlos 等发现 PD-1 抑制剂（帕博利珠单抗）导致 BP[3]。病理：表皮下水疱（76.19%）伴嗜酸性粒细胞浸润（88.24%）；DIF：补体 C3（95%）与 IgG（75%）在基底膜带呈线性沉积，血清抗体多数表现为抗 BP180 - NC16A 抗体阳性(84.21)[4]。

[鉴别诊断]

(1) 副肿瘤性类天疱疮:BP 与恶性肿瘤之间存在相关性,涉及肿瘤类型有血液系统肿瘤、前列腺癌、胃癌等,称为副肿瘤性类天疱疮[5]。但本例患者肿瘤控制稳定,未见进展,暂不考虑副肿瘤性类天疱疮。

(2) 天疱疮:为表皮内水疱,相对于 BP 的紧张性水疱,天疱疮的水疱松弛,尼氏征阳性,DIF、间接免疫荧光(IIF)可鉴别。结合本例患者的皮损及皮肤组织病理可排除该病。

(3) 疱疹样皮炎:表现为好发于手肘、膝部、臀部的炎症性丘疹、小水疱、结痂,伴剧烈瘙痒;组织病理学主要表现为表皮下疱或裂隙形成,真皮乳头层中性粒细胞聚集或形成中性粒细胞微脓肿。免疫病理学表现为基底膜带及真皮乳头 IgA 颗粒状或纤维状沉积,可伴有其他 Ig 沉积,其中尤以真皮乳头部位最常见。结合本例患者皮损及皮肤组织病理可排除该病。

(4) 线状 IgA 大疱性皮肤病:线状 IgA 大疱性皮肤病是一种累及皮肤和黏膜的慢性获得性自身免疫性表皮下大疱病,可发生于成人和儿童。DIF 检查见基底膜带线状 IgA 抗体沉积为其特征性改变。IIF 检查可以发现血清中存在抗表皮基底膜带 IgA 抗体,盐裂皮肤 IIF 检查和免疫电镜检查有助于抗原定位。结合本例患者皮损及皮肤组织病理可排除该病[6]。

[治疗过程与转归]

2023 年 1 月肿瘤科进行评估后认为,该患者目前处于持续缓解中,经变态反应科多学科门诊讨论后暂停阿替利珠单抗治疗。同时予以复索霜、氧化锌外涂,加巴喷丁口服。治疗后皮疹较前改善,瘙痒减轻,阴囊处破溃消失(图 39 - 5)。

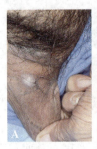 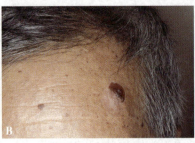 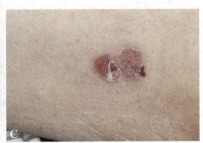

▲ 图 39 - 5 皮损情况好转

A. 阴囊处破溃消失;B. 额部皮损好转;C. 背部皮损好转。(姚蓉蓉供图)

2023 年 8 月 8 日患者再次就诊于变态反应科多学科门诊,皮损较前明显好转,肿瘤仍然处于持续缓解中,此时已经停用阿替利珠单抗半年。为更好地控制肿瘤,权衡获益与风险,再次启动阿替利珠单抗治疗,同时辅以莫匹罗星软膏外用、复方甘草酸苷及加巴喷丁口服。2023 年 10 月患者再次出现散在皮疹,呈水疱样,融合成片并破溃、结痂(图

39-6),伴有明显瘙痒,阴囊处皮损仍处于好转状态。大疱性皮肤病自身抗体检测,提示 BP180 74.4↑,BP230(-)。调整治疗方案:甲泼尼龙 16 mg 2 次/天,雷公藤 24ug 3 次/天,复方曲安奈德外用。2023 年 12 月因皮损未见好转且仍有新发皮疹,予以度普利尤单抗 600 mg+甲泼尼龙 8 mg 3 次/天,治疗后好转。

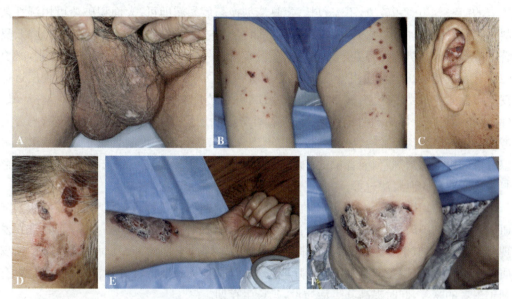

▲ 图 39-6 重启阿替利珠单抗治疗后皮损加重

A. 阴囊处皮损持续好转;B. 下肢红色水疱样皮损加重;C. 耳廓内见相应皮损;D~F. 额部、上臀、膝关节处皮损加重。(姚蓉蓉供图)

[讨论]

BP 的发病率较低,随着年龄的增长,BP 的发病风险越来越高。临床表现多样,如红皮病型类天疱疮、结节型类天疱疮、小疱型类天疱疮、增殖型类天疱疮、胫前类天疱疮。因 BP 患者循环自身抗体直接与皮肤基底膜半桥粒结合,血清中存在抗表皮基底膜抗原 230(BPAG1)、180(BPAG2),亦称为抗 BP230、抗 BP180 类天疱疮。此外,还有抗板层素 5 类天疱疮、抗 P200、P105、P450 类天疱疮[7,8]。在病因方面,部分药物可诱发 BP,如螺内酯、噻嗪类药物、二肽基肽酶Ⅳ抑制剂[9]。近年来,随着免疫检查点抑制剂(ICI)的应用,免疫治疗相关的大疱性类天疱疮也逐渐被大家所知。此外,BP 与恶性肿瘤之间也存在相关性,涉及肿瘤类型有血液系统肿瘤、前列腺癌、胃癌等,称为副肿瘤性类天疱疮[5]。针对肿瘤患者诊断 BP 时,要考虑药物相关性或副肿瘤性皮肤病。

ICI 导致 BP 的机制尚不清楚。在基因层面,有文献报道 *HLA-DQB1* * 03:01 与 BP 发病相关,但免疫治疗诱发的 BP 暂无明确易感性的报道[10]。BP 的病例荟萃文献报道,PD-1 抑制剂诱发的 BP 同样更倾向于高龄人群;发生时间平均时长为 49.1±23.7 周,也有报道显示特征性皮损最长可达 2 年[11]。本例患者从接受阿替利珠单抗治疗到发病约 1.5 年。在诊断方面,免疫相关性 BP 可通过病史、临床表现、组织病理及实验室检查(DIF、IIF、特异抗体检测)诊断。抗 BP180 比抗 BP230 在 PD-1 抑制剂诱发的 BP 中可能具有更高的检测价值。关于ICI与BP病情发展的相关性,报道显示停用或继续使用PD-1抑制剂后,BP均有可能发作、加重。

BP的主要治疗手段为系统应用糖皮质激素、利妥昔单抗及奥马珠单抗。一般治疗包括保护皮肤创面干燥和预防继发感染,以及高蛋白饮食。大疱需抽吸疱液,尽量保留原有的疱壁。小面积破溃,不需包扎,每日清创换药后暴露即可,大面积破溃可用湿性敷料,避免用易粘连的敷料。较大皮损外用绷带,防止进一步损伤。局部外用夫西地酸、奥替尼啶等可以预防继发感染。外用糖皮质激素首选外用超强效或强效糖皮质激素,必要时联合系统治疗。全身使用糖皮质激素为BP的主要治疗方式,根据疾病严重程度选择糖皮质激素的初始治疗剂量。中至重度BP可系统性应用激素起始剂量0.5~1 mg/(kg·d),若1~3周后病情仍得不到控制,可考虑联用免疫抑制剂,如甲氨蝶呤、吗替麦考酚酯、环孢素、硫唑嘌呤、环磷酰胺。以上治疗均未达到临床控制者属于顽固性BP,可以考虑应用生物制剂(利妥昔单抗、度普利尤单抗)、抗IgE单抗(奥马珠单抗)、IVIG、血浆置换或双重膜血浆滤过等。

系统性应用糖皮质激素在BP的治疗中占据重要作用,既往观点认为,糖皮质激素与PD-1抑制剂同时使用可能会降低抗肿瘤疗效,增加肿瘤复发风险。但目前的研究发现,糖皮质激素似乎不影响PD-1抑制剂的疗效。因此早期诊断、及时启动系统性糖皮质激素治疗,可以避免中止ICI的治疗或调整其剂量,从而维持抗肿瘤治疗的疗效,更有利于患者的恢复,同时提高其生活质量,延长生存期。

(姚蓉蓉)

参考文献

[1] 中华医学会皮肤性病学分会,中国医师协会皮肤科医师分会.自身免疫性表皮下大疱病诊疗共识(2022)[J].中华皮肤科杂志,2022,55(1):1-11.

[2] 中国医师协会皮肤科医师分会自身免疫性疾病亚专业委员会.大疱性类天疱疮诊断和治疗的专家建议(2016)[J].中华皮肤科杂志,2016,49(6):384-387.

[3] CARLOS G, ANFORTH R, CHOU S, et al. A case of bullous pemphigoid in a patient with metastatic melanoma treated with pembrolizumab[J]. Melanoma Res, 2015,25(3):265-268.

[4] GRÄN F, GOEBELER M, GESIERICH A. Bullous pemphigoid developing upon immune checkpoint inhibition with nivolumab[J]. Eur J Dermatol, 2019,29(4):448-449.

[5] 杜尔娜,左亚刚.副肿瘤性类天疱疮的研究进展[J].国际皮肤性学杂志,2013,39(4):272-274.

[6] 晋红中.协和皮肤临床病理学[M].北京:人民卫生出版社,2020:248-249.

[7] MARAZZA G, PHAM H C, SCHÄRER L, et al. Incidence of bullous pemphigoid and pemphigus in Switzerland: a 2-year prospective study[J]. Br J Dermatol, 2009,161(4):861-868.

[8] BERTRAM F, BRÖCKER E B, ZILLIKENS D, et al. Prospective analysis of the incidence of autoimmune bullous disorders in Lower Franconia, Germany[J]. J Dtsch Dermatol Ges, 2009,7(5):434-440.

[9] IZUMI K, NISHIE W, MAI Y, et al. Autoantibody profile differentiates between inflammatory and noninflammatory bullous pemphigoid[J]. J Invest Dermatol, 2016,136(11):2201-2210.

[10] LOPEZ A T, KHANNA T, ANTONOV N, et al. A review of bullous pemphigoid associated with PD-1 and PD-L1 inhibitors[J]. Int J Dermatol, 2018,57(6):664-669.

[11] 李思哲,何春霞,左亚冈.程序性死亡蛋白-1抑制剂诱发大疱性类天疱疮21例分析[J].中国医学科学院院报,2020,42(5):603-609.

[12] WEBER J S, HODI F S, WOLCHOK J D, et al. Safety profile of nivolumab monotherapy: a pooled analysis of patients with advanced melanoma[J]. J Clin Oncol, 2017, 35(7):785-792.

第四十章

免疫治疗相关性银屑病病例

[基本病史]

患者,男性,48岁。2017年1月因"咳嗽、咯血"就诊于当地医院。影像检查提示:肺占位,双侧肺内及骨转移。肺穿刺病理提示:腺癌,EGFR 19Del。2017年1月24日至2018年1月6日埃克替尼治疗,最佳疗效 PR,PFS 12个月。2018年1月因病情进展就诊于复旦大学附属华山医院肿瘤科。

吸烟史10余年,20支/天;否认传染病、外伤史、高血压病、糖尿病、饮酒史;否认食物、药物过敏史,否认手术史。婚育史及家族史无特殊。

入院后肺穿刺:腺癌,伴鳞化。基因检测:EGFR 19del,T790M。

2018年2月至2019年7月奥西替尼治疗,最佳疗效 PR,PFS 17个月。

2019年7月病情进展,肺内结节明显增大增多,2019年7～12月贝伐珠单抗+培美曲塞+顺铂治疗,最佳疗效 SD(图40-1),PFS 5个月。

2019年12月病情再度进展,新增肺内病灶,右肺病灶增大(图40-2),2019年12月至2020年3月贝伐珠单抗+多西他赛治疗,最佳疗效 PR(图40-3),PFS 5个月。

2020年3月评估病情进展,双肺病灶较前增多增大(图40-4),2020年3月19日至2020年5月26日安罗替尼治疗,最佳疗效 PD。

2020年5月病情进展,双肺病灶较前增多增大,新发颅内病灶。2020年5月29日至2020年12月5日信迪利单抗+白蛋白紫杉醇治疗。2021年1月19日至2021年5月24日调整为信迪利单抗维持治疗,最佳疗效 PR(图40-5、图40-6)。

[皮肤病变]

在信迪利单抗联合白蛋白紫杉醇抗肿瘤治疗3个半月后,患者出现双手干燥蜕皮。皮损主要分布在躯干及四肢,占15% BSA。多为局限性红斑,粟粒至蚕豆大小的红色扁平斑片、丘疹,伴鳞屑。未见水疱,未见明显破溃及结痂,部分融合成片。龟头及阴囊皮肤也可见红斑、脱屑(图40-7)。无瘙痒、肿痛、渗出。皮损可呈现蜡滴现象、薄膜现象、Auspitz征阳性。

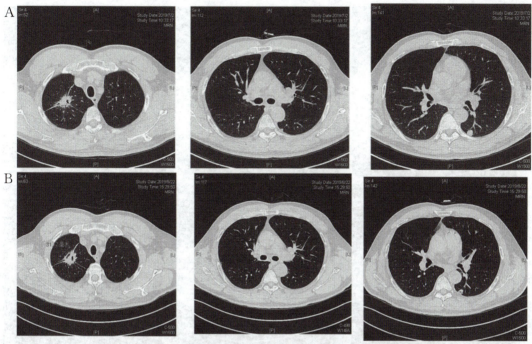

▲ 图 40-1 对比 2019 年 7 月(A),2019 年 8 月(B)肺内病灶略有缩小
(姚蓉蓉供图)

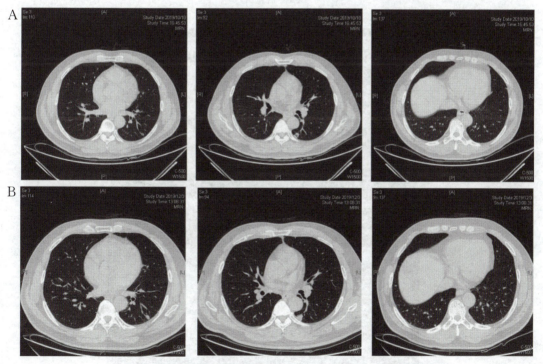

▲ 图 40-2 对比 2019 年 10 月(A),2019 年 12 月(B)肺内病灶进展
(姚蓉蓉供图)

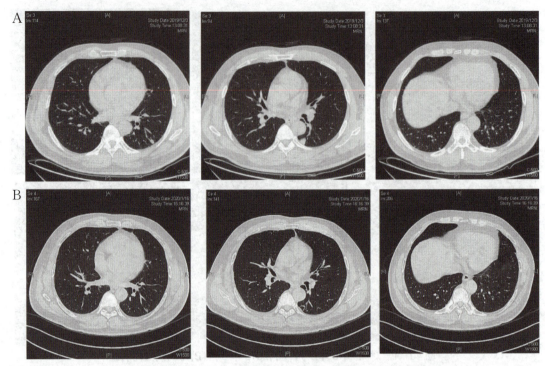

▲ 图 40-3 对比 2019 年 12 月(A),2020 年 1 月(B)肺内病灶明显好转

(姚蓉蓉供图)

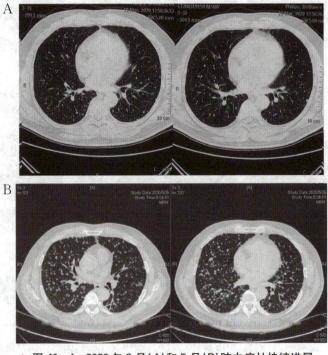

▲ 图 40-4 2020 年 3 月(A)和 5 月(B)肺内病灶持续进展

(姚蓉蓉供图)

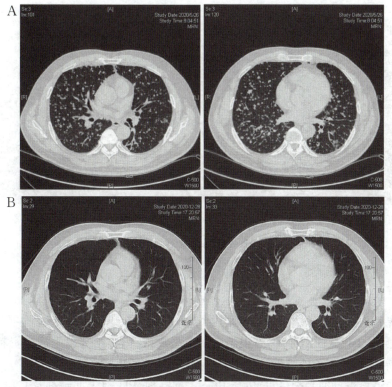

▲ 图 40-5 对比 2020 年 5 月(A),2020 年 12 月(B)肺内病灶明显好转
(姚蓉蓉供图)

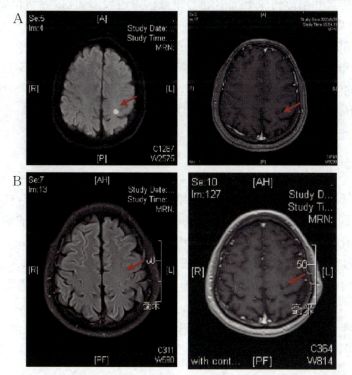

▲ 图 40-6 对比 2020 年 5 月(A),2020 年 12 月(B)颅内病灶明显好转
(姚蓉蓉供图)

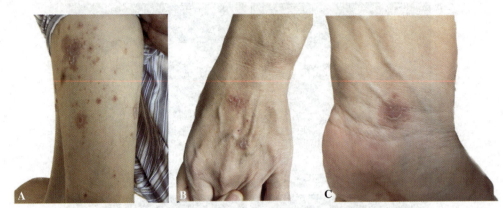

▲ 图 40-7　全身散在红色斑疹伴脱屑
A. 手臂；B. 手背；C. 手腕。（姚蓉蓉供图）

[诊断]

本例患者为 48 岁男性，皮损为鳞屑性红斑，广泛分布于躯干及四肢，存在蜡滴现象、薄膜现象，且 Auspitz 征阳性，具有银屑病的典型皮损特点，结合以上病史资料经皮肤科会诊后诊断为"药物相关性寻常型银屑病（信迪利单抗所致）"。

目前免疫检查点抑制剂（ICI）包括 PD-1 抑制剂、PD-L1 抑制剂及 CTLA-4 抑制剂。报道引发银屑病较多的为 PD-1 抑制剂，PD-L1 及 CTLA-4 抑制剂极少引发。其中纳武利尤单抗和帕博利珠单抗引起的银屑病报道较多，且以寻常型银屑病为主，也有反向银屑病、掌跖脓疱病、关节病型银屑病、红皮病型银屑病的报道[1]。信迪利单抗引起的银屑病报道较少。本例考虑信迪利单抗引起的免疫相关性银屑病。

免疫治疗相关性银屑病的诊断主要依靠临床表现，如 Auspitz 征阳性、Koebner 现象及炎症后色素沉着等。但临床实践中仍存在各种不同类型的银屑病，如红皮病型、脓疱性银屑病、Hallopean 连续性肢端皮炎。对于非典型皮损可结合皮肤镜、皮肤共聚焦显微镜、皮肤 B 超、组织病理等手段协助诊断。

[鉴别诊断][2]

（1）毛发红糠疹：损害多发生在肢体伸侧，早期为毛囊角化性丘疹，在晚期斑片的皮损周围仍可见到毛囊角化性丘疹，这是本病的特征。皮损上覆盖细小的鳞屑，不易剥脱。常伴有掌跖角化过度。

（2）脂溢性皮炎：损害为边缘不清的红斑，皮疹上的鳞屑呈糠秕状，Auspitz 征阴性。

（3）副银屑病：损害为红色斑疹皮损上覆盖细小鳞屑，无多层性鳞屑，无薄膜现象，Auspitz 征阴性，多无自觉症状。

（4）玫瑰糠疹：损害主要发生在躯干及四肢近端，皮疹的长轴与皮纹一致，鳞屑细小而薄，病程短暂，愈后不易反复。

[治疗过程与转归]

患者诊断为寻常型银屑病,遵皮肤科会诊意见予以抗组胺药西替利嗪、复方甘草酸苷片口服;复松霜外用,手掌部位予以尿素乳膏外用。因患者皮疹不影响正常生活且无其他不适,予以信迪利单抗继续按原剂量、原周期给药。患者银屑病表现经药物治疗后逐渐好转,且在信迪利单抗持续治疗期间,银屑病症状未加重。2021年11月患者因肿瘤进展去世,在整个抗肿瘤治疗期间,银屑病控制可。

[讨论]

银屑病是一种免疫介导的慢性炎症性疾病,首次发病以青壮年居多,主要表现为皮肤损害或合并关节病变。主要皮损表现为红斑、鳞屑,间断性伴有瘙痒、疼痛。银屑病可引起诸多合并症及并发症,如畸形、残疾、心血管疾病、代谢综合征以及肿瘤。银屑病的组织病理主要表现为靠近表皮的血管明显扩张、棘层肥厚、细胞浸润及异常角化[3]。银屑病受遗传、免疫和环境等多种因素的影响,部分诱发因素包括有外伤、药物、感染、精神紧张、吸烟史、饮酒史以及肥胖[4]。银屑病与肿瘤的相关性体现在银屑病可引起恶性肿瘤的发生。此外,抗肿瘤药物也可引起银屑病的发生。2016年报道1例结肠癌患者使用西妥昔单抗(大分子表皮生长因子受体,EGFR抑制剂)8周后出现掌跖脓疱病[5];de Lorenzi等报道了1例乳腺癌患者使用曲妥珠单抗数天后出现点滴状银屑病[6]。有报道称,利妥昔单抗(CD20单抗)可诱发斑块状银屑病、掌跖脓疱病和红皮病型银屑病[7~9]。Idelalisib(磷脂酰肌醇3激酶δ,PI3Kδ抑制剂)在应用于套细胞淋巴瘤患者后出现银屑病表现[10]。此外,有文献报道,多靶点抑制剂如伊马替尼、尼洛替尼、索拉非尼、乐伐替尼,均可引起斑块状银屑病、掌跖银屑病或脓疱型银屑病[1]。

随着免疫治疗在临床中的广泛应用,ICI引起或加重银屑病的相关文献报道逐渐增多。免疫相关性银屑病发生时间介于数天至1年之间,以首次用药2周后发病最常见。对比既往无银屑病病史者,有银屑病病史或家族史的患者使用ICI后出现银屑病皮损加重的时间更短。对于有相关病史者,联合使用不同种类的ICI会缩短银屑病加重的时间间隔[11]。美国一项多中心回顾性队列研究调查分析了有银屑病病史且接受ICI治疗的76例肿瘤患者。其中43例(57%)在接受ICI治疗后均出现银屑病复发加重,中位时间是44天,提示ICI治疗与银屑病加重有关。在疗效方面,出现银屑病复发的患者比未复发的患者PFS时间明显更长(3.9 vs. 8.7月,$P=0.049$)[12]。目前ICI引起或加重银屑病的具体机制尚不明确,可能与IL-17、IL-22升高有关。IL-17和IL-22由Th1、Th17及Th22细胞产生,而Th17细胞受到PD-1通路的负性调节。当PD-1通路被抑制后,这种负性调节作用减弱,导致IL-17及IL-22水平升高,进而诱发或加重银屑病[13]。此外,活化的$CD8^+$ T细胞通过IL-6加速银屑病样皮炎出现,也可能是PD-1单抗加重银屑病的机制之一[14]。

免疫治疗相关性银屑病的治疗遵循银屑病治疗的总原则,轻度银屑病以外用药物治疗为主。银屑病急性期宜用温和保护剂和润肤剂;稳定期和消退期选择作用较轻的药物。润肤剂包括凡士林、甘油、矿物油、尿素等。外用或系统性应用糖皮质激素可控制银屑病病情,针对较厚的苔藓样皮损可联合水杨酸。维生素 D_3 类似物(卡泊三醇、他卡西醇)为局部治疗斑块型银屑病与轻中度头皮银屑病的一线治疗方案。钙调磷酸酶抑制剂(他克莫司软膏)对于面部、生殖器和屈侧较敏感部位的皮损是一种很好的选择。生物制剂在难治性银屑病中也具有重要地位。有文献报道了一例帕博利珠单抗相关的恶性黑色素瘤银屑病患者,在系统治疗无效的情况下使用 IL-17A 抑制剂司库奇尤单抗(secukinumab)后银屑病症状缓解[15]。在 76 例回顾性病例分析中,有 23 例需局部治疗,16 例进行了系统治疗,4 例未经任何治疗但皮损痊愈,仅 5 例因银屑病复发而停止免疫治疗[12]。

  本例患者在诊疗过程中未停止免疫治疗。因此,对于有银屑病病史的恶性肿瘤患者或在 ICI 治疗过程中新发银屑病的患者,进行规范化评估及治疗,可合理应用 ICI,避免银屑病所致的生活质量下降。

(姚蓉蓉)

参考文献

[1] 隋长霖,常晓,赵琪,等. 抗肿瘤靶向和免疫治疗致银屑病研究进展[J]. 中华皮肤科杂志,2022,e20210442.

[2] KIM W B, JEROME D, YEUNG J. Diagnosis and management of psoriasis[J]. Can Fam Physician, 2017, 63(4): 278-285.

[3] 中华医学会皮肤性病学分会银屑病专业委员会. 中国银屑病诊疗指南(2023 版)[J]. 中华皮肤科杂志, 2023, 7(56): 573-625.

[4] BOEHNCKE W H, SCHÖN M P. Psoriasis[J]. Lancet, 2015, 386(9997): 983-994.

[5] MARINELLO E, PASTORELLI D, ALAIBAC M. A case of psoriasis pustolosa palmaris induced by cetuximab[J]. BMJ Case Rep, 2016, 2016: bcr2016214582.

[6] DE LORENZI C, KAYA G, QUENAN S. Psoriasis induced by trastuzumab therapy[J]. Eur J Dermatol, 2018, 28(5): 702-704.

[7] KIM D W, PARK S K, WOO S H, et al. New-onset psoriasis induced by rituximab therapy for non-Hodgkin lymphoma in a child[J]. Eur J Dermatol, 2016, 26(2): 190-191.

[8] HALLER C, COZZIO A, VON KEMPIS J, et al. Successful treatment of rituximab-associated palmoplantar pustulosis with apremilast in a patient with seropositive rheumatoid arthritis[J]. J Clin Rheumatol, 2021, 27(7): e289-e290.

[9] KOUMAKI D, KOUMAKI V, HANIOTIS V, et al. Erythrodermic psoriasis after rituximab treatment in a patient with autoimmune hemolytic anemia[J]. Indian J Dermatol, 2021, 66(1): 108-112.

[10] PESQUÉ D, SANCHEZ-GONZALEZ B, GALLARDO F, et al. Psoriasiform eruption secondary to PI3K-delta inhibitor: expanding the spectrum of psoriasiform paradoxical reactions[J]? Acta Derm Venereol, 2021, 101(3): adv00418.

[11] SIBAUD V, MEYER N, LAMANT L, et al. Dermatologic complications of anti-PD-1/PD-L1 immune checkpoint antibodies[J]. Curr Opin Oncol, 2016, 28(4): 254-263.

[12] HALLE B R, BETOF WARNER A, ZAMAN F Y, et al. Immune checkpoint inhibitors in patients with pre-existing psoriasis: safety and efficacy[J]. J Immunother Cancer, 2021, 9(10): e003066.

[13] DE BOCK M, HULSTAERT E, KRUSE V, et al. Psoriasis vulgaris exacerbation during treatment with a PD-1 checkpoint inhibitor: case report and literature review[J]. Case Rep Dermatol, 2018,10(2):190-197.

[14] TANAKA R, ICHIMURA Y, KUBOTA N, et al. Activation of CD8 T cells accelerates anti-PD-1 antibody-induced psoriasis-like dermatitis through IL-6[J]. Commun Biol, 2020,3(1):571.

[15] JOHNSON D, PATEL A B, UEMURA M I, et al. IL17A blockade successfully treated psoriasiform dermatologic toxicity from immunotherapy[J]. Cancer Immunol Res, 2019,7(6):860-865.

第四十一章

副肿瘤性肢端角化症病例

[基本病史]

患者,男性,62岁。因"皮肤色素沉着伴肿痛5月余,发现纵隔占位1周"于2020年7月就诊。既往史:30年前因左侧股骨骨折行钢钉内固定术。否认传染病、外伤、高血压病、糖尿病病史。否认吸烟史、饮酒史。否认食物、药物过敏史。否认手术史。婚育史及家族史无特殊。

2020年2月出现双手及手腕、双足及足踝处发黑,伴肿胀疼痛、瘙痒,未予重视。2020年7月因皮肤症状加重,同时出现四肢伸侧皮肤发硬、肿胀、麻木,就诊后发现中上纵隔占位、自身免疫性肝病、血小板减少。左侧手掌活检病理提示:表皮轻度乳头瘤样生长伴角化过度,真皮浅层细血管周围小片状较致密淋巴细胞浸润,血小板抗体阴性。直接免疫荧光(DIF)显示:IgG、IgA、IgM、C3细胞间及基底膜沉积阴性。纵隔镜下纵隔淋巴结活检病理提示:癌,分化差,倾向腺癌。影像学检查未发现其他占位性病变。诊断为①"纵隔淋巴结转移性癌,Ⅳ期;②副肿瘤性相关皮肤病;③自身免疫性肝病"。

经皮肤科、肿瘤科、风湿科、普外科多学科会诊后予以白芍总苷、雷公藤多苷、复方甘草酸苷、熊去氧胆酸治疗自身免疫性肝病。2020年9月2日至2021年1月14日行姑息化疗:紫杉醇白蛋白结合型300 mg+顺铂120 mg,q3w×6。2021年4月17日外院行纵隔淋巴结放疗,剂量为6000 cGy/30 Fx。治疗期间纵隔肿块较前缩小,评估疗效为PR(图41-1)。其间出现放射性肺炎。放、化疗期间手足肿胀、疼痛、瘙痒症状较前明显缓解,

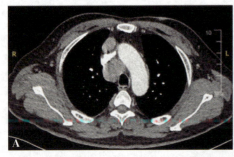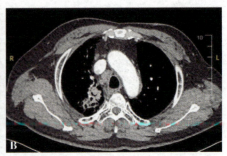

▲ 图41-1 放、化疗后纵隔内肿块明显缩小

A. 治疗前;B. 治疗后。(姚蓉蓉供图)

四肢伸侧皮肤发硬、肿胀、麻木略有加重。

[皮肤病变]

2022年7月患者因手足、四肢关节伸侧皮肤粗糙、变硬伴皲裂加重("技工手样"改变),新发臀部皮肤皱褶处苔藓样皮疹伴明显瘙痒,就诊于风湿科。予以加用白芍总苷胶囊、雷公藤多苷片、复方甘草酸苷片、熊去氧胆酸胶囊对症治疗。2022年9月因皮肤症状持续加重就诊于皮肤科,考虑"毛发红糠疹",予以泼尼松口服。2023年3月患者上述症状仍持续加重,全身多处明显色素沉着,皮肤明显苔藓样改变、双手双足胼胝样硬化(图41-2),瘙痒及疼痛影响睡眠。同时出现胸闷、活动后气促,故而就诊于肿瘤科。

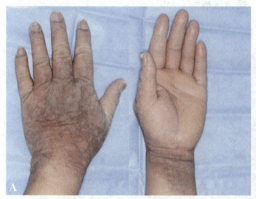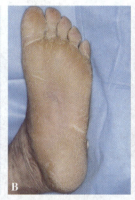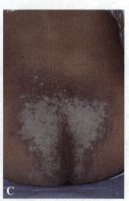

▲ 图41-2 色素沉着、胼胝样改变及苔藓样改变
A.手心和手背;B.足底;C.臀部。(姚蓉蓉供图)

[检查与检验]

影像学检查提示:新增右肺门肿块、纵隔内多发淋巴结肿大,肝内多发转移灶,评估病情进展(图41-3)。2023年3月30日行右侧髂腰部皮肤及皮下组织活检(深取至脂肪组织)。病理报告提示:表皮角化过度伴小片状角化不全,棘层肥厚,真皮浅层细血管周围小片状稍致密淋巴、组织细胞浸润伴少数中性粒细胞、嗜酸性粒细胞、浆细胞及噬色素细胞(图41-4),阿新蓝染色(-)、刚果红染色(-)、PAS染色(-)、甲苯胺蓝染色;真皮内少数染色阳性细胞(图41-5)。免疫组化不支持淋巴造血系统来源肿瘤和转移性肿

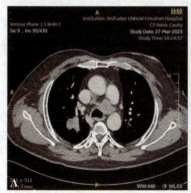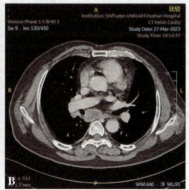

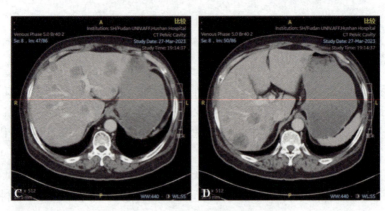

▲ 图 41-3　病情进展

A、B. 新增右肺门肿块,纵隔内多发淋巴结肿大;C、D. 肝内多发转移灶。(姚蓉蓉供图)

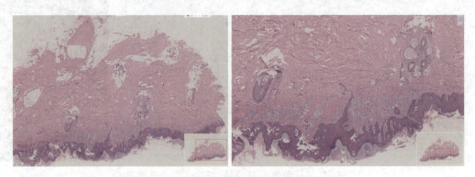

▲ 图 41-4　皮肤活检病理

表皮角化过度伴小片状角化不全,棘层肥厚,真皮浅层细血管周围小片状稍致密淋巴、组织细胞浸润伴少数中性粒细胞、嗜酸性粒细胞、浆细胞及噬黑素细胞(苏木精-伊红染色)(复旦大学附属华山医院皮肤病理室黄琼供图)。

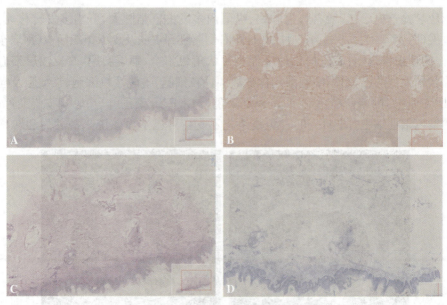

▲ 图 41-5　真皮内少数染色阳性细胞

A. 阿新蓝染色;B. 刚果红染色;C. PAS染色;D. 甲苯胺蓝染色(40×)。(复旦大学附属华山医院皮肤病理室黄琼供图)。

瘤。2023年3月31日B超引导下肝脏穿刺活检,病理报告提示:(肝穿刺)转移性小细胞癌,结合免疫组化符合肺小细胞癌转移。分子病理:PMS2(+)、MLH1(+)、MSH2(+)、MSH6(+)、PD-L1(CPS=40)。

[诊断]

结合患者的临床表现、检查及检验结果,同时经皮肤科、风湿科共同讨论后诊断为:①小细胞肺癌 $cT_2N_3M_1$,IV期,pMMR,CPS 40;②副肿瘤性肢端角化症;③自身免疫性肝病。

[鉴别诊断]

副肿瘤性肢端角化症仍需与以下疾病进行鉴别:

(1) 遗传性掌跖角化症:掌跖角化症可分为遗传性及获得性两种类型,皮损表现为掌跖部位的角化过度斑块。遗传性掌跖角化症常为常染色体显性遗传,根据皮损形态不同可以分为弥漫性、局限性、条纹型和点状型。弥漫性为掌跖部弥漫性角化可伴有指节垫、甲板增厚浑浊。点状型为手足掌部位的点状角化斑块。条纹型为受力部位的条索状角化斑。发病多在婴幼儿期、青春期或成年早期。

(2) 局限性神经性皮炎:又称为慢性单纯性苔藓,是一种因过度挠抓引起的继发性皮损,常见苔藓样斑块和皮肤破损。阵发性瘙痒是其主要症状,可见于身体任何部位,好发于颈前、上眼睑、外阴、肛门部位。皮疹可表现为丘疹、斑片,有轻度鳞屑或渗出,少数情况可表现为结节。

(3) 恶性肿瘤皮肤转移:恶性肿瘤皮肤转移引起的皮肤症状可表现为多种形态,其中弥漫性角化较为少见,可经皮肤组织病理活检,免疫组化结果明确诊断。本病例皮肤活检及免疫组化不支持淋巴造血系统来源肿瘤和转移性肿瘤。

(4) 银屑病:银屑病是一种免疫介导的慢性炎症性疾病,主要皮损表现为红斑、鳞屑,伴有间断性瘙痒、疼痛。广泛分布于躯干及四肢。皮损有典型的蜡滴现象、薄膜现象和Auspitz征阳性。而副肿瘤角化症引起的紫红或红褐色斑,一般覆以灰白色不易刮掉的角质鳞屑,不存在蜡滴现象且Auspitz征。

[治疗结果与转归]

2023年4月13日至2023年11月11日依托泊苷+顺铂,q3w×8。5月12日曾使用斯鲁利单抗 300 mg,因出现全身新发皮疹伴瘙痒,停用斯鲁利单抗。同时继续予以白芍总苷胶囊、雷公藤多苷片、复方甘草酸苷片、熊去氧胆酸胶囊对症治疗。

患者治疗后肢端角化较前好转,瘙痒及疼痛也逐渐好转。2023年6月5日复查见肺内、肝内病灶明显缩小,疗效评价为PR。2023年10月11日影像学检查肝内、肺内病灶保持稳定,疗效评估为持续PR(图41-6、图41-7)。

[讨论]

副肿瘤性肢端角化病又称Bazex综合征,其典型临床表现为对称性肢端角化性斑块,境界不清的紫红或红褐色斑,覆以灰白色不易刮掉的角质鳞屑。主要累及手、足、鼻

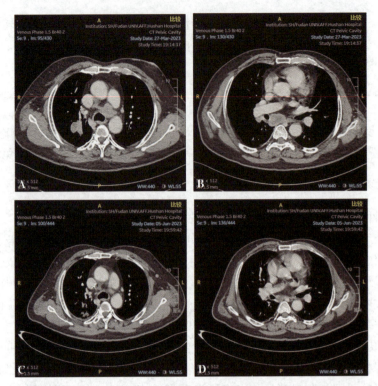

▲ 图 41-6 对比 2023 年 3 月(A、B),2023 年 6 月(C、D)肺门肿块、纵隔内淋巴结明显缩小
(姚蓉蓉供图)

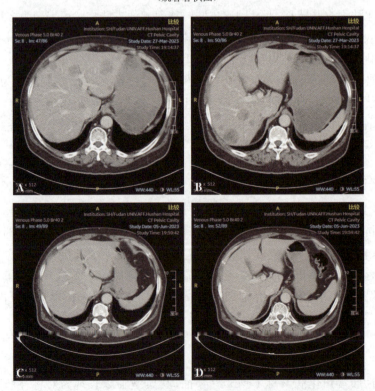

▲ 图 41-7 对比 2023 年 3 月(A、B),2023 年 6 月(C、D)肝内转移灶治疗后明显好转
(姚蓉蓉供图)

和耳部,较少见于面颈部。少数患者可累及膝、肘、躯干。手部皮损好发于手指,局部肿胀粗大;指背有黏着的角化过度性鳞屑;在手指掌面角化较薄红斑明显;手掌有疣状角化过度,呈污黄色,凹凸不平。足趾皮损角化过度较手掌明显,受压部位更突出。少数患者可出现小囊肿、水疱、大疱和结痂。偶伴有甲损害,表现为甲板增厚、凹陷、横沟、纵嵴、甲下角化过度或甲板毁坏、甲皱襞肿胀和压痛[1]。

副肿瘤性肢端角化症的发生与体内肿瘤病灶相关,多见于40岁以上的男性。皮肤症状先于内脏病变数月到数年发生。诊断依靠典型临床表现及发现系统肿瘤的证据。皮损病理为非特异性改变,可见表皮角化过度伴灶性角化不全,棘层轻度肥厚或呈银屑病样增生,真皮浅层血管周围有炎症细胞浸润[1]。

本例为伴发于小细胞肺癌的副肿瘤性肢端角化症,诊断主要依靠典型临床表现及发现系统肿瘤的证据。副肿瘤性肢端角化症的皮疹通常对局部治疗有抵抗性[2],治疗的关键在于发现体内肿瘤病灶并积极抗肿瘤治疗。对潜在肿瘤的治疗可显著改善皮肤症状病变。此外,皮肤症状的再次出现可能是肿瘤复发或转移性疾病发展的信号[3]。

(姚蓉蓉)

参考文献

[1] ZARZOUR J G, SINGH S, ANDEA A, et al. Acrokeratosis paraneoplastica(Bazex syndrome): report of a case associated with small cell lung carcinoma and review of the literature[J]. J Radiol Case Rep, 2011,5(7):1-6.
[2] BOLOGNIA J L, BREWER Y P, COOPER D L. Bazex syndrome (acrokeratosis paraneoplastica). An analytic review[J]. Medicine (Baltimore), 1991,70(4):269-280.
[3] STONE S P, BUESCHER L S. Life-threatening paraneoplastic cutaneous syndromes[J]. Clin Dermatol, 2005,23(3):301-306.

第四十二章

以丹毒样皮肤损害为唯一转移表现的胃癌病例

[基本病史]

患者,男性,67岁,2018年10月因胃癌行胃癌根治术,术后行XELOX辅助化疗6次。此后随访未见复发转移征象。本次因左大腿根部肿痛就诊。

有头孢菌素过敏史。否认传染病、外伤、高血压病、糖尿病病史。否认吸烟史、饮酒史。婚育史及家族史无特殊。

2021年4月患者无明显诱因下出现左侧大腿根部肿痛,皮温高,伴腹股沟区疼痛明显。在当地就诊,予以抗感染治疗3天后疼痛好转,但仍伴有肿胀。2021年4月27日肿痛加重,当地医院超声提示:左侧腹股沟区及大腿根部皮下组织呈水肿表现,局部淋巴结增大(多考虑反应性增生),下肢动静脉血流通畅。盆腔增强CT提示:左侧腰大肌、髂腰肌、左侧腹股沟区及股骨上端区软组织肿胀伴周围渗出改变。PET/CT提示:①胃癌术后吻合口未见异常FDG代谢增高灶。②左侧腰部、臀部及左侧大腿肌肉肿胀,FDG代谢不均匀增高。左侧腰臀部及下肢水肿。2021年5月27日当地医院行腰大肌穿刺,病理报告提示:有纤维结缔组织,少许炎症细胞浸润。给予低分子肝素预防血栓,左氧氟沙星联合克拉霉素抗感染,羟考酮止痛。2021年6月18日以"皮肤软组织感染可能"收入复旦大学附属华山医院感染科。

[皮肤病变]

体格检查见左侧髋关节不能伸直,左下肢近端皮肤弥漫性增厚、潮红,浸润性红斑,散在色素沉着,质地硬韧,触感僵硬,压之疼痛加剧。

[检查及检验]

梅毒快速血浆反应素试验(RPR)1∶4阳性。梅毒螺旋体特异性抗体阳性。抗核抗体1∶320阳性。CEA 10.8 ng/mL,CA199 4574 U/mL。B超提示:左侧腹股沟区皮下软组织肿胀,未见明显肿块及积液。左侧腹股沟区部分淋巴结皮质轻度增厚,形态规则。盆腔增强CT提示:左侧大腿根部、阴囊及臀部周围软组织密度增高,大腿根部肌间隙模糊,符合感染表现。

[皮肤病理]

2021年6月21日行左侧大腿皮肤活检。病理提示：表皮基底层色素稍增加，真皮内胶原增殖，细血管周围小片状淋巴细胞浸润，皮下脂肪间隔增宽，间隔及小叶内部分细血管周围亦见小片淋巴细胞浸润，伴稍多中性粒细胞及少数多核巨细胞。近底切缘的脂肪间隔内可见稍多单个或成巢的异型细胞，部分呈腺腔样分布（图42-1）。阿新蓝染色：皮下脂肪间隔内部分区域染色阳性反应（图42-2）。

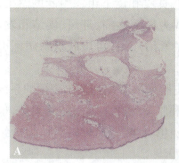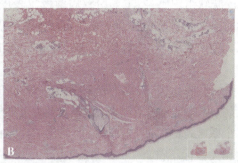

▲ 图42-1 皮肤活检病理

可见异型细胞，部分呈腺腔样分布。苏木精-伊红染色。A. 40×；B. 100×。（复旦大学附属华山医院皮肤病理室黄琼供图）

▲ 图42-2 阿新蓝染色阳性

100×（复旦大学附属华山医院皮肤病理室黄琼供图）。

免疫组化检查：肿瘤细胞 LCA（－），CK（＋），S100（－），CK7（部分＋），P63（－），CDX-2（－），CK20（小部分＋），CK8（＋），CEA（部分＋），AR（－），PSA（－），TTF-1（－），RCC（－），PAX-8（－），ERG（－），Ki-67（40—80%＋）。CD31（＋）的血管内偶见肿瘤细胞。D2-40（＋）的淋巴管内找到疑似肿瘤细胞。苏木精-伊红染色及免疫组化提示腺癌皮肤转移。

[诊断]

本病例以单纯丹毒样皮损起病，全身检查未见明确肿瘤复发转移依据，因考虑下肢软组织感染首诊于感染科。入院后结合多次不同皮肤组织活检，病理诊断为恶性肿瘤皮肤转移。结合患者既往胃腺癌病史,且 CEA、CA199 升高,故最终诊断为胃腺癌皮肤转移。患者胃癌术后 3 年,因单纯丹毒样皮肤转移起病,诊断具有难度。肿瘤的皮肤转移较为少见,多表现为皮肤多发坚硬结节。而在罕见情况下,肿瘤的皮肤转移可以表现为大片红斑,皮温升高,酷似丹毒,这一表现称为"癌性丹毒"。

[鉴别诊断]

本例需与以下疾病进行鉴别。

(1) 皮肤软组织感染:主要由致病菌侵犯表皮、真皮和皮下组织引起的感染性疾病,包括蜂窝织炎、丹毒、皮肤脓肿、脓肌炎。典型表现为局部疼痛、红斑、硬结和发热,伴有明显肿胀。本例患者以"下肢感染"收治入院,抗生素治疗无效,皮肤组织病理可排除此诊断。

(2) 系统性硬化症:又称为硬皮病,是一类以皮肤增厚变硬为突出表现的系统性自身免疫性疾病,可表现为雷诺现象,逐渐进展为皮肤肿胀及硬化。除皮肤受累外,也可以影响其他各个系统,如肺、心血管、肾脏、消化道。本例患者虽抗核抗体阳性,但后续系统性硬化症的相关指标不符。

(3) 梅毒:是由梅毒螺旋体感染所致的一种系统性、慢性传染病,可引起人体多系统、多器官损害,导致组织破坏、功能失常。梅毒感染的皮肤表现包括暗红色丘疹,其后糜烂溃疡,全身性梅毒疹,外阴及肛周湿丘疹及扁平湿疣。本例患者虽梅毒阳性,但皮肤表现不一致。

[治疗过程与转归]

患者入院后先后请肿瘤科、风湿科、皮肤科、普外科、神经内科会诊,当时左下肢皮肤肿胀疼痛明显,予以硫酸镁湿敷;局部外用双氯芬酸/二乙胺乳膏,同时予以口服羟考酮缓释片 20 mg q12 h,对乙酰氨基酚 1 300 mg q12 h,普瑞巴林 75 mg q12 h 止痛治疗,以及低分子肝素预防性抗凝。并行正规驱梅治疗,苄星青霉素 240 万 U 肌内注射,qw×3。PD-1 单抗+奥沙利铂+卡培他滨抗肿瘤治疗。患者经镇痛治疗、皮肤局部对症处理、全身系统性抗肿瘤治疗后,左下肢皮肤肿胀疼痛症状明显好转。

[讨论]

恶性肿瘤皮肤转移较为少见,占全部转移癌的 1%~10%。皮肤转移常在恶性肿瘤初诊后数月至数年发生。罕见情况下,肿瘤皮肤转移可作为恶性肿瘤的首发征象或者肿瘤复发转移的标志,发生于 2%~5% 的病例[1,2]。皮肤转移癌的临床表现多种多样,最常见的类型为皮肤多发坚硬结节,可伴触痛。少见的独特类型包括丹毒样(炎症型)癌、带状疱疹样、铠甲样癌、毛细血管扩张性癌、硬皮病样、肿瘤性脱发、离心性环形红斑样等,局部伴或不伴疼痛或瘙痒的不适症状,容易误诊(详见本书第二章)。

本病例以单纯丹毒样皮损作为胃癌转移的唯一症状,且经多次多部位皮肤活检才确诊,无疑更增加了诊断的难度。丹毒样癌是皮肤转移的少见表现。临床特征是边界清楚、颜色鲜艳的红斑、溃疡或光滑丘疹、斑块、结节伴或不伴硬壳。皮温多有升高。表现为类似蜂窝织炎或丹毒的固定红斑斑块,区域可伴水肿。患者可具有瘙痒、疼痛或刺痛等症状[1]。丹毒样癌常有浸润感、质地硬韧,外周血白细胞计数不高,需要借助组织病理检查确诊。组织病理可在真皮中看到淋巴管内的癌细胞栓。常见的原发肿瘤类型为乳腺癌[3],其他肿瘤也有报道,包括肺癌、胰腺癌、直肠癌、卵巢癌、腮腺癌、胃癌、淋巴瘤、胸膜癌[4]等(图42-3)。

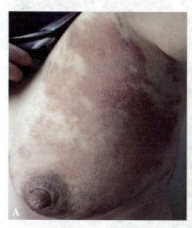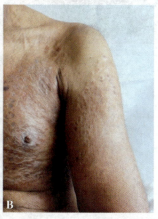

▲ 图42-3

A.乳腺癌丹毒样皮肤转移[3];B.胸膜癌丹毒样皮肤转移[5]。

丹毒样癌因有边界清楚的红斑和皮肤发热,常被误诊为丹毒、蜂窝织炎、接触性皮炎、放射性皮炎等,因此丹毒样癌的延迟诊断十分常见。丹毒样癌患者常无发热或白细胞升高,抗生素治疗无效[5]。皮肤转移癌与原发肿瘤的组织病理学特征基本一致,并多保留其原发肿瘤的生物学特征,这为诊断提供了很大线索。如本病例所述,皮肤活检有助于丹毒样癌的诊断,但可能需要多次活检方可得到确诊。皮肤转移与恶性肿瘤不良预后相关。根据大样本回顾分析,皮肤转移发生后平均生存期7~31个月,而丹毒样癌确诊后平均生存期3~7.5个月[6]。

恶性肿瘤皮肤转移的治疗以治疗原发肿瘤为主要治疗方式,当皮肤转移确诊后应全面评估其余脏器受累情况。对单纯皮肤转移无内脏转移的患者,针对皮肤局部治疗可控制皮肤转移,如放疗、放化疗、光动力治疗、局部应用咪喹莫特和米替福新、病灶内化疗和电化疗。有文献报道针对皮肤转移癌各种皮肤治疗的结局,表面放疗、光动力治疗、电化疗的客观临床反应率较高(84%、84%、75%),病灶内化疗、局部治疗的反应率较低(44%、42%)[7]。然而,丹毒样癌通常对局部治疗存在抵抗,应以系统性治疗为主。有文献报道胃癌患者诊断为丹毒样癌,接受替吉奥化疗后皮肤病灶缓解[8](图42-4)。

结合本病例诊疗经过,当皮肤出现类似于丹毒表现、炎症反应不强烈且对抗生素治疗无反应时,应警惕恶性肿瘤皮肤转移的可能。丹毒样癌作为罕见皮肤转移,常导致诊断延迟。皮肤活检有助于准确诊断,必要时需多次活检。当诊断明确后应以系统性治疗为主。

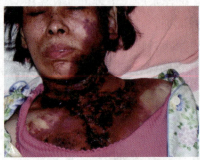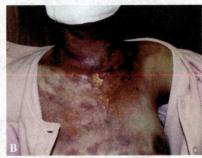

▲ 图42-4 丹毒样转移癌经系统性治疗后好转[8]

A. 治疗前；B. 治疗后。

(姚蓉蓉)

参考文献

[1] COHEN P R. Pleomorphic appearance of breast cancer cutaneous metastases[J]. Cureus, 2021, 13(12): e20301.

[2] NAMBI R, THARAKARAM S. Carcinoma erysipeloides as a presenting feature of breast carcinoma[J]. Int J Dermatol, 1999, 38(5): 367-368.

[3] ALEXANDER C E, MAAROUF M, KURTZMAN D J B. An erysipeloid cutaneous eruption in a woman with advanced breast cancer[J]. JAMA Oncol, 2017, 3(11): 1579-1580.

[4] SHARMA V, KUMAR A. Carcinoma en cuirasse[J]. N Engl J Med, 2021, 385(27): 2562.

[5] LEE H C, CHU C Y, HSIAO C H. Carcinoma erysipeloides from ovarian clear-cell carcinoma[J]. J Clin Oncol, 2007, 25(36): 5828-5830.

[6] SAEED S, KEEHN C A, MORGAN M B. Cutaneous metastasis: a clinical, pathological, and immunohistochemical appraisal[J]. J Cutan Pathol, 2004, 31(6): 419-430.

[7] SPRATT D E, GORDON SPRATT E A, WU S, et al. Efficacy of skin-directed therapy for cutaneous metastases from advanced cancer: a meta-analysis[J]. J Clin Oncol, 2014, 32(28): 3144-3155.

[8] IKEDA Y, NIIMI M, TAKAMI H, et al. Successfully treated carcinoma erysipeloides from gastric cancer[J]. Ann Oncol, 2003, 14(8): 1328-1329.

附　录　常见原发性皮肤肿瘤

第一章　恶性黑色素瘤

第一节　发病概况

皮肤黑色素瘤是一种起源于黑色素细胞的恶性肿瘤,发病率呈逐年上升趋势。发达国家的发病率和病死率相对发展中国家更高,白种人比非白种人患黑色素瘤的风险更高。我国每年黑色素瘤新发病例近 20 000 例,死亡病例多达 3 800 例,居亚洲首位[1]。黑色素瘤中位发病年龄为 60 岁左右,近年来有年轻化趋势。发病男性多于女性。

紫外线是皮肤黑色素瘤的主要危险因素之一。其他危险因素包括:有多个特大黑色素痣或异常黑色素痣的个体、有家族史、处于免疫抑制状态、有特定基因突变(如 *BRAF*、*NRAS*)等。

第二节　临床表现

黑色素瘤可能发生在任何部位,但最常见于暴露在阳光下的部位,如脸部、头部、颈部、手臂和腿部。黑色素瘤临床表现多样化,通常表现为一个或多个黑色或棕色的痣或肿块,表面容易破溃、出血,周围有不规则的色素晕或色素脱失晕(附录-图 1-1)。

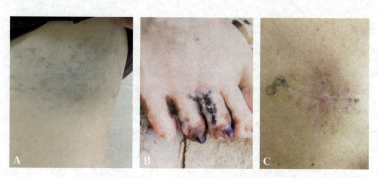

▲ 附录-图 1-1　恶性黑色素瘤所致皮损

A. 皮肤黑色素瘤;B. 肢端黑色素瘤;C. 皮肤黑色素瘤术后复发。

第三节 诊断

皮肤镜检查可用于区分黑色素瘤和良性病变。如果痣有某些特征，需考虑进行活检和组织学检查。ABCDE规则：A，外观不对称；B，边界不规则；C，颜色不均或色彩斑驳；D，直径>6 mm；E，进展，指年龄>30岁的患者新出现的痣或者变化的痣。

病理诊断是确诊恶性黑色素瘤的"金标准"，结合Breslow厚度、Clark分期以及AJCC TNM分期，可以更全面地评估黑色素瘤的侵袭性和预后。B超、CT、MR等影像检查有助于判断有无远处转移，PET/CT对于评估黑色素瘤的全身分期、评估转移情况和指导治疗方案具有重要价值。基因突变类型与黑色素瘤的预后、分子分型和治疗有关，目前成熟的靶点是BRAF、KIT和NRAS。

一、Breslow厚度

这是测量从表皮颗粒层到黑色素瘤最深处的厚度，以毫米（mm）为单位。它是预测黑色素瘤预后的重要指标。

≤1.0 mm：薄黑色素瘤，预后较好，淋巴结转移风险低。

1.0～2.0 mm：中等厚度黑色素瘤，预后较好，但转移风险增加。

2.0～4.0 mm：厚黑色素瘤，转移和复发风险显著增加。

>4.0 mm：非常厚的黑色素瘤，预后差，转移风险高。

二、Clark分期

根据黑色素瘤侵入皮肤不同层次的深度分为5个级别。

Clark Ⅰ：癌细胞仅限于表皮（原位黑色素瘤）。

Clark Ⅱ：癌细胞侵入真皮的乳头层（表皮下方的浅层真皮）。

Clark Ⅲ：癌细胞扩散到真皮的乳头层和网状层之间的交界处。

Clark Ⅳ：癌细胞深入到真皮的网状层（真皮的深层）。

Clark Ⅴ：癌细胞侵入到皮下组织（真皮下方的脂肪层）。

三、AJCC TNM分期

黑色素瘤目前采用的是由美国癌症联合委员会（AJCC）制定的第8版TNM分期系统（附录-表1-1），基于肿瘤的大小和深度（T）、区域淋巴结的受累情况（N）以及是否存在远处转移（M）。

T（原发肿瘤）

Tis：原位黑色素瘤，局限于表皮，不侵入真皮

T_1：肿瘤厚度≤1.0 mm　　　T_{1a} 无溃疡，且厚度≤0.8 mm

　　　　　　　　　　　　　　T_{1b} 有溃疡，或厚度0.8～1.0 mm

T_2：肿瘤厚度1.0～2.0 mm　　T_{2a}：无溃疡；T_{2b}：有溃疡

T_3：肿瘤厚度2.0～4.0 mm　　T_{3a}：无溃疡；T_{3b}：有溃疡

T_4：肿瘤厚度>4.0 mm　　　T_{4a}：无溃疡；T_{4b}：有溃疡

N（区域淋巴结）

N_0：无区域淋巴结转移

N_1：1个区域淋巴结转移

N_{1a}：临床未检出（微转移）

N_{1b}：临床检出（巨转移）

N_{1c}：卫星病灶或微卫星病灶转移，无淋巴结受累

N_2：2～3个区域淋巴结转移

N_{2a}：临床未检出（微转移）

N_{2b}：临床检出（巨转移）

N_{2c}：卫星病灶或微卫星病灶转移，有1个区域淋巴结受累

N_3：4个或更多区域淋巴结转移，或合并卫星/微卫星病灶和淋巴结转移，或有转移性的融合淋巴结（临床检出）

M（远处转移）

M_0：无远处转移

M_{1a}：远处皮肤、皮下组织或远处淋巴结转移

M_{1b}：肺转移

M_{1c}：其他内脏转移

M_{1d}：转移至中枢神经系统

附录-表1-1　AJCC第8版病理分期

	N_0	N_{1a}	N_{1b}	N_{1c}	N_{2a}	N_{2b}	N_{2c}	N_{3a}	N_{3b}	N_{3c}
Tis	0	—	—	—	—	—	Ⅲc	—	Ⅲc	Ⅲc
T_0	—	—	Ⅲb	Ⅲb	—	Ⅲc	Ⅲc	—	Ⅲc	Ⅲc
T_{1a}	Ⅰa	Ⅲa	Ⅲb	Ⅲb	Ⅲa	Ⅲb	Ⅲc	Ⅲc	Ⅲc	Ⅲc
T_{1b}	Ⅰb	Ⅲa	Ⅲb	Ⅲb	Ⅲa	Ⅲb	Ⅲc	Ⅲc	Ⅲc	Ⅲc
T_{2a}	Ⅰb	Ⅲa	Ⅲb	Ⅲb	Ⅲa	Ⅲb	Ⅲc	Ⅲc	Ⅲc	Ⅲc
T_{2b}	Ⅱa	Ⅲb	Ⅲb	Ⅲb	Ⅲb	Ⅲb	Ⅲc	Ⅲc	Ⅲc	Ⅲc
T_{3a}	Ⅱa	Ⅲb	Ⅲb	Ⅲb	Ⅲb	Ⅲb	Ⅲc	Ⅲc	Ⅲc	Ⅲc
T_{3b}	Ⅱb	Ⅲc	Ⅲc	Ⅲc	Ⅲc	Ⅲc	Ⅲc	Ⅲc	Ⅲc	Ⅲc
T_{4a}	Ⅱb	Ⅲc	Ⅲc	Ⅲc	Ⅲc	Ⅲc	Ⅲc	Ⅲc	Ⅲc	Ⅲc
T_{4b}	Ⅱc	Ⅲc	Ⅲc	Ⅲc	Ⅲc	Ⅲc	Ⅲc	Ⅲd	Ⅲd	Ⅲd
M_{1a}	Ⅳ	Ⅳ	Ⅳ	Ⅳ	Ⅳ	Ⅳ	Ⅳ	Ⅳ	Ⅳ	Ⅳ
M_{1b}	Ⅳ	Ⅳ	Ⅳ	Ⅳ	Ⅳ	Ⅳ	Ⅳ	Ⅳ	Ⅳ	Ⅳ
M_{1c}	Ⅳ	Ⅳ	Ⅳ	Ⅳ	Ⅳ	Ⅳ	Ⅳ	Ⅳ	Ⅳ	Ⅳ

第四节 治疗原则

黑色素瘤恶性程度高,易于转移,预后不良。需根据肿瘤的临床分期、患者的全身状况,以及可利用的治疗手段等因素综合制订治疗方案。

不同分期黑色素瘤的治疗原则如下。

一、0～Ⅰ期黑色素瘤

以手术切除为主,遵循"切缘阴性"的原则,以确保完全切除肿瘤。对Ⅰ期黑色素瘤,前哨淋巴结活检有助于明确有无淋巴结转移。

二、Ⅱ～Ⅲ期黑色素瘤

以手术切除为主。术后复发高危患者给予辅助靶向或免疫治疗。

三、Ⅳ期黑色素瘤

以全身治疗为主,包括化疗、免疫治疗和靶向治疗。

近年来,黑色素瘤治疗领域取得了显著进展,免疫治疗和靶向治疗成为突破性的治疗手段[2,3]。免疫治疗诸如PD-1/PD-L1、CTLA-4、LAG3等免疫检查点抑制剂(ICI)以及CAR-T细胞疗法,已在黑色素瘤治疗中展现出巨大潜力。同时,靶向治疗药物也为患者带来了新的希望,特别是针对*BRAF*基因突变的黑色素瘤,BRAF抑制剂和MEK抑制剂等药物已经被广泛应用。

联合治疗策略成为治疗黑色素瘤的主要模式。手术切除后,辅助放疗或化疗可有效降低复发转移风险。对于晚期黑色素瘤患者,尤其是对常规治疗失败的患者,联合免疫治疗和靶向治疗的方案已成为常规选择,可显著提高治疗效果。

临床试验在探索新的治疗方法和药物方面发挥着关键作用,为患者提供了新的治疗机会。通过参与临床试验,患者可以获得最新的治疗方案,为个体化治疗提供更多可能性。

(詹 琼)

参考文献

[1] ARNOLD M, SINGH D, LAVERSANNE M, et al. Global burden of cutaneous melanoma in 2020 and projections to 2040[J]. JAMA Dermatol, 2022,158(5):495-503.

[2] LAZAROFF J, BOLOTIN D. Targeted therapy and immunotherapy in melanoma[J]. Dermatol Clin, 2023,41(1):65-77.

[3] LONG G V, SWETTER S M, MENZIES A M, et al. Cutaneous melanoma[J]. Lancet, 2023, 402(10400):485-502.

第二章 基底细胞癌

第一节 发病概况

基底细胞癌(basal cell carcinoma, BCC)是世界上最常见的皮肤癌,好发于白种人和易于晒伤的个人,其发病率与皮肤类型、日晒暴露、年龄、遗传性疾病、免疫抑制、砷暴露等因素相关。

全球范围内,BCC的发病率呈上升趋势。据估计,美国每年有300万~700万新病例,欧洲每年有100万~200万新病例;中国的BCC发病率也逐年上升。一项全国性调查显示,BCC的平均发病率为2.7/10万,其中男性发病率为3.5/10万,女性发病率为1.9/10万。BCC多发生于老年人,因为BCC生长缓慢,很少转移,容易发现,因此病死率很低,预计为12/10万,男性、高加索人和阴囊部位BCC患者病死率较高。

第二节 临床表现

BCC容易累及阳光暴露部位,以头面部,尤其是鼻、眼睑及颊部最为常见。多为单发,表现为发红、扁平或微突起的皮肤病变,具有珍珠样形态伴毛细血管扩张,边缘呈串珠状,偶有瘙痒。可伴有溃疡、出血、结痂等表现(附录-图2-1)[1]。

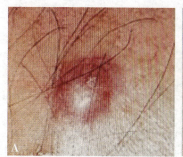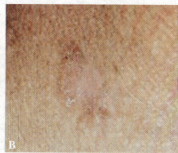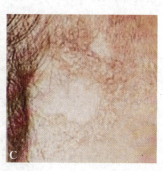

▲ 附录-图2-1 各种基底细胞癌(BCC)临床亚型[1]
A. 结节型;B. 浅表型;C. 硬斑病样型。

BCC通常生长缓慢,可能会持续数月或数年,极少转移至其他部位。但如果不及时治疗,它可以侵犯周围组织和器官。

第三节 诊断

根据临床表现和病理检查,可明确诊断,皮肤活检是基底细胞癌确诊的"金标准"。基底细胞癌的表现多样,包括皮肤色素沉着、半透明结节、溃疡性病变、表面血管扩张等。它可能会被误诊为皮肤炎症、湿疹或其他皮肤病变。当表面有鳞屑或结痂时,需与寻常疣、角化型棘皮病和鳞癌等鉴别。

当病变较大或深度较深时,需进行影像学检查,如B超、MRI或CT检查,以评估病变累及的范围、深度和周围组织的受累程度,明确是否发生远处转移。

第四节 治疗

基底细胞癌治疗取决于多种因素,包括肿瘤的大小、位置及是否存在复发等[2]。主要的治疗方法如下。

一、手术治疗

对于早期和小型BCC,标准切除术的治愈率通常在95%以上。而对于位于关键解剖部位的高危或复发的 BCC,莫氏手术是首选。莫氏手术涉及分阶段移除肿瘤,并在显微镜下检查,直到没有癌细胞为止。莫氏手术可以提高高危和复发 BCC 的治愈率。

二、放射治疗

适用于不适合手术的老年患者或当手术不可能的情况下作为辅助治疗。

三、光动力疗法

适用于浅表型 BCC 和小结节型 BCC,通过使用光敏感药物和光源来破坏癌细胞。

四、局部药物治疗

如 5-氟尿嘧啶(5-FU)和咪喹莫特,适用于浅表型 BCC,可以最大限度地减少瘢痕形成的风险。

五、靶向治疗和免疫治疗[3]

Hedgehog 通路抑制剂如维莫德吉和索尼德吉,用于治疗难治性或晚期 BCC。免疫检查点抑制剂(ICI)西米普利单抗也可用于治疗晚期 BCC。

（詹 琼）

参考文献

[1] BASSET-SEGUIN N, HERMS F. Update on the management of basal cell carcinoma[J]. Acta Derm Venereol, 2020,100(11):5750.

[2] PERIS K, FARGNOLI MC, KAUFMANN R, et al. European consensus-based interdisciplinary guideline for diagnosis and treatment of basal cell carcinoma-update 2023[J]. Eur J Cancer, 2023, 192:113254.

[3] LEAVITT E, LASK G, MARTIN S. Sonic hedgehog pathway inhibition in the treatment of advanced basal cell carcinoma[J]. Curr Treat Options Oncol, 2019,20(11):84.

第三章 鲍温病

第一节 发病概况

鲍温病(Bowen disease,BD)是一种原位鳞癌,多发于日光暴露部位。鲍温病的年发病率约为 1/10 万。发病男性多于女性,男女比例约为 2∶1。白种人多见。好发于 40 岁以上人群,平均发病年龄为 60 岁[1]。

鲍温病的发病原因尚不完全清楚,主要与以下因素有关:长期过度暴露于紫外线,紫外线中的 UVA 和 UVB 射线可损伤皮肤细胞 DNA,导致基因突变,从而引起癌变。人乳头瘤病毒(HPV)感染是鲍温病的另一个重要发病因素。HPV 是一种 DNA 病毒,可感染皮肤和黏膜,HPV-16 和-18 型是与鲍温病关系最密切的类型。其他可能与鲍温病发病有关的因素包括免疫抑制、砷暴露、慢性皮肤炎症等。

第二节 临床表现

鲍温病的皮损可单个或多发，大小不一，可发生在身体任何部位，多见于阳光暴露较多的皮肤部位，如头部、颈部、手臂和腿部。鲍温病生长缓慢，可持续数月或者数年。初始为红斑或丘疹，逐渐扩大，表面可出现鳞屑、结痂、糜烂等。皮损颜色可为红色、棕色、黑色等，质地坚硬，边界清楚（附录-图3-1）。无自觉症状，少数患者可有瘙痒、疼痛等。

第三节 诊断

鲍温病的诊断依靠临床表现、皮肤镜检查和活组织检查。其皮损的典型特征是红斑、丘疹、鳞屑、结痂等。因为皮损形态与其他疾病相似，本病初诊时常需与以下

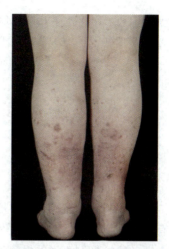

▲ 附录-图3-1 一名女性鲍恩病患者腿部的病变

疾病鉴别：①银屑病，也常表现为红斑、鳞屑，但其皮损通常有边界清楚的特征，且鳞屑较厚；②皮炎，可表现为红斑、丘疹、鳞屑等，但其皮损常伴有瘙痒等症状；③皮肤真菌感染，也常表现为红斑、鳞屑等，但常伴有瘙痒等症状，且真菌检查阳性。皮肤镜检查可见毛细血管扩张、角化过度、菊花样结构等。当临床怀疑鲍温病时，可行皮肤活检确诊。

第四节 治疗

皮肤鲍温病的治疗方法[2,3]包括局部治疗、手术切除和放疗等。

一、手术治疗

适用于皮损较小、数量较少的患者。手术切除可彻底清除病灶，但可能会留下瘢痕。

二、物理治疗

包括放疗、冷冻治疗、激光治疗、电灼治疗等。物理治疗可有效破坏病灶组织，但可能会引起疼痛、水肿等不良反应。

三、药物治疗

包括咪喹莫特乳膏、5-氟尿嘧啶乳膏等。药物治疗可局部应用，不良反应较小，但疗效相对较慢。

早期诊断和治疗，皮肤鲍温病通常预后良好。如果不及时治疗，鲍温病可能会发展为侵袭性鳞癌，约5%的患者可发生远处转移。

（詹 琼）

参考文献

[1] MOHANDAS P, LOWDEN M, VARMA S. Bowen disease[J]. BMJ, 2020, 368: m813.
[2] NEUBERT T, LEHMANN P. Bowen's disease — a review of newer treatment options, 2008[J]. Ther Clin Risk Manag, 2008, 4(5): 1085-1095.

[3] STROCK D M, MILITELLO M, SIVESIND T E, et al. From the cochrane library: nonsurgical interventions for cutaneous bowen disease[J]. J Am Acad Dermatol, 2022,87(2):494-495.

第四章 皮肤鳞状细胞癌

第一节 发病概况

皮肤鳞状细胞癌(SCC)是第二大常见的皮肤癌,仅次于基底细胞癌。全世界每年约有 100 万新发病例。SCC 通常发生在老年人,平均发病年龄为 60 岁。男性发病率高于女性。免疫抑制患者的发病风险更高。

SCC 的发病与日晒暴露密切相关,常见于白种人,多见于头面部、手背、前臂等暴露部位。其他危险因素包括:①器官移植、HIV 感染、HPV 感染、长期使用免疫抑制剂等免疫抑制人群;②慢性溃疡、烧伤、瘢痕、光化性角化病等慢性皮肤损伤;③长期接触砷和吸烟等。

第二节 临床表现

SCC 的皮损表现呈多样性。

一、原位癌

癌细胞局限于表皮内,尚未侵犯真皮。表现为红色、鳞屑状斑块,表面粗糙,可有轻度瘙痒或疼痛。

二、浸润癌

癌细胞已侵犯真皮。表现为结节或肿块,质地坚硬,表面可有鳞屑、结痂、溃疡等(附录-图 4-1)。

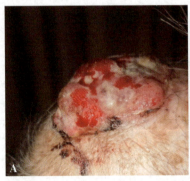 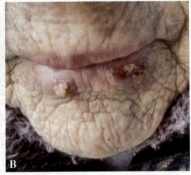

▲ 附录-图 4-1

A. 头皮鳞癌;B. 下唇鳞癌。(詹琼供图)

三、特殊类型

疣状 SCC 表面呈疣状,类似寻常疣(附录-图 4-2)。SCC 伴基底细胞癌(BCC):同时具有 SCC 和 BCC 的特征。肉芽肿样 SCC 呈肉芽肿样生长,外观类似肉芽肿。

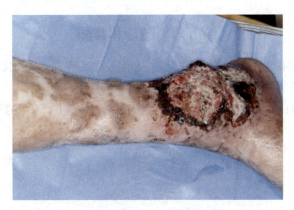

▲ 附录-图 4-2　皮肤疣状癌

（姚蓉蓉供图）

第三节　诊断

SCC 的诊断主要依靠临床表现和病理检查。皮肤镜检查可帮助鉴别 SCC 与其他皮肤病变，如 BCC、日光性角化病、银屑病等。如果临床怀疑为皮肤 SCC，需要进行组织学检查，活检是确诊 SCC 的"金标准"。

确认诊断后，需要进行临床分期来评估病变的严重程度和扩散情况。目前皮肤 SCC 采用的是 AJCC 第 8 版癌症分期系统[1]。

皮肤 SCC 的临床表现与鲍温病、BCC、鳞状细胞内癌等皮肤病变相似，诊断过程中需要与这些病变进行鉴别。

第四节　治疗原则

一、手术切除[2]

手术切除是治疗 SCC 最常用的方法，适用于早期、局限性 SCC。手术切除应包括足够的安全边缘，以确保完全切除肿瘤。

二、放疗

可用于无法手术切除的 SCC，或作为手术的辅助治疗，以提高治愈率预防肿瘤复发。

三、化疗

晚期、转移性 SCC 或对手术或放疗不敏感的 SCC，以及可使用顺铂、氟尿嘧啶、紫杉醇等化疗药物。

四、免疫治疗

这是近年来新兴的治疗方法[3]，可用于晚期、转移性 SCC，以及对其他治疗方法无反应的 SCC。

五、其他治疗方法

包括光动力疗法、冷冻疗法、局部药物治疗等。

第五节　随访和监测

治疗后需要定期随访和监测,以便及时发现复发或转移,并采取适当的措施。随访包括皮肤检查、影像学检查和临床评估等。

早期 SCC 预后良好,治愈率可达 90% 以上;晚期、转移性 SCC 的预后较差,5 年生存率约为 50%。

（詹　琼）

参考文献

[1] National Comprehensive Cancer Network. NCCN clinical practice guidelines in oncology (NCCN Guidelines®) squamous cell skin cancer [EB/OL]. Version 1. 2024. https://www.nccn.org/professionals/physician_gls/pdf/squamous.pdf.
[2] FANIA L, DIDONA D, DI PIETRO F R, et al. Cutaneous squamous cell carcinoma: from pathophysiology to novel therapeutic approaches[J]. Biomedicines, 2021, 9(2):171.
[3] WINGE M C G, KELLMAN L N, GUO K, et al. Advances in cutaneous squamous cell carcinoma[J]. Nat Rev Cancer, 2023, 23(7):430-449.

第五章　皮肤良性肿瘤

第一节　脂肪瘤

一、发病概况

脂肪瘤(lipoma)是一种常见的脂肪组织良性肿瘤,通常生长缓慢,可发生于任何部位,最常见于皮下组织。脂肪瘤通常是单发的,但也可多发。

脂肪瘤可发生在任何年龄段,但多见于中年和老年人群。男女发病率大致相等。

脂肪瘤的确切病因尚不清楚,但可能与遗传因素、创伤、代谢异常或慢性炎症等因素有关。一些遗传疾病,如多发性脂肪瘤症,会增加患脂肪瘤的风险。

二、临床表现

脂肪瘤可以发生在身体的任何部位,但在皮下组织中最为常见。常见的发生部位包括颈部、肩膀、背部、上臂、大腿和腹部等处。

脂肪瘤通常为可移动的软组织肿块,表面光滑,质地柔软,一般不疼痛。大小从数毫米到数厘米不等。脂肪瘤通常生长缓慢,但有时也可能会迅速增大。大多数脂肪瘤无症状,少数可有疼痛或压迫感。

三、诊断

脂肪瘤通常质地柔软、可移动、边界清楚。可以通过触诊了解其大小、质地、边界等,初步判断是否为脂肪瘤。影像学检查,如 B 超、CT、MRI 等,可帮助明确肿物的性质、范围等。

四、治疗原则

大多数脂肪瘤,特别是无症状且不影响外观或功能的小型肿瘤,通常不需要治疗。对于有症状或造成不适的肿瘤,或者出于美容或其他原因,可手术切除肿瘤或进行射频消融、激光等微创手术治疗。

脂肪瘤通常是良性的,切除后一般不会复发。

第二节 神经纤维瘤与神经纤维瘤病

一、发病概况

神经纤维瘤(neurofibroma,NF)是一种良性的周围及中枢神经系统疾病,属于常染色体显性遗传病。NF 一般 20~30 岁起病,男女发病率相似,可发生在身体的任何部位,常见于皮肤、眼睛和口腔。通常生长缓慢,单发或多发,多发并伴有其他系统疾病者称为神经纤维瘤病;无神经纤维瘤病表现的局部单发神经纤维瘤称为孤立性神经纤维瘤[1]。

神经纤维瘤病的特点是多发弥漫性皮肤或皮下结节,伴有皮肤咖啡色斑、橡皮病和骨关节畸形。可分为神经纤维瘤病 1 型(NF1)和神经纤维瘤病 2 型(NF2)两个亚型。NF1 最常见,又称周边神经型,包括皮肤上的浅褐色斑点、腋窝和腹股沟有斑、神经内有小肿块、骨骼病变或脊柱侧弯。NF2 又称中枢神经型,特点是伴有双侧听神经瘤,以及脑膜瘤、胶质瘤、肌肉萎缩、前庭神经鞘瘤、多发性脑膜瘤、脊椎神经肿瘤等。

二、临床表现

皮肤损害主要表现为色素斑和多发性皮肤结节(附录-图 5-1)。色素斑常在出生时即有,呈淡棕色或暗褐色,因大多数为咖啡色,故称牛奶咖啡斑。牛奶咖啡斑通常边缘不规则,直径常>5 mm,青春期后直径可达 15 mm 或以上。多发性皮肤结节通常较色素斑迟发,皮下神经纤维瘤为柔软、圆形或椭圆形肿块,颜色通常为肤色或淡褐色,质地可软可硬,大小不一,可单发或多发。

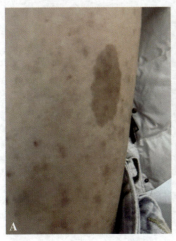 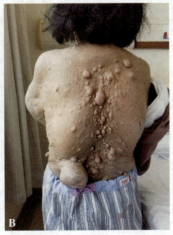

▲ 附录-图 5-1 NF1

A. 牛奶咖啡斑;B. 皮肤肿块。

口腔黏膜和内脏损害。5%～10%可出现口腔黏膜乳头状瘤，或单侧性巨舌。生长于颅内或胸腹腔的神经纤维瘤可引起内脏症状，60%伴有智力减退，30%～50%伴有神经系统症状，消化道受累可引起胃肠道出血或梗阻，还可引起内分泌异常。

三、诊断

神经纤维瘤的诊断主要依靠皮肤表现、其他症状、家族史、组织病理和基因检测结果，并排除其他类似肿瘤或病变。

四、治疗

神经纤维瘤的目标是缓解症状、改善外观和预防恶变[2]。

1. 手术治疗　包括传统手术、微创手术等。对于引起严重症状或有恶变风险的肿瘤，可考虑手术切除。

2. 放疗　对于无法手术切除的肿瘤，可考虑放疗。

3. 靶向和基因治疗　SPRINT 研究显示，Selumetinib 针对 NF1 突变，ORR 达到 66%，所有患者均达到部分缓解，且有 82% 的患者持续缓解至少 12 个月[3]。基因治疗有望从根本上治愈神经纤维瘤，但目前仍处于研究阶段。

（詹　琼）

参考文献

[1] LI S, CHEN Z, LE L Q. New insights into the neurofibroma tumor cells of origin[J]. Neuro Oncol Adv, 2019, 2(Suppl 1): i13 - i22.

[2] BROWN R. Management of central and peripheral nervous system tumors in patients with neurofibromatosis[J]. Curr Oncol Rep, 2023, 25(12): 1409 - 1417.

[3] ANDERSON M K, JOHNSON M, THORNBURG L, et al. A review of selumetinib in the treatment of neurofibromatosis type 1-related plexiform neurofibromas[J]. Ann Pharmacother, 2022, 5(6): 716 - 726.

图书在版编目(CIP)数据

肿瘤皮肤病学/梁晓华,庄颖洁主编. -- 上海：复旦大学出版社,2024.10. -- ISBN 978-7-309-17621-6

Ⅰ. R751

中国国家版本馆 CIP 数据核字第 2024E391H4 号

肿瘤皮肤病学
梁晓华　庄颖洁　主编
责任编辑/肖　芬

复旦大学出版社有限公司出版发行
上海市国权路 579 号　邮编：200433
网址：fupnet@fudanpress.com　http://www.fudanpress.com
门市零售：86-21-65102580　　团体订购：86-21-65104505
出版部电话：86-21-65642845
上海丽佳制版印刷有限公司

开本 787 毫米×1092 毫米　1/16　印张 20.25　字数 456 千字
2024 年 10 月第 1 版
2024 年 10 月第 1 版第 1 次印刷

ISBN 978-7-309-17621-6/R·2119
定价：98.00 元

如有印装质量问题，请向复旦大学出版社有限公司出版部调换。
版权所有　侵权必究